Maria Treben · Les simples du jardin de Dieu

Maria Treben

Les simples du jardin de Dieu

Pratique des plantes médicinales
pour le bien-être et la santé

EDITEUR ENNSTHALER STEYR

Remarque :
Toute application des conseils prodigués dans ce livre dépend de la seule responsabilité du lecteur. L'auteur, l'éditeur, le distributeur, le commerçant et toutes les autres personnes impliquées dans cet ouvrage ne peuvent en aucun cas être considérées comme responsables d'éventuelles conséquences, qui résulteraient directement ou indirectement des informations données dans ce livre. Dans tous les cas il vous faut toujours consulter un médecin ou votre pharmacien.

Titre de l'ouvrage original en Allemand : Maria Treben, Heilkräuter aus dem Garten Gottes

Traduction française de Annick Médard

www.ennsthaler.at

2e édition revue en 2016

ISBN : 978-3-85068-758-4

Maria Treben · Les simples du jardin de Dieu

Ennsthaler Gesellschaft m.b.H. & Co KG, 4400 Steyr, Autriche
Composition et couverture : DIE BESORGER · Mediendesign & -technik · 4400 Steyr
Illustrations : Marlene Gemke, Cologne
Imprimeur et relieur : Těšínská Tiskárna, Český Těšín

Chers lecteurs!

Voici dix ans à peine que parût la première édition de mon livre « La santé à la pharmacie du bon Dieu. » J'avais été ravie de son succès et de l'écho qu'il avait trouvé parmi les lecteurs du monde entier. Mon but qui était de faire partager mes connaissances sur les plantes médicinales provenant du « Jardin du bon Dieu » au plus grand nombre de gens, s'était transformé en réalité. Mais la joie ne fut pas sans regret. Le livre avait complètement changé ma vie en m'imposant à moi et à ma famille un très lourd fardeau.

En effet je suis attaquée régulièrement et brutalement, de manière souvent injuste par le monde médical et par l'industrie pharmaceutique. Je tiens à préciser encore une fois que je ne conseillerai jamais à quelqu'un de se détourner des médecins. En ignorant sciemment leurs diagnostics, en ne leur faisant pas confiance et sans leurs examens complémentaires, on risquerait tous de se mettre inutilement en danger. Je vais encore plus loin. Confiez vous à votre médecin si vous avez recours aux plantes médicinales. Votre médecin doit être au courant de ce que vous faites. Ce n'est que si votre médecin a l'intention de vous interdire d'utiliser des simples que les relations risquent de se détériorer. S'il résulte une discordance entre médecin et malade, ce serait uniquement parce que de nombreux médecins traditionnels refusent en permanence d'adhérer aux vertus thérapeutiques des plantes. Même d'évidents succès ne peuvent les dissuader, parce que personne ne connaît la réponse du « pourquoi ».

Je sais que les simples peuvent guérir, mais je ne sais pas pourquoi ! Et c'est justement dans ce domaine que la médecine et l'industrie pharmaceutique pourraient explorer plus largement leur champ de recherche. Pourquoi continue-t-on à se confier à la chimie et ne sort-on pas de ce cercle vicieux que sont l'utilisation des engrais chimiques – les substances nuisibles contenues dans les produits alimentaires – la lutte contre les maladies qui en résultent – les traitements toujours à base chimique – et pour finir les effets transmis en héritage à nos enfants.

Je n'ai toujours pas accepté cette lutte inégale. C'est d'ailleurs la raison pour laquelle j'ai écrit un nouveau livre « Les simples du jardin de Dieu », celui que vous avez en main en ce moment. Depuis cette dernière décennie j'ai pu faire de nouvelles expériences avec d'autres plantes médicinales. J'ai reçu – au travers de milliers de lettre – la confirmation de mes conseils thérapeutiques. Finalement j'ai pu, à l'occasion de maintes conférences que j'ai tenues en public, me familiariser avec les problèmes pratiques dans le traitement par les simples. Le résultat de toutes ces expériences se trouve dans ce livre.

J'espère avoir pu atteindre mon but, qui était d'écrire un livre pour toute la famille, qui serait pratique, utilisable et compréhensible. C'est la raison pour laquelle j'ai procédé par maladies et sous chaque mot clef vous trouverez tous les renseignements et tous les conseils, toutes les recettes et la façon de les préparer, ainsi qu'un choix de remèdes qui ont fait leur preuve. Je souhaite que dans ce livre mes conseils concernant santé et bien-être soient aussi clairs et détaillés que possible, afin de ne pas être obligé, cher lecteur, de me rendre visite, de commander chez moi des plantes ou d'essayer de m'appeler au téléphone !

Parce que tout ce que vous devez savoir, vous allez le trouver dans ce livre !

Grieskirchen, mai 1986

Maria Treben est décédée le 26 juillet 1991 l'âge de 84 ans.
Sa tombe se trouve à Grieskirchen (4710) en Autriche.

Petit guide du jardin des simples du bon Dieu

Dans les chapitres principaux, les maladies ont été classées par ordre alphabétique. C'est pour cette raison qu'un index détaillé des mots clefs devient superflu. Les chapitres du livre se présentent comme suit :

Usage pratique

Sous chaque dénomination de maladie vous trouverez les plantes médicinales efficaces qui correspondent ainsi que leur forme d'utilisation. Si on mentionne différentes tisanes possibles sans indiquer l'ordre dans lequel elles doivent être bues, vous choisissez l'infusion qui vous convient le mieux ou bien les simples que vous avez chez vous ou que vous avez le loisir de cueillir.

Bien que la plupart des pommades soient disponibles en pharmacie, dans les maisons de régime ou chez l'herboriste, j'ai à chaque fois décris en détail leur préparation. Car les produits naturels finis sont chers et ne sont pas remboursés. Les simples poussent librement dans la nature et ne coûtent rien si ce n'est un peu de temps pour leur préparation ce qui est peu de chose au regard de notre santé.

Les règles féroces qui régissent notre société de consommation et d'opulence peuvent se résumer par le cynisme de certains au dictat suivant « tu es pauvre, donc tu mourras avant les autres ! » mais ces règles n'ont pas cours au jardin de Dieu !

Descriptif des simples

Lorsque vous allez à la cueillette des plantes médicinales, qui poussent dans le jardin de Dieu, vous rendez un grand service à votre santé. Parce qu'elles évoluent loin des grands centres urbains et des routes encombrées de voitures, à savoir en pleine nature. Avec le temps vous remarquerez combien votre corps appréciera cela et il sera demandeur de ces grandes promenades. Si on est tout à fait novice en matière de simples, il faudrait d'abord se limiter à la découverte de la nature. Cherchez les plantes aux endroits décrits puis reconnaissez-les et par là même sachez découvrir leur voisinage proche. Si vous ne vous sentez pas assez sûr pour herboriser seul, il faut participer à des sorties encadrées par des spécialistes en botanique afin de vous familiariser avec les simples. Il ne s'agit pas tant de mettre votre santé en danger – encore que la cueillette de champignons abonde dans ce sens – mais de protéger la nature. En effet de nombreux simples sont des espèces protégées et certaines plantes, très voisines de celles qui sont médicinales, sont inefficaces et ne devraient pas être cueillies sans raison. Ce n'est que lorsque vous aurez acquis l'expérience nécessaire des simples, qu'il faut vous attaquer à la cueillette.

Cueillette des plantes médicinales

Les plantes fraîches dont l'efficacité thérapeutique est supérieure à celle des simples séchés, peuvent être cueillies à partir de la fin du mois de février jusqu'à la fin novembre. Pendant un hiver doux on peut même trouver du plantain lancéolé ou du grand plantain, tout comme du gaillet ou de la chélidoine dans la nature. On devrait cueillir les simples de préférence par une journée ensoleillée, non seulement parce que le fait d'herboriser est plus agréable, mais aussi parce que les vertus thérapeutiques des plantes sont à leur maximum. Veillez aussi à ce que les simples aient poussé à des endroits non pollués et loin de routes très fréquentées et de complexes industriels. Il faut couper la plante à deux doigts au moins du sol et ne pas arracher les racines ! L'idéal est d'utiliser un panier en osier. Les sacs en plastique sont à éviter. Et puis surtout : **Sachez mesure garder** !

Conservation des plantes médicinales

Dans la mesure du possible il faut utiliser des plantes fraîches. S'il y a un excédent qui sera, je l'espère, relativement faible, vous pourrez le stocker. Pour ce faire il faut couper les simples en petits morceaux et sans les laver – voilà pourquoi il est conseillé de choisir des endroits non pollués de la nature – on les met à sécher en les posant sur des linges propres ou du papier kraft, dans un endroit aéré et ombragé. Lorsqu'ils sont secs comme de la paille, on les range dans des boites en carton, des sacs en papier ou dans des bocaux en verre brun. Les boites en fer ou en plastique tout comme les sachets de plastique sont inadaptés. Pour préparer les tisanes, les plantes séchées peuvent être conservées pendant toute une année. S'il en reste encore, on pourra toujours les utiliser pour des bains aux plantes.

Attention !

Si les recettes, les tisanes, les essences et les bains mentionnés dans ce livre devaient s'avérer inefficaces, il faudrait alors demander les services d'un sourcier ou d'un radiesthésiste qui analysera l'appartement ou le lieu de travail pour effectuer des recherches de champs geopathiques. Avec son aide on peut trouver des endroits vierges de rayons, où on pourrait placer un lit ou un bureau, afin de ne pas exposer le patient à des rayons négatifs.

I.

Les simples du jardin de Dieu

Une liste alphabétique des simples avec des reproductions polychromes et des références quant à leur habitat, leur description et le moment où leur effet thérapeutique est au maximum. Le lecteur trouvera en outre des conseils pratiques pour cueillir, sécher et conserver les plantes médicinales.

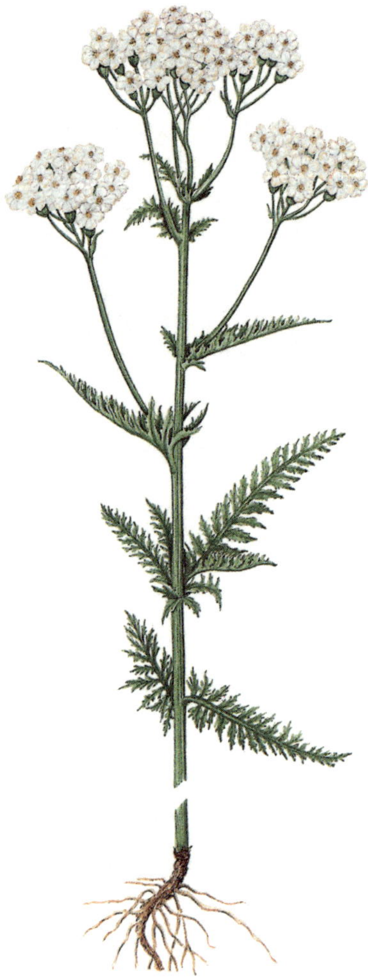

Achillée Millefeuille

Achillea millefolium

Appelée aussi dans le langage populaire herbe au charpentier, herbe de Saint Jean, herbe aux militaires, sourcils de Vénus. Elle pousse le long des chemins et des lisières des champs, dans les prés, dans les collines, sur les pentes, les talus et les versants montagneux. Elle a 30 à 40 cm de haut et ses fleurs sont blanches et roses ; leur floraison s'étale de juin à septembre. C'est une plante qui a de multiples vertus curatives. Ce sont des plantes médicinales connues depuis fort longtemps et elle est très estimée par le corps médical. On dit qu'elle régule tous les sucs. Cette plante qui « guérit tous les maux » agit sur la moelle osseuse par son effet hématopoïétique. Les Autrichiens l'appellent aussi la « petite herbe de la colique » parce qu'elle est un remède contre la diarrhée et la dysenterie. On ramasse les fleurs et les feuilles, ces dernières au début du printemps, et on les utilise hachées comme condiment en cuisine.

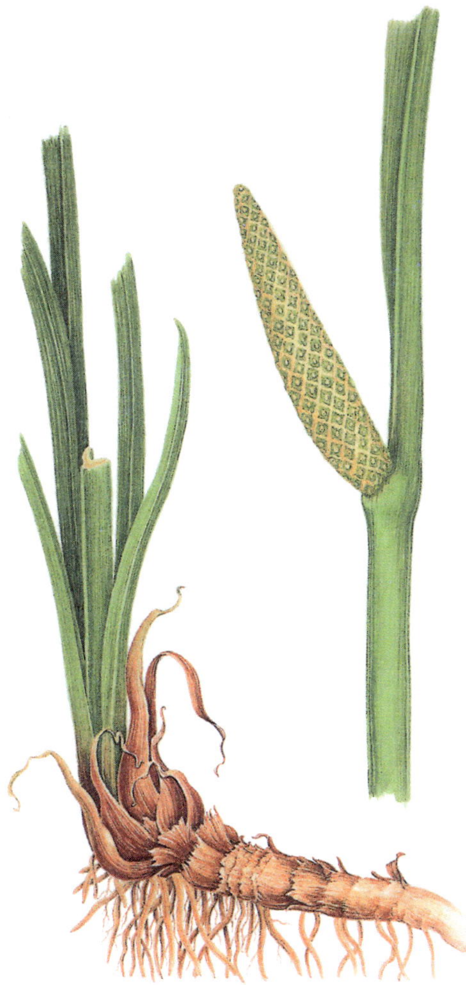

Acore odorant

Acorus calamus

Appelé encore roseau aquatique, acore vrai, jonc odorant ou canne aromatique. L'acore est une sorte de roseau aquatique qui pousse près des étangs, des eaux mortes des lacs, et dans les endroits marécageux qui restent toujours humides. Ses racines poussent directement dans l'eau, elles sont blanches, du diamètre d'un pouce lorsqu'elles sont fraîches et peuvent atteindre un mètre de long. Leur odeur est aromatique signe d'un effet stimulant. Leur rhizome est pourvu de feuilles en forme de glaive, d'une longueur pouvant aller jusqu'à 1,20 m. De juin à août des épis courbes et brunâtres apparaissent sur la tige. Ses feuilles ressemblent à celles du roseau, de l'iris ou toute autre iridacée. On n'utilise que la racine qui est déterrée au début du printemps ou en automne, puis lavée et nettoyée, libérée de ses radicelles, coupée en petits morceaux et séchée. L'acore fait partie des remèdes amers et digestifs aromatiques, on l'appelle aussi le gingembre allemand. Autrefois, tout comme pour le gingembre, on le dégustait candi. La poudre d'acore issue de la racine est également utilisée comme produit pour le bain. C'est une plante vivace.

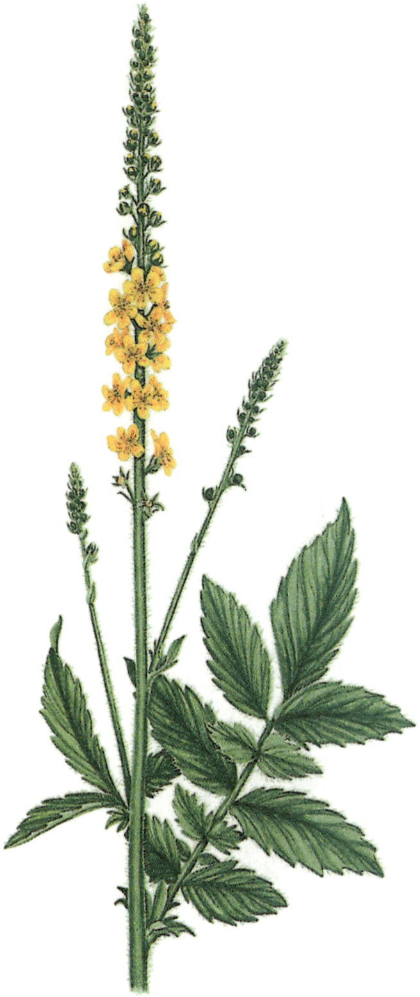

Aigremoine

Agrimonia eupatoria

Cette plante très appréciée de la famille des rosacées est également appelée communément l'herbe de Saint Guillaume ou eupatoire des Anciens. L'aigremoine pousse à des endroits ensoleillés, sur des sols pauvres en général argileux, sur les talus, en bordure de forêts, près de ruines, sur des pistes, des pâturages, dans des sous bois et sur des prairies maigres. Ce simple peut atteindre 90 cm de haut et forme un épi autour de sa tige ; ses feuilles vert foncé sont grossièrement dentelées et par-dessous elles sont vert clair et velues. La floraison va de juillet à septembre. On utilise la plante entière qui sera cueillie de juillet à août. On la coupe au ras du sol puis on la réduit en petits morceaux et on la met à sécher par fines couches. Elle a une odeur épicée et un goût légèrement amer. Lors du séchage ses fleurs et ses feuilles devraient garder leur couleur.

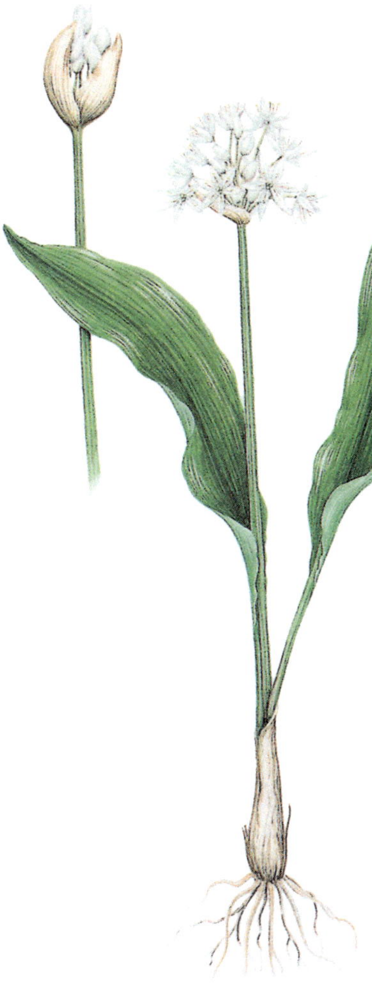

Ail des ours

Allium ursinum

Appelé aussi ail des bois. Il aime les zones d'ombre et pousse dans des prés humides, sur des berges ombragées et dans les sous bois. Au printemps il est le premier à étaler son tapis de feuilles d'un vert tendre. Elles ressemblent à celles du muguet et du colchique venimeux. Ce dernier fait ses feuilles au printemps mais ne fleurit qu'en automne. Mais du fait de son odeur fine d'ail, l'ail des ours ne peut pas être confondu. Vers la fin avril ou début mai, une jolie ombelle blanche au pédoncule haut, analogue à un gland fleuri, croît à partir d'un bulbe qui ressemble à une tête d'ail.

On remarque immédiatement que l'ail des ours contient une force cachée qui sommeille en lui. Il parait que les ours, après leur hibernation, le mangent pour régénérer leur sang et stimuler leur métabolisme. L'ail possède en gros les mêmes qualités dépuratives que l'ail des ours, sauf que ce dernier est plus doux et a encore plus de vertus thérapeutiques.

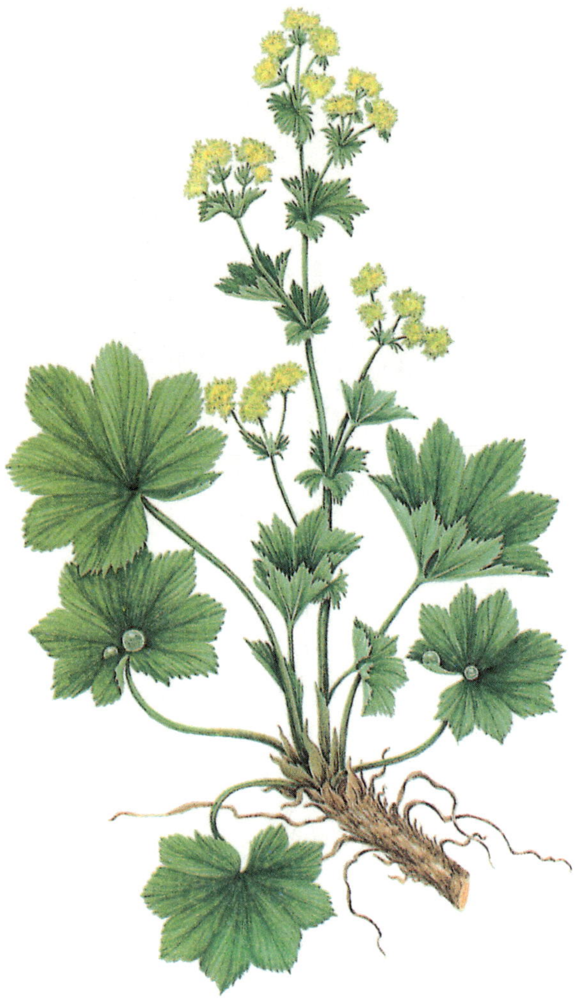

Alchémille

Alchemilla vulgaris

Appelée aussi dans le langage populaire pied de lion, manteau de Notre-Dame, patte de lapin, porte rosée. On trouve ce simple dans des prairies et sur des pâturages humides, surtout en région montagneuse. A 700 m d'altitude environ les prés en sont pleins. Les feuilles ont 7 à 9 lobes et sont de forme presque circulaire, les fleurs sont minuscules et semblables à des panicules verdâtres. Au soleil du matin les gouttes de rosée scintillent sur les feuilles et les fleurs. Dans l'Antiquité l'alchémille était considérée comme une plante sacrée, dont on pense aujourd'hui qu'elle possède des effets radioactifs.

Si on a envie d'avoir bonne mine, il faut essayer l'alchémille. Le Suisse Künstle, le pasteur des simples, s'engagea beaucoup pour cette plante médicinale. « Les femmes sur le point d'accoucher, devraient 8 à 10 jours avant la naissance, boire beaucoup d'alchémille. Ainsi beaucoup d'enfants auraient encore leur mère et beaucoup de veufs éplorés leur femme, si elles avaient été mieux averties de ce don de Dieu ».

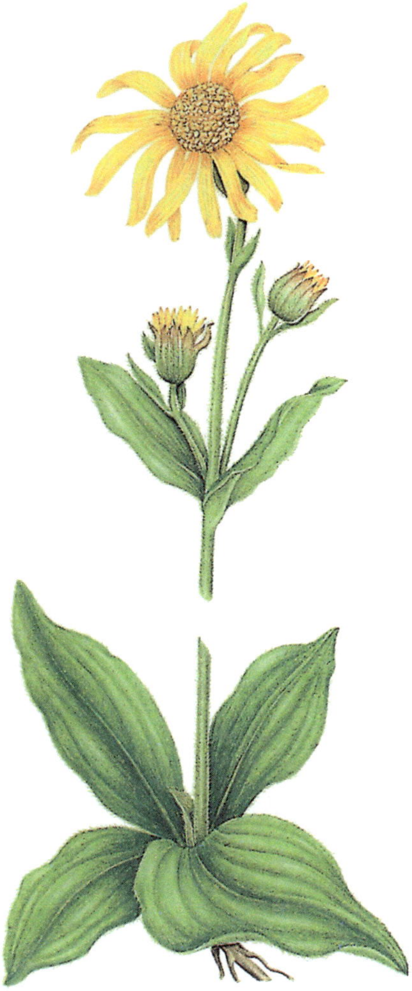

Arnica

Arnica montana

Appelée dans le langage populaire arnique des montagnes. A partir de ses feuilles légèrement duveteuses, appliquées au sol en rosette, se développe une tige de 30 à 50 cm dont les stipules donnent naissance à de nouveaux pédoncules avec des fleurs plus petites. Ces fleurs d'un jaune orangé disposées en étoile soyeuses et agréablement odorantes, se trouvent encore dans des régions montagneuses protégées, dans des prairies d'altitude, des marécages tourbeux et des prés humides. Le paysan ne fauchera pas ces simples et les bêtes vont les éviter. Dans les régions où les prés sont traités par des engrais chimiques, les plantes meurent. Un paysan m'a raconté, qu'il y avait de l'arnica partout dans sa région mais qu'aujourd'hui, à cause des engrais chimiques, on n'en trouvait plus nulle part.

Les gens qui herborisent superficiellement le confondent souvent avec le salsifis des prés ou barbe de bouc, à cause de ses fleurs jaunes qui sont semblables. Mais les fleurs de l'arnica sont plus foncées, l'enveloppe externe du calice est légèrement duveteuse et son odeur aromatique est typique. Ses fleurs contiennent une substance amère, l'arnicine, qui est une huile essentielle, ainsi que de la résine et du tanin. Elle fleurissent de la fin juin jusqu'en juillet et en altitude jusqu'au mois d'août. On le trouve dans les prés et en bordure de forêts exposées au soleil. Dans leur calice on peut voir souvent des petits œufs noirs qui proviennent de la mouche des cerises. Un paysan de mon pays « Les Sudètes » me raconta que cette mouche protège les céréales des parasites et du seigle ergoté. Avant de faire macérer les pétales dans l'alcool, ces œufs noirs doivent être éliminés.

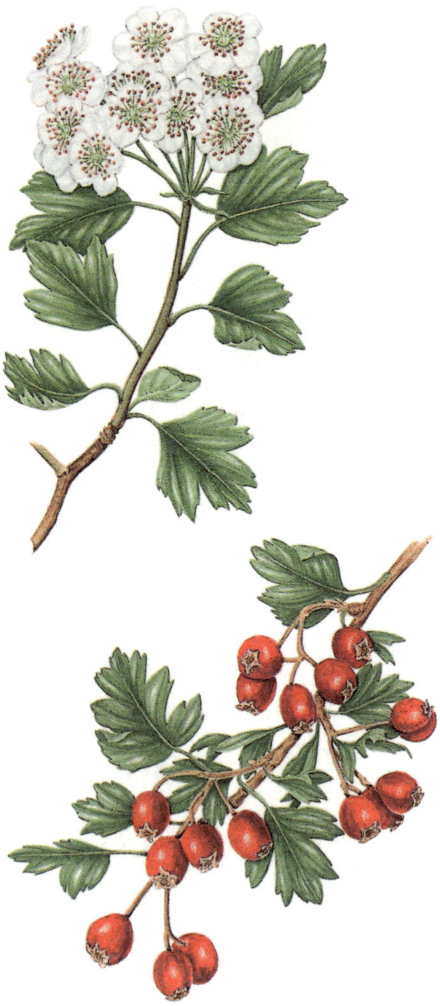

Aubépine

Crataegus monogyna

Appelée encore épine blanche, épine de mai ou alisier. C'est un buisson épineux de taille moyenne ou bien encore un arbre qui peut atteindre une hauteur de 7 m. Ses feuilles ont 3 à 5 lobes et sont brillantes sur les deux faces ; ses fleurs blanches se présentent en grappe ombelliformes et ont une odeur particulière ; ses fruits sont rouges et farineux. L'aubépine se plait dans les broussailles, dans les bois de feuillus et de conifères, dans les haies et près des clôtures. La légende veut que l'aubépine a jailli du bâton de St. Joseph. Au printemps ses fleurs étoilées blanches réjouissent nos yeux, alors qu'en automne c'est au tour des fruits rouges, qui ressemblent à des petits tonneaux, d'où le nom qu'on leur donne en Autriche « les tonnelets de farine ».

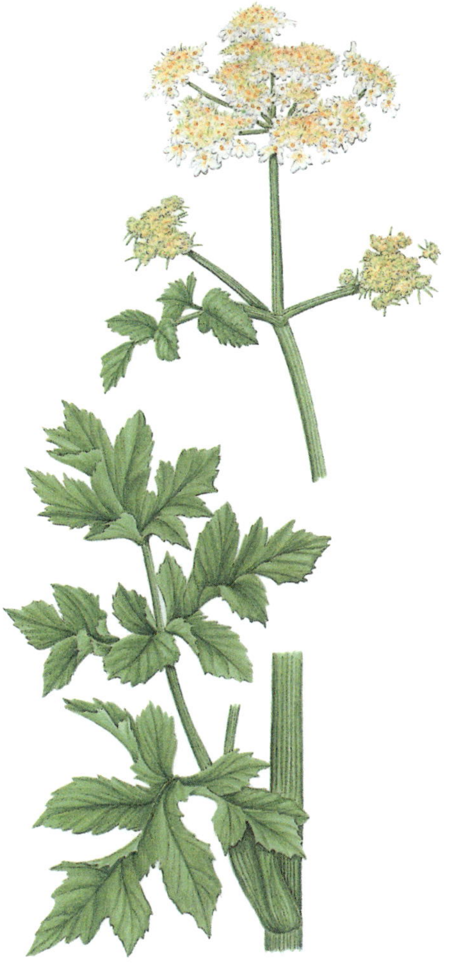

Berce

Heracleum sphondylium

Appelée dans le langage populaire branc-ursine, patte d'ours, panais sauvage ou herbe du diable. Cette ombellifère de 60 à 120 cm de haut a des tiges sinueuses cannelées et des feuilles lobées, très velues, qui font penser à une griffe ou une patte. On la trouve partout dans les prés, sur les pâturages, les lisières et les talus, en bordure de forêt et sur les berges, dans les bois de feuillus et dans les forêts mixtes. La plante porte de grandes ombelles plates, parfois légèrement arrondies, blanchâtres, tirant vers le jaune ou le jaune vert. Dressée et dépassant les autres simples, on la reconnaît facilement dans les prés et en bordure des champs. Leurs tiges creuses qui ont une odeur et un goût de carotte, sont coupées en petits morceaux et accompagnées des feuilles et des jeunes pousses, on les sert au printemps comme salade composée.

Certaines personnes sont allergiques à la berce et développent des éruptions cutanées en cas d'exposition prolongée au soleil.

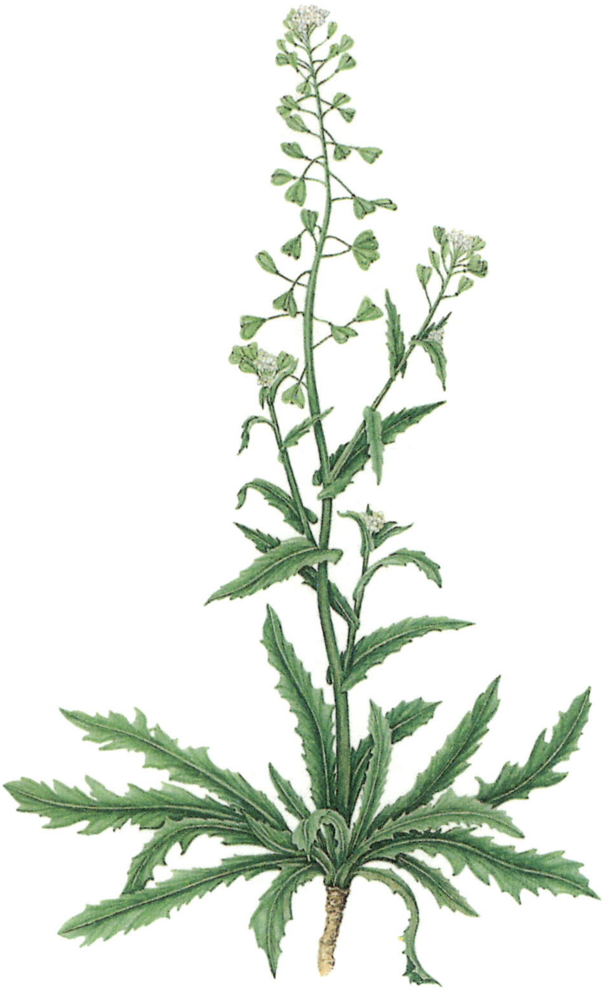

Capselle – bourse à pasteur

Capsella bursa pastoris

Appelée communément bourse à berger, bourse de capucin, bourse de Juda, boursette, molette à berger, mallette, moutarde de mithridate. Nous trouvons ce simple qui fait partie des crucifères dans les champs de choux et de pommes de terre, au bord des chemins, sur des terrains en friche, sur de nouveaux remblais ou bien entre les pierres. Son rhizome profond développe une rosace de feuilles analogue au pissenlit, qui s'étale à plat sur le sol. Sa tige haute de 20 à 40 cm est recouverte de petites bourses en forme de cœur, disposées en épis et qui remontent jusqu'à la fleur, qui est blanche et insignifiante. Les petites bourses sont une gourmandise pour les poules. On récolte la plante entière au printemps ; elle est uniformément d'un vert clair. Cette plante disparaît avec la chaleur de l'été et on ne la retrouvera qu'en automne. A ce moment-là elle est parfois sujette à un parasite et il est déconseillé de cueillir la plante malade pour faire ses provisions d'hiver. Elle ne doit pas se transformer lors du séchage ; elle doit rester uniformément verte sinon elle est impropre à la consommation.

C'est une plante vivace, qui ne se repose qu'en temps de gel. Elle est disséminée sur la terre entière et elle était déjà connue dans l'Antiquité comme plante hémostatique, ce qu'elle est restée encore à l'heure actuelle où on la considère comme très efficace en cas d'hémorragie. Si on l'utilise trop souvent et en trop grande quantité, elle a une incidence négative sur la mémoire. C'est pourquoi son application externe comme essence est à privilégier.

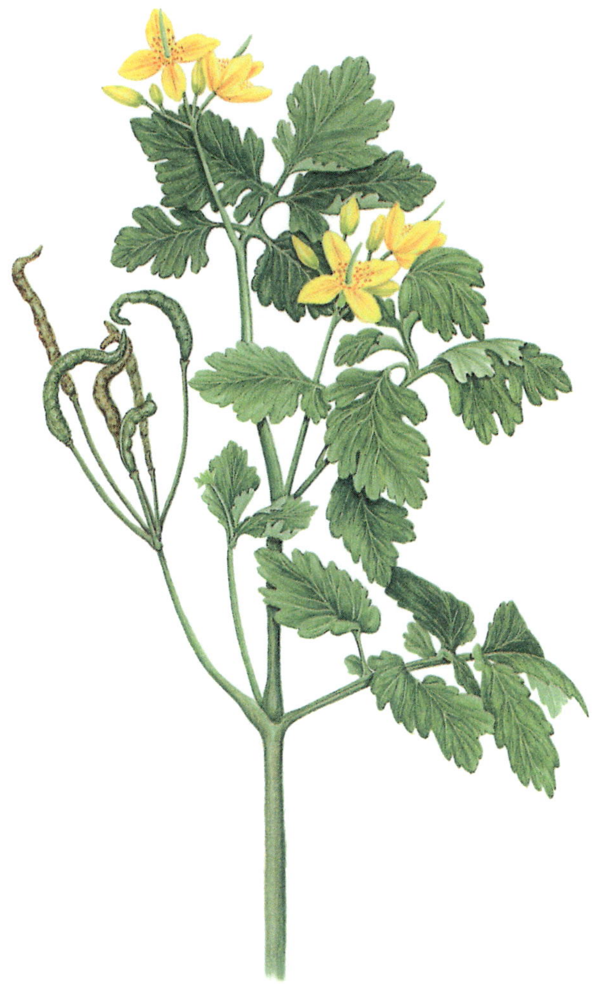

Chélidoine

Chelidonium majus

Appelée aussi Eclaire ou plus vulgairement herbe aux verrues, herbe d'hirondelle, herbe de Ste. Claire ou herbe aux boucs. La chélidoine pousse aux lisières ensoleillées des forêts, près de haies, de murs ou de clôtures exposés au Sud. Ses tiges ramifiées d'une hauteur de 80 cm, contenant un suc jaune foncé, poussent à partir d'un rhizome jaune orangé. La plante commence à fleurir en mai. Si on coupe dans son jardin les cosses de semence, après la floraison de la chélidoine qui y avait trouvé refuge, on obtiendra une plante qui fleurira pendant tout l'été. Sa fleur est jaune clair à jaune orangé et comporte 4 pétales. On ramasse les racines au printemps et en automne, tandis que l'on cueille les feuilles pendant la floraison, c'est-à-dire pendant tout l'été. Dans de vieux livres sur les simples, entre autres chez Tabernämontanus (1731), on peut lire que les hirondelles se posent sur la chélidoine pour y picorer des petits bouts de feuilles et les emporter pour en appliquer sur les yeux encore aveugles de leurs petits. Voilà une indication pour stimuler les yeux qui vaut aussi pour l'homme. De là vient l'appellation « herbe d'hirondelle ».

Aujourd'hui il est déconseillé de prendre de la chélidoine par voie interne car elle semble avoir une action négative sur le foie.

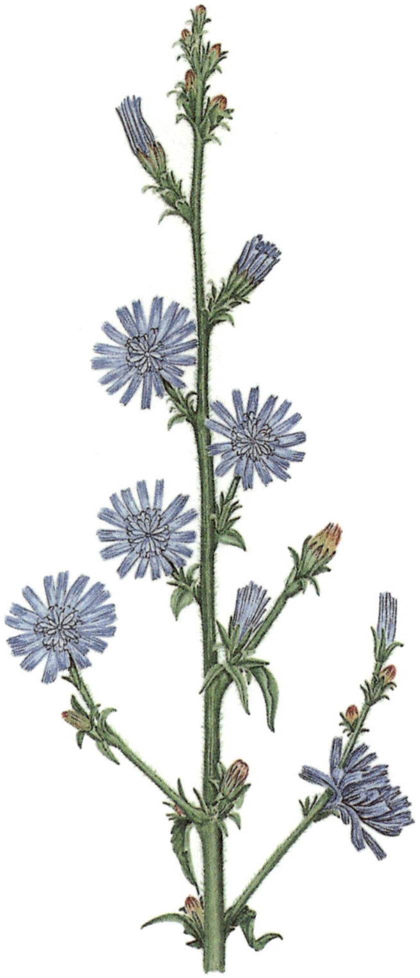

Chicorée sauvage

Cichorium intybus

Appelée encore chicorée amère ou plus vulgairement barbe de capucin, yeux de chat ou laideron. Elle pousse en bordure des chemins ou des champs, dans des fourrés ou sur des terrains en jachère, là où le sol est argileux. Ses hautes tiges dures et très ramifiées poussent à partir d'une rosette de feuilles grossièrement dentées et sont pourvues de petites feuilles rugueuses et de grandes fleurs d'un bleu lumineux, qui ornent le pédoncule glabre à la manière de petites étoiles. La plante aux fleurs bleues m'est familière depuis mon plus jeune âge. Ces petites fleurs bleues en étoile m'attiraient comme un aimant ; lorsque je les caressais, j'avais l'impression qu'une multitude d'anges bienveillants l'habitait, prodiguant de l'amour aux enfants qui jouaient. D'un point de vue religieux on devrait aussi la vénérer. En effet notre Seigneur, en la personne d'un pauvre, avait un jour demandé à boire à une jeune servante sans cœur. Comme le rapporte une légende en Silésie, la servante qui attendait son bien-aimé sur le bord du chemin, renvoya le pauvre homme et lorsque le bien-aimé arriva, au lieu de retrouver sa belle, il découvrit une plante à haute tige dépouillée, qui le regardait tristement de ses grands yeux bleus. La fière jeune fille est désormais condamnée à attendre le passage du Seigneur si tant est qu'il revienne. La croyance populaire vit dans la chicorée sauvage plus d'un méchant qui s'était métamorphosé en elle, c'est pourquoi on l'appelle aussi en allemand « herbe du pauvre pêcheur ». Les fleurs de chicorée sauvage ne s'ouvrent qu'au soleil, sinon elles restent fermées. Ainsi dans certains pays germanophones on l'appelle aussi « herbe du soleil ».

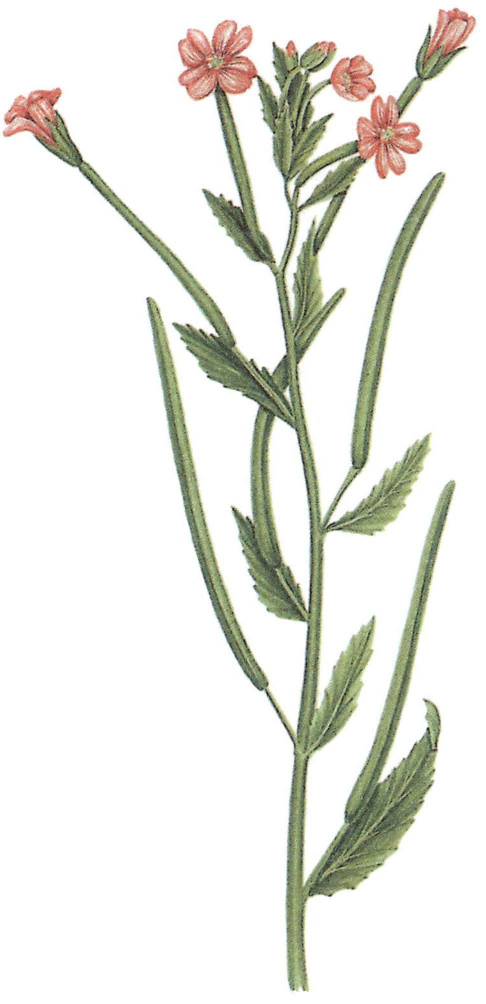

Epilobe à petites fleurs

Epilobium parviflorum

Il y a 9 sortes d'épilobes à petites fleurs possédant chacune une propriété thérapeutique spécifique à chacune. On distingue l'épilobe à grandes fleurs avec ses feuilles légèrement pointues et ses petites et modestes fleurs blanches, mauves et roses. Elles sont fixées à une cosse oblongue, qui va se multiplier en essèmant. Dans ce cas la semence s'entoure d'un duvet cotonneux. En ce qui concerne les épilobes à petites fleurs, il existe les épilobes roses, les épilobes sombres, lancéolées, des rivières, des collines, des marais, des montagnes et celles des Alpes. Bien qu'ici il s'agisse surtout d'épilobes à petites fleurs, les plantes peuvent atteindre une hauteur de 80 cm. On les cueille à partir du printemps, feuilles et fleurs voire les tiges dans la mesure où elles ne sont pas ligneuses.

L'épilobe hérissé, qui ressemble à un buisson et qui a des fleurs 10 fois plus grandes que l'épilobe à petites fleurs, ne possède aucune vertu thérapeutique. Il en va de même pour l'épilobe à feuilles étroites, qui peut atteindre 1,60 à 1,70 m de haut et qui pousse en bordure de forêt et sur des coupes à blanc, faisant apparaître au loin ses fleurs violettes dans le soleil. On peut éventuellement utiliser ses jeunes pousses au début du printemps et les mélanger à une salade.

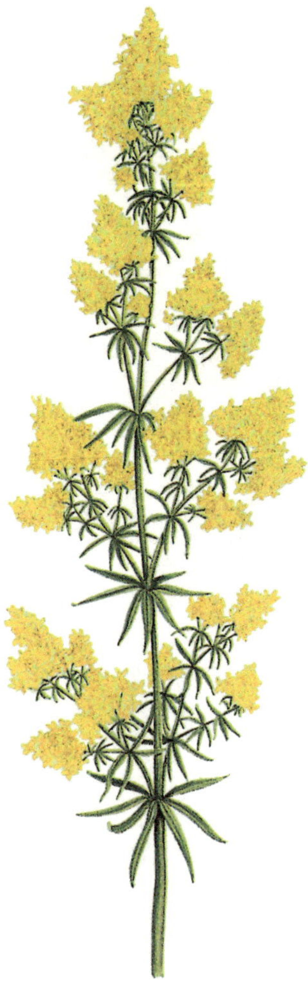

Le gaillet

Galinum verum

En langage populaire : gaillet jaune, caille-lait jaune. Il pousse le long des haies, des clôtures, en lisière de forêt, dans les prés, sur les pentes et les talus. Le gratteron (galinum aparire) fleurit pendant tout l'été et pousse dans les champs, les bois et le long des clôtures. Il existe aussi le véritable gaillet (galium verum) avec ses grappes odorantes de fleurs jaunes d'or et le gaillet blanc (galium mollugo) qui a de délicates fleurs blanches tirant sur le jaune, plus compactes, à l'odeur âpre de miel. Le gaillet jaune possède de plus grandes vertus thérapeutiques que le gaillet blanc, bien que ce dernier soit très efficace. Les deux peuvent être considérés comme des remèdes très sûrs. Le rhizome développe de hautes tiges fleuries couvertes de délicates petites feuilles et de rejets qu'on peut trouver toute l'année, même pendant un hiver sans neige. Ses feuilles sont ovoïdes, poussent autour du pédoncule comme pour l'aspérule mais bien plus petites. Autrefois on plaçait les plantes fraîches dans le lit des femmes sur le point d'accoucher pour faciliter la naissance. La sagesse populaire rhénane prétend que celui qui boit beaucoup de gaillet voit s'éloigner sa dernière heure.

Alors que dans la tradition populaire il était connu que le gaillet possédait des vertus anticancéreuses, il est étonnant que malgré ses qualités curatives, le gaillet soit de nos jours complètement tombé dans l'oubli.

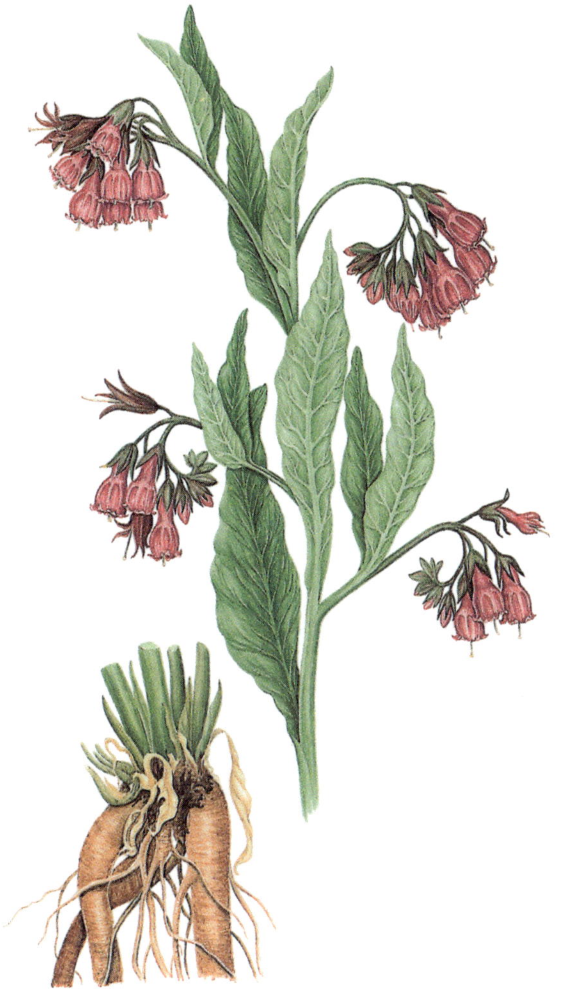

Grande consoude

Symphytum officinalis

Appelée aussi consoude officinale ou plus vulgairement langue de vache, oreille d'âne, herbe à la coupure, herbe aux champs. Elle pousse dans des champs humides, des prairies marécageuses, des fossés, des terres en friche détrempées, dans des rigoles, le long des cours d'eau, au bord des étangs et des forêts. Elle atteint 60 cm de haut et sa tige de l'épaisseur d'un doigt, velue et rêche, pousse à partir d'une rosette dont les feuilles lancéolées, vert clair, ont 15 cm environ de long, également rugueuses et velues, se terminant en pointe. Sa racine qui peut atteindre un diamètre équivalent à deux pouces, est très visqueuse, son aspect est gras et mucilagineux. Elle se laisse rompre très facilement tant elle est fragile. C'est au printemps et en automne qu'elle va se développer. Ses fleurs en clochettes, qui se penchent légèrement vers le sol, sont roses violacées, parfois jaunâtre presque blanches et fleurissent de mai-juin à août. La plante était déjà très prisée au moyen âge où on l'utilisait beaucoup en cas de fractures. Encore aujourd'hui que cela concerne ses feuilles ou son rhizome, la consoude est extrêmement appréciée.

Comme la plante contient certaines substances pouvant provoquer des paralysies au niveau du système nerveux central, il faut rester prudent quant au dosage.

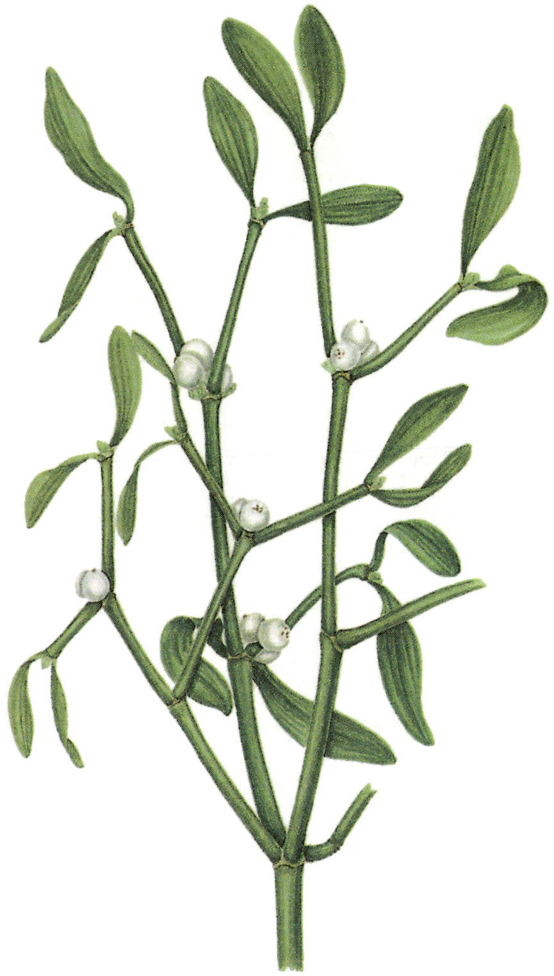

Gui

Viscum album

Appelé en langage populaire bois de Sainte Croix, verquet, blondeau, bouchon, vert de pommier. Ce parasite en forme de boule pousse sur les chênes, les peupliers, les pommiers et les sapins, parfois les tilleuls et les saules. La plante est très ramifiée et a des feuilles charnues très vertes en hiver, jaunâtres en été. Ses baies sont nichées comme des perles dans les ramifications des pédoncules ; elles sont blanches, visqueuses, et lorsqu'on les écrase elles tirent de longs fils. Leur dissémination est assurée par les oiseaux qui écorchent les baies vénéneuses et non comestibles. On ne peut confondre le gui avec aucune autre plante. Il développe ses vertus thérapeutiques d'octobre à début décembre, ainsi que dans les mois de mars et avril. Si le printemps tarde à venir en mars accompagné de froid et de gel, le gui ne sera efficace qu'en avril jusqu'au début mai. Le gui était considéré autrefois comme une plante magique. Les druides en firent une plante sacrée aux hautes qualités curatives qui avait le pouvoir de guérir tous les maux. Mystérieusement, alors qu'il n'est pas nourrie par la terre et n'est pas issu d'une semence, il verdit malgré le gel et le froid. La croyance populaire prétend que la foudre ne tombe jamais dans un arbre avec du gui. En automne se développent les fleurs qui donneront progressivement les baies. Ce sont surtout les merles et les grives qui les picorent, mais les oiseaux migrateurs ne dédaignent pas de les trouver en période de grand froid.

Depuis quelques années la médecine utilise préventivement le gui dans les préparations anticancéreuses pour empêcher la prolifération de tumeurs.

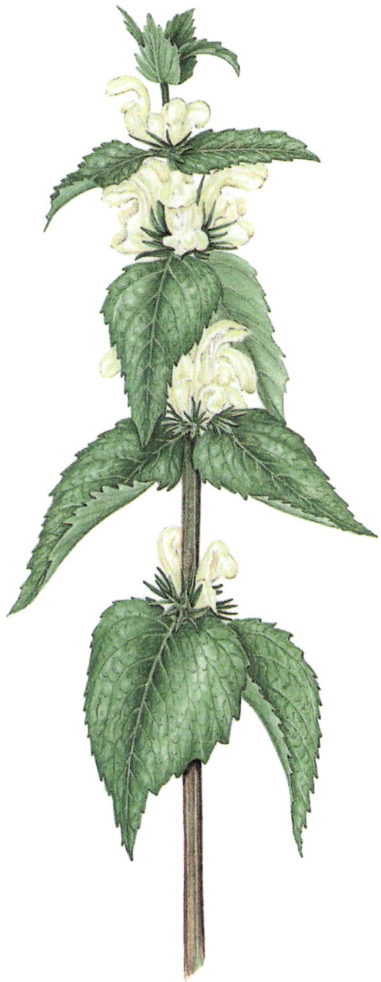

Lamier blanc

Lamium album

Appelée dans le langage populaire ortie blanche, ortie morte, ortie folle, herbe archangélique. Le lamier blanc qui appartient à la famille des labiées se trouve là où poussent également les orties. Il leur ressemble quant à son allure générale et ses feuilles, mais le lamier a des formes plus délicates. Il mesure 20 à 30 cm de haut, possède des fleurs de labiées blanches qui poussent en vrille avec les feuilles autour de la tige. Les fleurs dégagent une légère odeur de miel. Le lamier fleurit sur des pentes, des digues de chemin de fer, à la lisière des prés, dans des fourrés, sur des talus, au bord des chemins ou le long de clôtures.

Le lamier jaune *(lamium galeobdolon)* ne se distingue que par sa fleur jaune, mais ses feuilles et ses fleurs poussent aussi en verticille autour du pied. On trouve le lamier jaune plutôt dans des sous bois, dans des combes ou en bordure des terrains. Alors que le lamier blanc recherche le soleil, le jaune préfère les endroits ombragés. On cueille dans les deux cas les fleurs et les feuilles en verticilles. D'un point de vue médical ils se valent. Au moyen âge on utilisait les fleurs de lamier blanc pour teindre les cheveux en jaune.

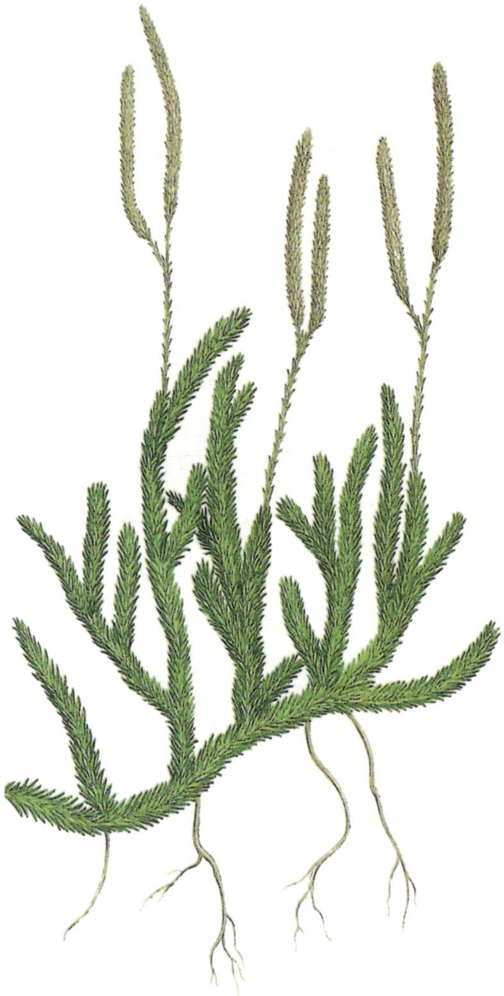

Lycopode en massue

Lycopodium clavatum

Communément appelé patte de loup, herbe aux massues, griffe de loup et eguaire. En tant que plante sans feuilles elle ressemble à une sorte de mousse, se présente en tiges rampantes et radicantes de 100 à 150 cm de long, munies de jeunes pousses molles ressemblant à des aiguilles. A partir du mois d'août ces fines pousses d'une hauteur de 10 à 15 cm supportent des épis de sporanges qui contiennent une poudre jaune, la poudre de spore ou de lycopode.

On cueille le lycopode à partir du mois d'avril, pendant tout l'été, jusqu'en octobre et on recueille sa poudre en septembre. Il pousse dans des forêts sèches de conifères, à partir de 700 m d'altitude, mais en général il pousse sur des sols généralement peu calcaire, principalement sur des terrains sablonneux, sur les versants nord des montagnes, à l'orée des bois et sur des pentes forestières.

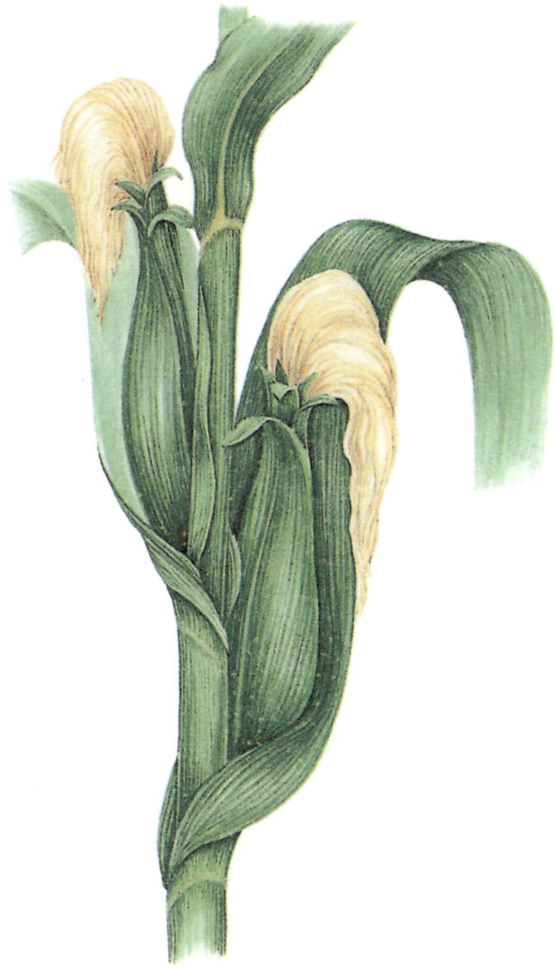

Maïs

Zeo mays

Les styles du maïs qui se trouvent à l'extrémité de l'épi, sont appelés communément les barbes. Aussi longtemps que les grains de maïs sont encore lactifères, les styles ou barbes sont cueillis.

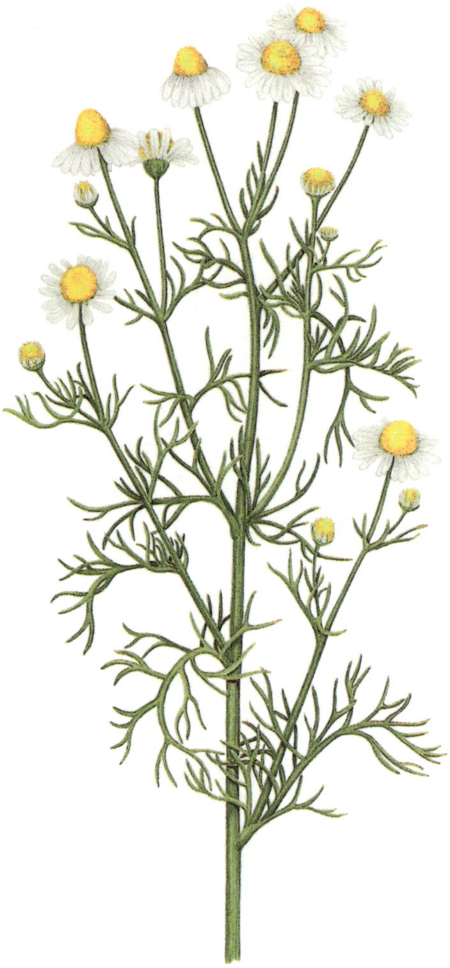

Matricaire

Matricaria chamomilla

Ou camomille allemande, petite camomille, camomèle, œil du soleil. La matricaire de la famille des composées pousse dans les champs, avant tout dans les champs de céréales, de pommes de terre et de betteraves, en bordure des chemins, sur des crassiers ou dans des terrains vagues où elle a une préférence pour les sols glaiseux. Avec ses tiges ramifiées la plante peut atteindre 50 cm de haut ; ses feuilles sont étroites et duveteuses. Sa floraison va de juillet à septembre. Le réceptacle des capitules est creux, de sorte qu'on ne pet pas confondre la matricaire avec les autres sortes de camomille. On cueille les fleurs sans tige sous le soleil de midi, car à ce moment là l'efficacité des huiles essentielles est doublée. Le parfum de ses fleurs a un effet calmant. Il existe une variété du nom de camomille romaine et qui est cultivée un peu partout dans les jardins.

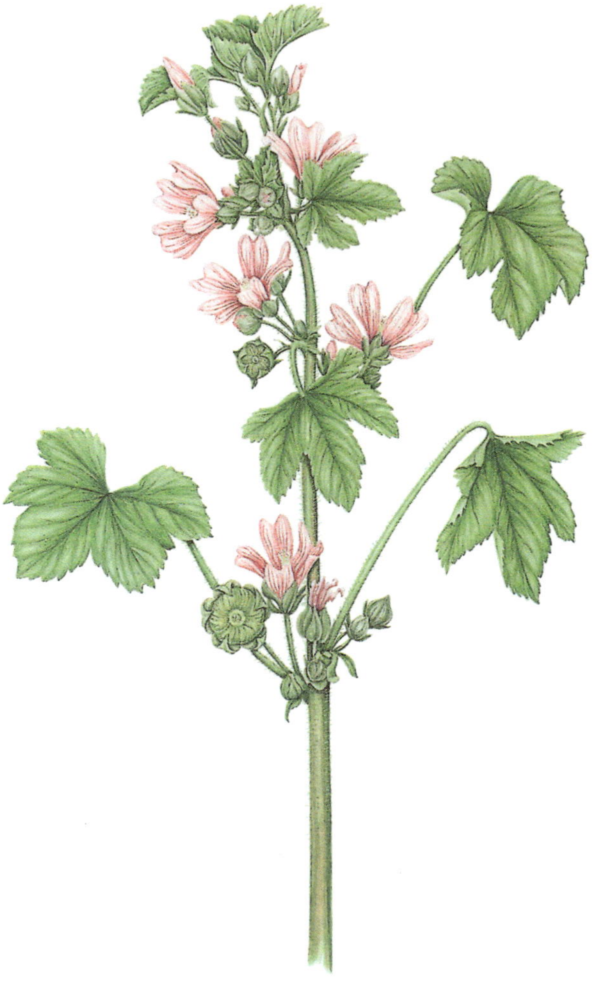

Mauve

Malva neglecta

Appelée aussi mauve des champs ou plus vulgairement fromageon. Elle pousse aux abords des étables ou des tas de compost, près des maisons et des terrains vagues. Sa racine filandreuse a un goût légèrement sucré et développe un pied de 30 à 60 cm de long, qui se recourbe et a des feuilles arrondies à long pétiole. Les tiges se terminent par de petites fleurs blanches et roses en forme de petits cornets qui deviendront des fruits verdâtre et ronds faisant penser à de petits fromages. La mauve ou fausse guimauve peut atteindre 1,50 m de haut, ses feuilles très vertes ont 3 à 7 lobes et ses fleurs roses pâles sont nichées en touffe dans les stipules des feuilles. Elle sont également curatives, mais ne peuvent être comparées à la mauve des champs, dont les vertus curatives dépassent celles des autres variétés de mauves auxquelles appartiennent entre autres la guimauve et la rose trémière. Son nom latin « *malva neglecta* » dévoile son action thérapeutique, à savoir adoucissante et émolliente. On cueille les tiges, les feuilles et les fleurs de mai à octobre. Ses racines sont utilisées contre la coqueluche.

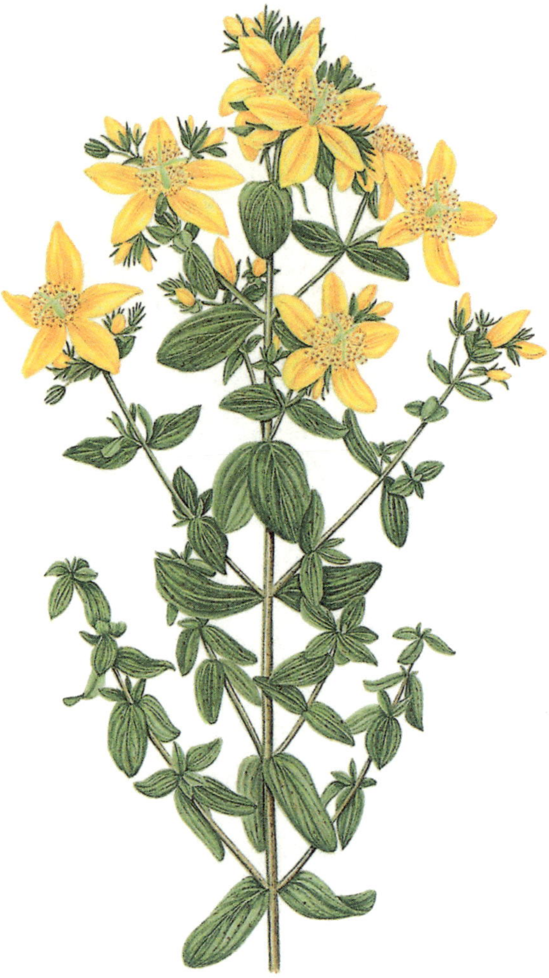

Millepertuis

Hypericum perforatum

Appelé aussi dans le langage populaire herbe aux mille trous, herbe percée, herbe aux piqûres ou encore chasse diable. On le trouve sur des talus, des terrains abandonnés, à la lisière des bois ou dans les clairières, dans des gravières délaissées et sur des terres en jachère. C'est une plante qui atteint 60 à 70 cm de haut et qui possède des petites feuilles acaules et des pousses ramifiées dont les pointes se terminent par des ombelles jaunes d'or. Elles s'épanouissent lorsque la lumière est la plus intense, c'est-à-dire au moment du solstice. La plante semble alors littéralement gorgée de lumière. Si les feuilles et les fleurs sont regardées en transparence, on aperçoit une multitude de points translucides qui semblent avoir été percés et qui correspondent à des petites glandes à essence.

En Allemagne cette plante est appelée « herbe de la St. Jean » parce que ses fleurs et ses bourgeons ont l'air de contenir des gouttes de sang. En effet lorsqu'on écrase les fleurs entre deux doigts on obtient une substance rougeâtre. On ramasse toute la plante, fleurs, tiges et feuilles ; pour préparer l'huile de millepertuis on n'utilise que les fleurs et les bourgeons. On l'apprécie depuis l'Antiquité et ses vertus thérapeutiques étaient déjà hautement prisées par Paracelse. Il en parle avec vénération et préconise d'en porter sous le chapeau lorsqu'il fleurit, mais aussi sur la poitrine, dans les mains et de le mettre sous l'oreiller parce que Dieu avait confié un grand secret à cette plante.

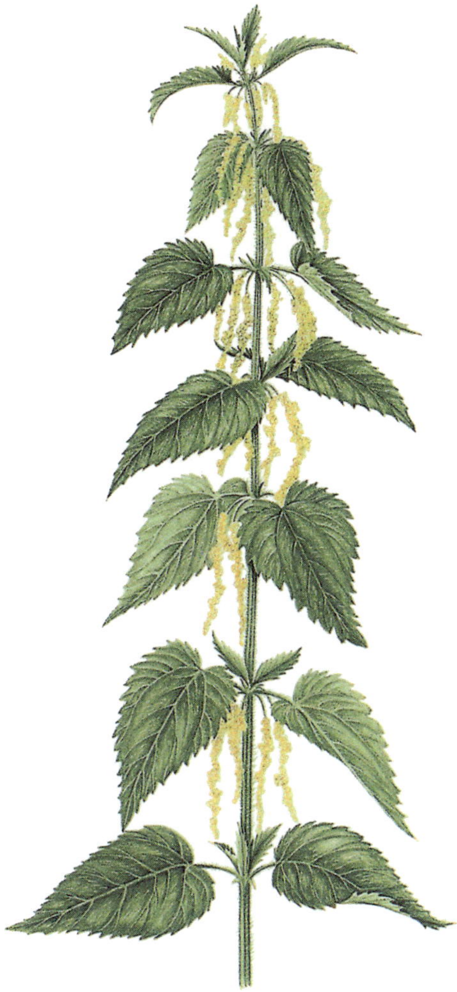

Ortie

Urtica urens

L'ortie pousse le long des murs, des haies, des palissades, dans des fourrés denses, sur des terrains vagues, des terres incultes ou en friche, au bord des chemins. Elle fleurit de juin à septembre. Les orties poussent surtout sur des sols à radiation intense et fait partie de la famille des urticacées. Il existe la grande ortie et la petite ortie *(urtica urens)*. Les deux possèdent des vertus thérapeutiques mais la petite est plus urticante. De leur rhizome jaune très ramifié pousse une tige aux feuilles dentelées et velues, plus exactement à poils piquants. Lorsque l'on rompt la tige, on peut voir de longues fibres analogues à du chanvre, dont on fabriquait autrefois une sorte de toile, la fameuse mousseline.

Feuilles, tiges, fleurs et racines possèdent toutes des principes actifs mais les racines doivent être déterrées avant la floraison. La grande ortie porte soit des fleurs mâles soit femelles, qui vont être fécondées par le vent. La grande ortie atteint 1 m à 1,50 m de hauteur, alors que la petite n'a pas plus de 40 cm ; les deux sont des plantes annuelles. La petite urtica urens par contre a des fleurs mâles et femelles sur la même plante, mais ne possède pas de rhizome.

L'ortie appartient à ces simples que chacun de nous connaît depuis son enfance parce qu'elle pique et brûle. Elle s'est répandue sur la terre entière sauf en Afrique du Sud et dans les régions polaires.

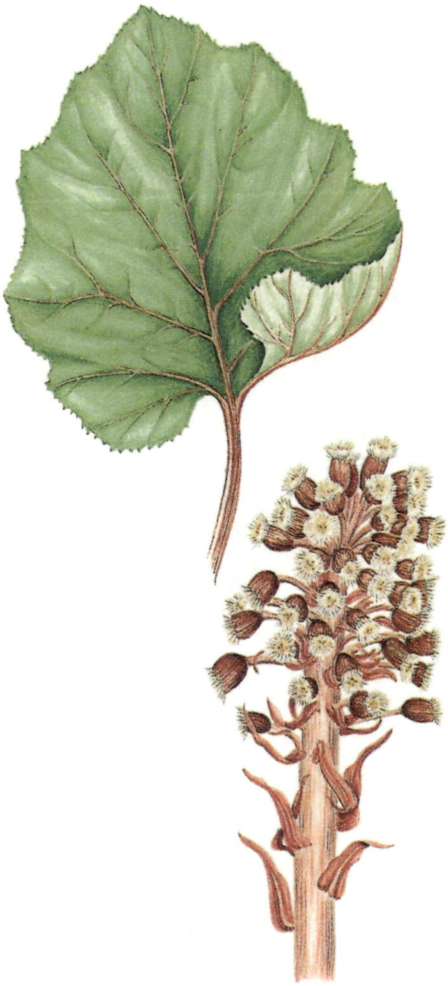

Pétasite officinal

Petasites officinalis

Appelé aussi pétasite hybride, pétasite vulgaire et dans le langage populaire chapeau du diable, chapelière, herbe aux teigneux ou encore herbe à la peste. Il pousse en lisière de forêts, sur les berges de cours d'eau et en bordure de prairies. Le pétasite est un simple du printemps ; ses fleurs rougeâtres et jaunes en forme d'épi sont écloses avant ses feuilles qui sont laineuses par-dessous. Les feuilles se transforment en chapeaux et sont utilisées comme protection contre le soleil brûlant. Elles sont extraordinaires en cas de foulures ou d'entorses lorsqu'on les utilise comme compresses. La racine doit être ramassée avant la floraison.

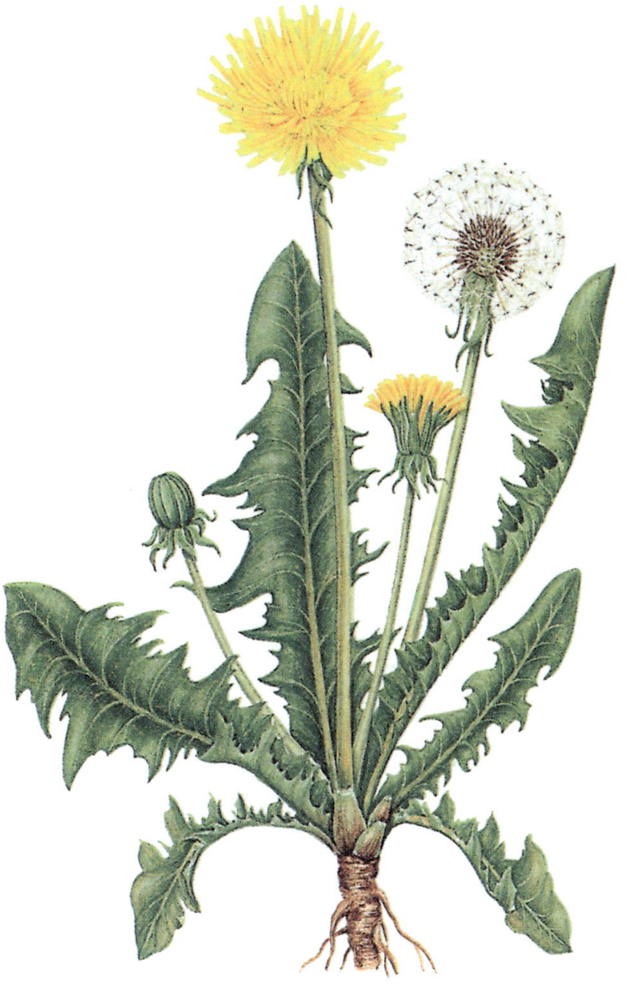

Pissenlit

Taraxacum officinale

Vulgairement appelé dent de lion, florin d'or, laitue de chien, couronne de moine, salade de taupe. Le pissenlit qui appartient à la famille des composées, pousse dans tous les prés et les chemins. Il possède des feuilles dentelées et roncinées en rosette d'où se développe un pédoncule de 20 cm environ, lactifère, creux, terminé par un capitule d'un jaune vif. Les fleurs se transforment en couronne duveteuse blanchâtre. La racine printanière possède plus de principes actifs que celle de l'automne. Par contre ces dernières sont à recommander aux diabétiques parce qu'elles contiennent plus d'insuline.

Quel joli spectacle qu'une prairie où des millions de pissenlits sont en train d'éclore ! Ce n'est pas seulement un éblouissement pour l'œil mais aussi pour l'âme ! Le suc de la plante entière fait partie des cures dépuratives du printemps Le célèbre Tabernaemontanus (1731) dit que le suc des tiges et des racines fait miracle pour les yeux, il les rend clairs et en élimine les taches, c'est un « remède béni ».

Les substances actives de la racine augmentent considérablement la sécrétion des glandes digestives.

Les enfants ne devraient pas manger de tiges crues de pissenlit, des signes d'intoxication étant possibles.

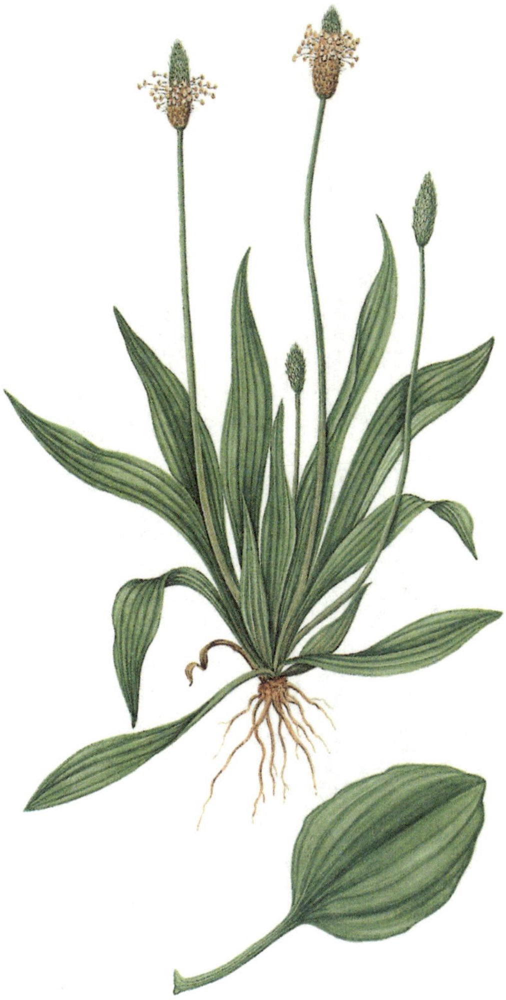

Plantain

Plantago lanceolata

Encore appelé plantain lancéolé ou plus communément herbe à cinq coutures. On rencontre le plantain lancéolé tout comme le grand plantain, qui appartiennent tous les deux à la même famille, sur les bords de chemins, dans les prés et sur les pâturages. Il n'existe guère de chemin qui n'en soit bordé, que ce soit dans les champs ou dans les prés. Chez les deux plantes on n'utilise que les feuilles qui sont collectées pendant la floraison. La hampe florale se dresse en dépassant les feuilles et se termine par une fleur en forme d'épi terminé par une petite sommité ronde. Les feuilles du grand plantain sont large alors que celles du plantain lancéolé sont oblongues et se terminent en petites lances. Les deux sortes de plantain sont vivaces et restent vertes en hiver.

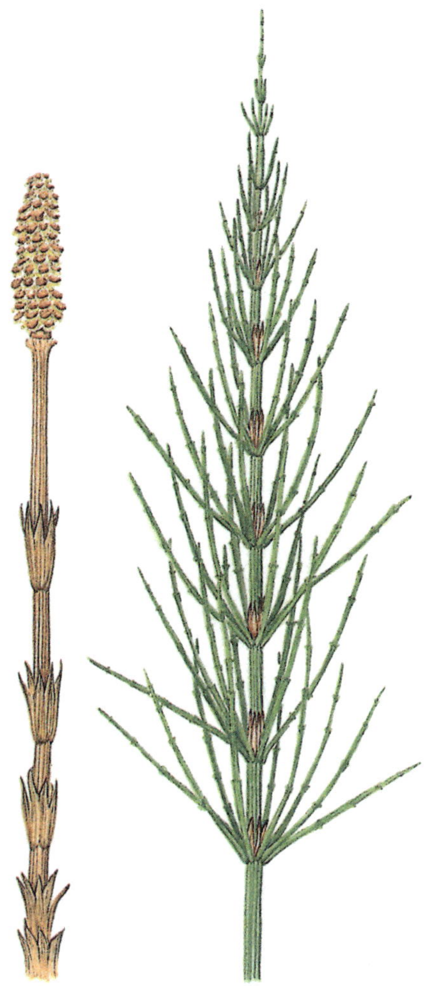

Prêle des champs

Equisetum arvense

Appelée dans le langage populaire queue de cheval, queue de rat, queue de renard ou encore petite prêle. Elle pousse sur des sols sablonneux humides, dans les champs, dans les bois, au bord des ruisseaux, sur les talus et les digues de chemin de fer, de préférence sur des sols glaiseux. Il existe neuf variétés de prêles et appartient à la famille des équisétacées. Leur reproduction est assurée par d'insignifiantes spores et au début du printemps apparaissent des tiges brunâtres, analogues à un crayon de 15 à 20 cm de haut, recouvertes d'écailles et d'un fruit ressemblant à un chapeau où se forment les spores. Le vent va disperser ces spores et la tige disparaîtra. Ce n'est qu'à ce moment là qu'apparaissent les rameaux verts de la prêle. Fin avril début mai se forme une tige stérile d'une hauteur de 40 à 60 cm pourvue de verticilles de rameaux réguliers, semblables à des petits sapins verts ou bien à une queue de cheval, sans feuilles et qui se nourrit de la terre des champs par ses racines profondes. Voilà pourquoi la prêle est une mauvaise herbe coriace pour le paysan. Ce sont les tiges stériles de l'été qui sont curatives. Curieusement ce sont les chevaux et les bovins qui présentent des troubles après avoir mangé de la prêle des champs. La grande prêle dont les tiges ont la grosseur d'un doigt et qui pousse dans les prés marécageux et sur les pâturages, est toxique et ne doit pas être consommée en usage interne sous forme de tisane, mais uniquement en usage externe pour le bain. Autrefois on nettoyait l'étain avec ce simple, d'où son nom allemand « Zinnkraut » (herbe d'étain). En herboristerie la prêle joue un rôle important, mais la médecine et la science ne tarissent pas d'éloges à son égard. On ne cueille que deux tiers de la plante, le dernier tiers est laissé dans la terre.

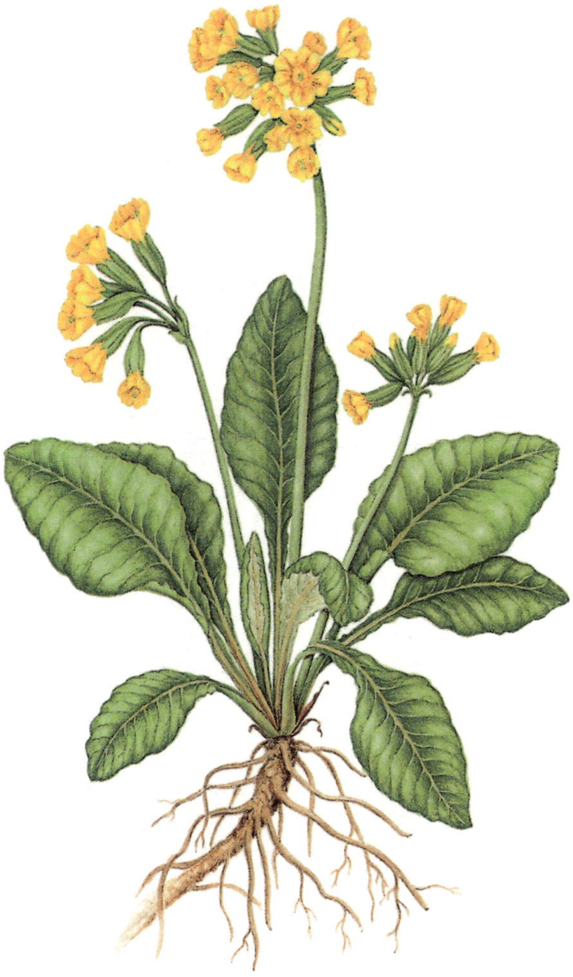

Primevère officinale

Primula officinalis

Communément appelé coucou ou fleur de coucou, mais aussi herbe à la paralysie, printanière, primerolle, primevère jaune, fleur de printemps, herbe de St. Paul, clef de St. Pierre. L'analogie de son ombelle avec une clef forée médiévale ou avec un trousseau de clefs, lui donna son nom en allemand « Schlüsselblume » (fleur à clefs). Avec ses fleurs jaunes la primevère appartient tout comme le tussilage et la violette aux premiers messagers du printemps que nous accueillons avec bonheur, parce qu'ils nous annoncent le réveil de la nature et nous promettent de belles journées ensoleillées. Autrefois les prairies étaient constellées de primevères jaunes et lumineuses mais aujourd'hui les engrais chimiques les ont chassées. La primevère aime aussi les sous bois, les fossés, le bord des cours d'eau et le dessous des arbres fruitiers. Grâce à son rhizome épais sa rosette de feuilles reste verte en hiver. On récolte l'ombelle entière. Le pasteur suisse Künzle aimait beaucoup ses primevères et pensaient que toutes possédaient des vertus thérapeutiques, que ce soit celles des prés, des bois, des montagnes, qu'elles soient pâles ou jaunes, mais disait que les fleurs jaunes très odorantes étaient les plus efficaces. La primevère fait partie des premiers soins prodigués par la nature qui s'éveille.

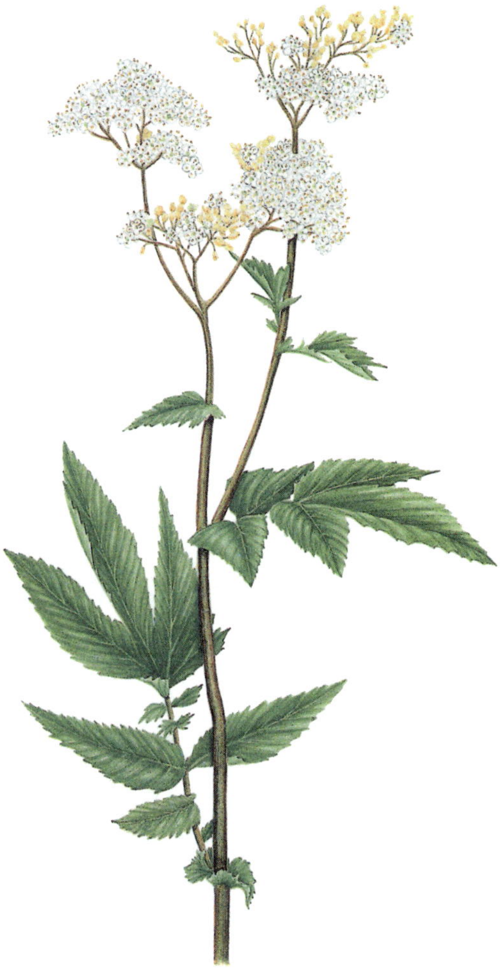

Reine des prés

Filipendula ulmaria

Appelée encore ulmaire, spirée ulmaire, spirée filipendule ou plus communément barbe de chèvre, ornière ou vignette. Elle pousse dans des prés humides et marécageux, en bordure de forêts, sur les bords des ruisseaux, dans des fossés humides ou des marais ; elle aime à s'implanter entre des framboisiers lorsqu'ils se trouvent en terrain humide. La plante peut atteindre deux mètres de haut et fleurit de juillet à août, parfois jusqu'en septembre. Ses fleurs sont blanches, tirant sur le jaune et ont une odeur doucereuse, presque attirante, d'amande amère qu'on reconnaît de loin. Comme les qualités thérapeutiques de ses fleurs et de ses racines se valent, on utilise principalement ses fleurs odorantes pour préparer des tisanes. Elles ont un effet diurétique, fébrifuge et sudorifique.

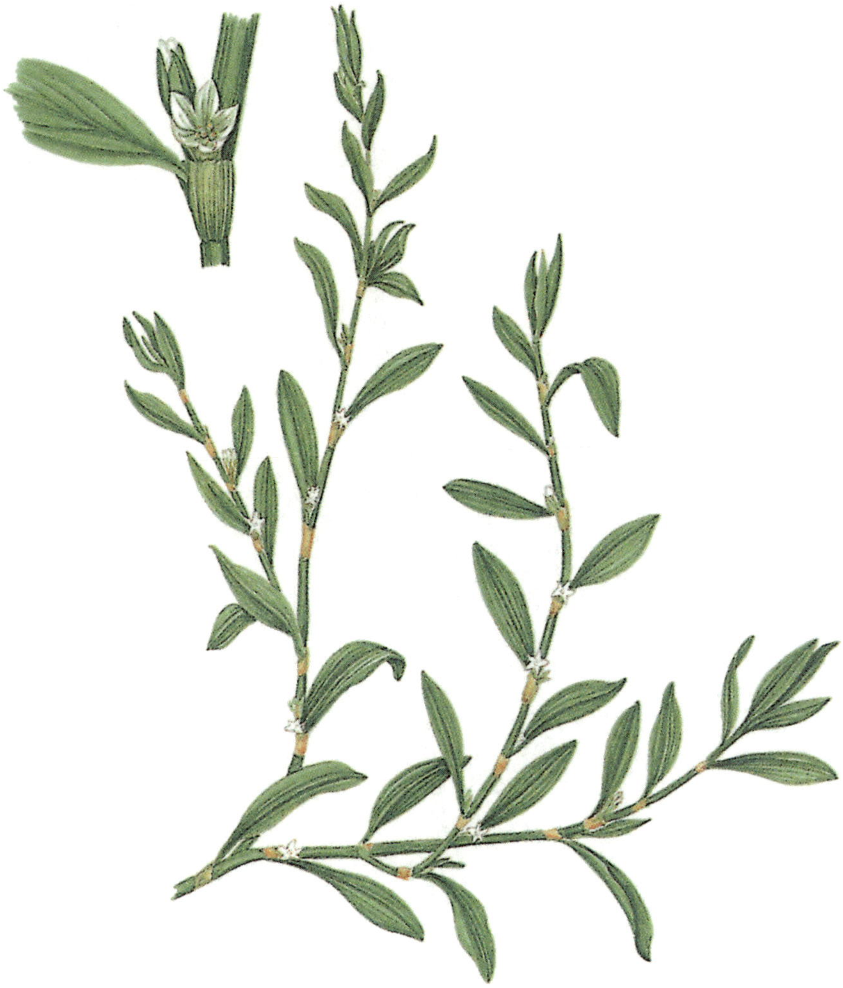

Renouée des oiseaux

Polygonum aviculare

Appelée aussi aviculaire ou plus vulgairement herbe à cochon ou trainasse. Elle pousse entre les pavés, en bordure des chemins, sur des terrains vagues, dans les cimetières et partout où le sol est inculte. La renouée des oiseaux est généralement un simple rampant avec des tiges ramifiées sur lesquelles on trouve de minuscules feuilles sans pédoncule et de toutes petites feuilles blanches et rouges à leurs aisselles.

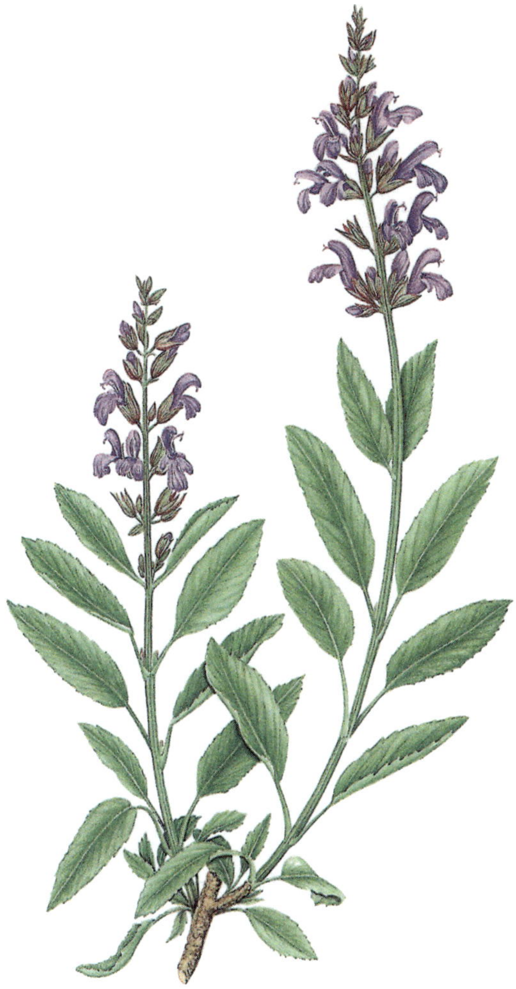

Sauge

Salvia officinalis

Ou sauge commune, grande sauge, herbe salviée. Appelée aussi dans le langage populaire, thé de Provence et de Grèce. Dans nos régions ce simple ne pousse que dans les jardins. Elle a son origine en Dalmatie et en Herzegovine, pays au sol pierreux. La sauge peut devenir un véritable buisson ramifié avec des feuilles oblongues, bourrues, légèrement dentelées à l'aspect argenté. Elle a une odeur forte, rude mais agréable et exerce une action sédative. Ces panicules de labiées allant du violet clair au violet foncé fleurissent le buisson aux mois de juin et juillet. On utilise les feuilles de sauge pendant tout l'été jusqu'en automne. D'ailleurs il faudrait s'en servir plus souvent comme épice en cuisine. Dans l'Antiquité la sauge était considérée comme une plante sacrée. On estimait qu'elle assurait un âge canonique à tout un chacun qui en prenait.

En été nos talus et nos pentes sont recouverts de panicules bleutés, qui illuminent nos yeux et réjouissent notre cœur et notre âme. Il s'agit là de la « sauge des prés », qui possède peu de vertus thérapeutiques et qui n'a rien de commun avec la sauge des jardins. Dans ce cas seule la fabrication du vinaigre de sauge est concernée, celui dont on massait régulièrement les malades grabataires, ce qui leur faisait du bien et empêchait la formation d'escarres.

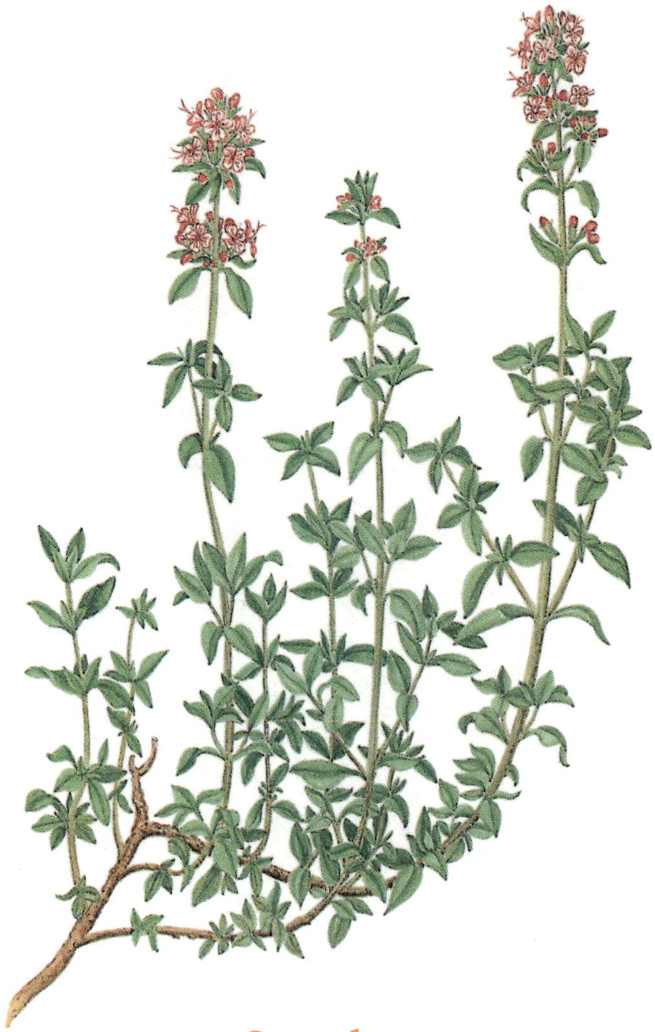

Serpolet

Thymus serpyllum

Ou thym serpolet, thym sauvage, encore appelé dans le langage populaire pillolet ou serpoulet. Il appartient à la famille des labiées. On le trouve au bord des champs, dans des prairies et sur des pentes ensoleillées, en lisière de forêt, entre les pierres ou bien au-dessus de fourmilières. Le thym serpolet a besoin de soleil et de chaleur ; par sa petite taille et son contact avec la terre il recherche la chaleur du sol. Des pousses allant jusqu'à 30 cm de long se développent à partir de pieds ligneux au ras du sol. Les tiges ont des petites feuilles ovales qui donnent des fleurs plus ou moins violettes encore plus petites. La plante fleurit allègrement de juin à août et a une senteur épicée. Le serpolet tapisse le sol de sorte qu'il est très apprécié par les abeilles, les bourdons et autres insectes. Il est une plante bien tentante. On la cueille entièrement lorsqu'elle est en fleurs.

Je suis une amie de cette plante merveilleuse, parfumée, qui est consacrée à la Vierge Marie dans de nombreuses régions et dont les couronnes sont souvent bénites à la Fête Dieu en Autriche. J'aime le thym que je connais bien pour ses vertus éclectiques, que ce soit comme condiment en cuisine ou comme plante médicinale. En tant que tel le thym serpolet est utilisé depuis le Moyen Age.

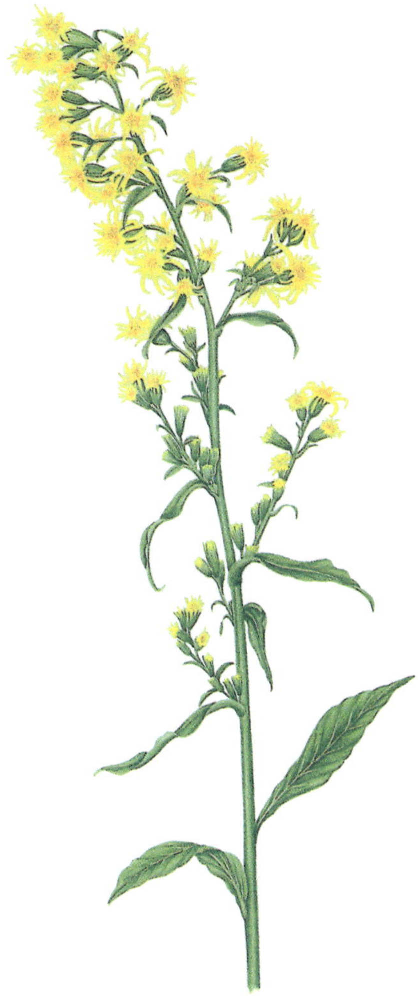

Solidage

Solidago virgo aurea

Appelé aussi solidage des bois ou plus communément verge d'or, verge dorée ou herbe des juifs. La solidage est surtout présent dans les régions montagneuses à la lisière des bois, sur des coupes à blanc ou des prés en pentes. Sa tige touffue peut atteindre 80 cm environ de haut et elle est garnie d'épis fleuris jaunes d'or. Ses feuilles et ses fleurs ont un effet rafraîchissant. Une certaine sérénité se dégage de ce simple. La vue de la solidage dans un paysage produit à elle seule un effet calmant. Les croyances populaires prétendent qu'un ange rassurant se trouve auprès de la plante. Une douceur balsamique se dégage du simple et se différencie sensiblement de la solidage sauvage du Canada *(solidago canadiensis)* qui devient bien plus haut et qui prolifère à la lisière des bois, sur les berges des cours d'eau et dans les endroits dégagés. Alors que notre verge d'or ressemble plutôt à la petite molène, la solidage canadienne est pourvue de panicules jaunes en éventail se terminant en pointe.

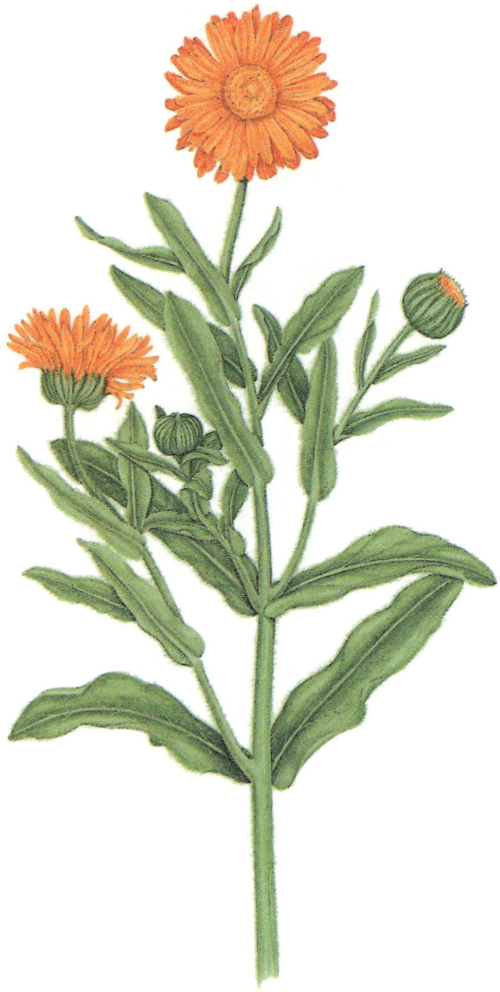

Souci officinal

Calendula officinalis

En Autriche on l'appelle aussi fleur de pluie, fleur d'étudiant ou fleur des morts. Le souci appartient à la famille des composées et il est cultivé dans les jardins, mais on le trouve aussi dans les cimetières et à l'état sauvage sur des crassiers. La plante peut atteindre 60 cm de haut et possède de grosses tiges charnues et pleines de suc, tandis que ses feuilles allongées sont indivises et légèrement velues. Ses têtes de fleurs qui vont du jaune jusqu'à l'orange foncé, dégagent au soleil une odeur acre très particulière. La plante est légèrement collante et huileuse. La croyance populaire la considère comme un baromètre sûr. Si les fleurs ne s'ouvrent pas le matin, c'est qu'il va sûrement pleuvoir. En revanche si elles sont ouvertes avant 7h du matin, il fera certainement beau. Le Dr. Bohn, un adepte de Kneipp, prétend avoir des résultats positifs avec le souci chez des malades atteints de cancer.

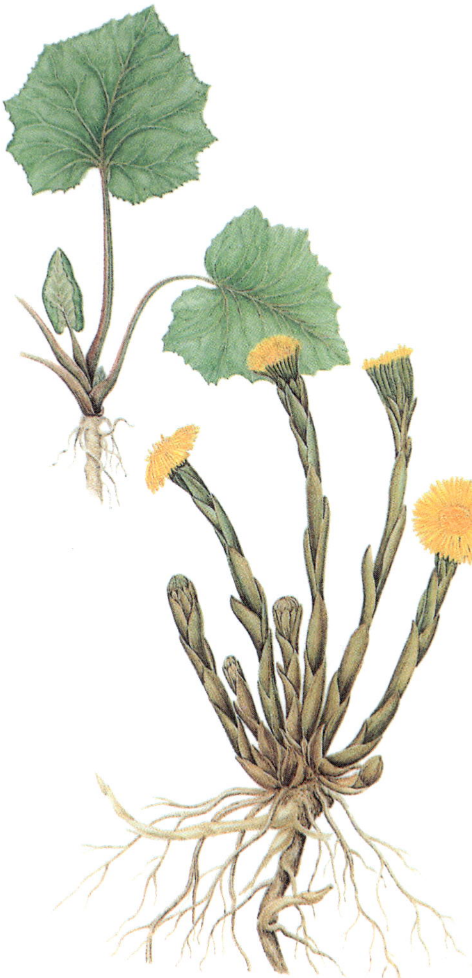

Tussilage

Tussilago farfara

Appelé vulgairement pas d'âne, pied de cheval, chasse-toux, taconnet, herbe de St. Quirin, herbe aux pattes. La forme en fer à cheval de sa feuille est à l'origine du nom populaire. Nous trouvons ce simple qui fait partie des composées, comme le premier à fleurir d'un beau jaune d'or sur des sols glaiseux, dans des gravières ou des sablonnières ainsi qu'au bord des chemins. Ses fleurs ouvrent leur calice avec les premiers rayons du soleil, mais les referment dès que le ciel se couvre. Ses feuilles sont argentées dessous et ne poussent que 3 à 4 semaines plus tard. A partir du rhizome fourni, qui développe toujours de nouvelles racines, et dès le premier soleil de printemps on assiste à l'éclosion de la fleur jaune d'or avec sa tige recouverte de bractées. Elle ressemble à celle du pissenlit mais elle est bien plus petite. Lorsque l'on cueille les feuilles il faut faire attention de ne pas les confondre avec celles du pétasite officinal. Les médecins de l'Antiquité reconnaissaient déjà la grande efficacité de la plante contre la toux et les maladies pulmonaires. Dans ces temps là on séchait les feuilles de tussilage et on en bourrait les pipes en guise de tabac à des fins curatives.

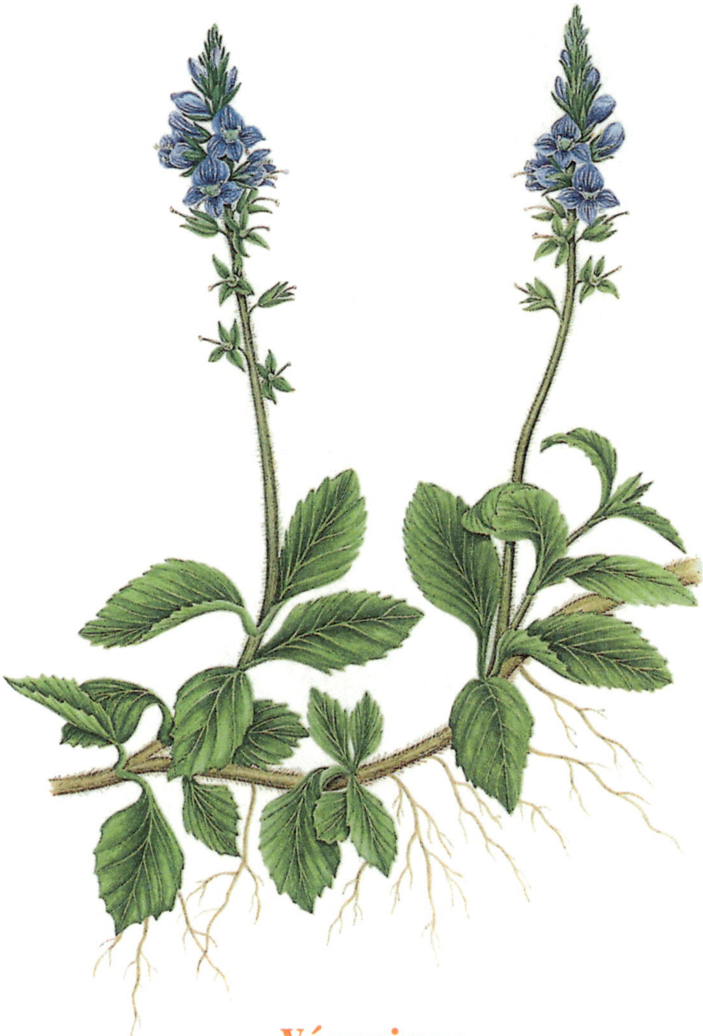

Véronique

Veronica officinalis

Appelée aussi thé d'Europe, thé du nord ou plus vulgairement herbe aux ladres. Elle aime les sols secs, pousse dans les prés, sur les talus, au bord des chemins, à la lisière des forêts, sur les pâturages et dans les clairières.

Sa tige a 30 cm environ de haut, ses feuilles présentent un aspect argenté, sa fleur est bleu clair, comme celle du myosotis. Elle pousse tout en rampant, ses tiges semblant chercher le contact avec la terre. On cueille la plante fleurie de mai à août : tiges, feuilles et fleurs. La plus efficace est la véronique qui pousse en forêt, surtout sous les chênes. La véritable véronique reste verte pendant tout l'hiver.

II.

Mieux vaut prévenir que guérir

Nous connaissons tous cet adage et pourtant il est peu suivi. Beaucoup de gens ne considèrent pas la santé comme un cadeau, comme un don fait à l'homme, mais plutôt comme un postulat évident. Le métier, l'argent et le prestige ont souvent une valeur bien plus grande et semblent représenter pour beaucoup de personnes la seule chose valable. La plupart ne réalise pas que pour accéder à ces valeurs secondaires, il faut précisément un corps sain et ils n'en prennent véritablement conscience que lorsqu'ils tombent malades. Nous ne devrions pas en arriver là.

Les simples du jardin de Dieu représentent pour nous les hommes un cadeau et une grâce extraordinaire. Leur pouvoir de guérison est universel ; il ne se contente pas seulement de vaincre les maladies mais il stimule et renforce notre défense immunitaire en nous protégeant de toutes sortes de maux.

Dans les pages qui suivent j'ai rassemblé des recettes à base de plantes médicinales en proposant à notre corps, ce qui semble une évidence pour tout automobiliste, à savoir un service après vente qui s'occupe de la révision. Si on suit ces conseils on évitera de nombreuses « réparations » qui exigent bien plus de temps et de patience qu'un contrôle régulier et préventif.

Pour beaucoup de lecteurs qui ont une approche prudente et teintée de scepticisme à l'égard des simples, ces recettes sont un moyen idéal de faire confiance à leur efficacité. Celui qui au printemps aura fait l'expérience de cet effet libérateur que représente une cure de désintoxication par les simples, développera grâce à cette expérience acquise, une relation plus naturelle avec les plantes médicinales.

Achillée Millefeuille

L'abbé Kneipp écrivait que beaucoup de soucis seraient épargnés aux femmes si elles prenaient de temps en temps de l'achillée millefeuille ! Toute femme devrait régulièrement prendre à son compte l'effet thérapeutique de l'achillée millefeuille. Que ce soit pour régulariser la menstruation ou bien pour atténuer les désagréments de la ménopause. Il faudrait boire régulièrement par petites gorgées une tasse d'infusion d'achillée millefeuille pendant toute l'année.

Pour ce faire on ébouillante une cuillerée à café bombée d'achillée par tasse ; faire infuser 30 secondes filtrer et boire par gorgées.

Ail des ours

Au printemps nous devrions profiter de l'effet dépuratif et purificateur de l'ail des ours sur notre système digestif pour entreprendre une cure de désintoxication. On cueille les feuilles fraîches de l'ail des ours en avril et mai, avant qu'il ne fleurisse et on les croque crues.

Lavé et coupé menu on le parsème sur les aliments qu'on désire améliorer et décorer de verdure. On peut aussi préparer une salade avec ses feuilles ou bien le cuire comme des épinards.

Gui

C'est en tant que régulateur et stimulateur de tension artérielle que le gui a son importance comme plante médicinale. Je conseille à tout le monde de faire une fois par an une cure de tisane de gui sur 6 semaines. Pendant 3 semaines on en boit 3 tasses, pendant 2 semaines 2 tasses et la dernière semaine on réduit sa consommation à une seule tasse par jour. Après cette cure votre circulation et votre tension seront normalisées.

Mettre à macérer une cuillerée à café bombée de gui dans de l'eau froide pendant 12 heures. Puis réchauffer la macération et filtrer. Pour des raisons pratiques on remplit une bouteille thermos rincée à l'eau chaude avec la ration quotidienne de tisane, sinon réchauffer l'infusion au bain marie avant de la boire.

Si on désire stimuler sa circulation et sa tension, il faut boire quotidiennement une tasse de tisane de gui sur toute l'année.

Millepertuis

Le millepertuis est très prisé à cause de ses vertus thérapeutiques dans les troubles nerveux et psychiques. Au moment de la puberté les changements du corps des jeunes filles correspondent souvent à une période de grand stress. Irritabilité, sommeil perturbé et troubles prémenstruels en sont souvent le résultat. C'est pourquoi je recommande aux futures jeunes filles de boire sur une période assez longue deux tasses de tisane de millepertuis par jour.

Ebouillanter une cuillerée à café bombée de millepertuis, faire infuser pendant 30 secondes et en boire par gorgées tout au long de la journée.

Ortie

L'ortie souvent sous estimée compte parmi les plantes médicinales essentielles du jardin de Dieu. Nous devrions profiter une fois par an de ses vertus dépuratives et hématopoïétiques en faisant une cure au printemps.

On ramasse les jeunes pousses de printemps et on commence sa cure d'ortie. Il faut boire le matin à jeun par gorgées une tasse de tisane et les deux autres au courant de la journée. On ébouillante une cuillerée bombée d'orties par tasse, on laisse infuser 30 secondes, on filtre et on boit gorgée par gorgée.

Cette cure printanière peut être renouvelée en automne, lorsque les jeunes pousses réapparaissent.

Préventivement il est bon de boire une tasse de tisane d'ortie une fois par jour pendant toute l'année. Pour cela faire au printemps et en automne une grande provision d'orties mises à sécher.

Pissenlit

Lorsque le pissenlit fleurit, il faudrait commencer à faire une cure de deux semaines de tiges fraîches. Pour ce faire ramasser quotidiennement 10 tiges avec la fleur, les laver, enlever la fleur et croquer lentement les tiges crues. Les personnes manquant de tonus et qui sont fatiguées vont rapidement se sentir à nouveau en forme.

Plantain

Un sirop à base de feuilles de plantain fraîches possède des vertus dépuratives et devraient se prendre avant chaque repas. Les adultes en prennent 1 cuillerée à soupe et les enfants une cuillerée à café.

Il existe deux recettes concernant la fabrication de sirop de plantain :

1. On passe deux poignées de plantes fraîchement lavées à travers la moulinette. Détendre cette bouillie avec un peu d'eau puis ajouter 250 g de miel et 300 g de sucre roux. Chauffer la préparation en remuant lentement puis retirer du feu avant ébullition. Lorsque les feuilles, le miel et le sucre sont devenus une bouillie fluide, la remplir encore chaude dans des verres propres et mettre au réfrigérateur.

2. Dans un récipient en terre cuite ou en verre mettre couche par couche des feuilles fraîchement cueillies et lavées de plantain et de sucre roux ; en rajouter dès que le niveau baisse. Lorsque le récipient est bien rempli, le couvrir hermétiquement avec plusieurs feuilles de film étirable et l'enterrer dans le jardin à un endroit protégé. Avant de refermer le trou recouvrir le récipient d'un couvercle en bois. C'est à cette température constante de la terre que le mélange de feuilles et de sucre va commencer à fermenter. Après 8 semaines on déterre le pot et on fait bouillir le sirop obtenu avant de le remplir dans des bouteilles préalablement rafraîchies.

Prêle des champs

Toute personne ayant dépassée la quarantaine devrait suivre mon conseil et boire quotidiennement une tasse de tisane de prêle. De cette manière on se protège de la goutte, des rhumatismes et de l'usure des articulations qui apparaissent avec l'âge.

Ebouillanter une cuillerée à café bombée de prêle par tasse, laisser infuser 30 secondes, filtrer et en boire une tasse par jour par petites gorgées.

Thym serpolet

Boire tous les matins une tasse d'infusion de thym à la place de café, est à mon avis un remède miraculeux. On se sent frais et dispos, on n'agresse pas son estomac, la désagréable toux du matin disparaît, bref on se sent en forme pour toute la journée.

Ebouillanter une cuillerée à café bombée de thym par tasse, laisser infuser 30 secondes, filtrer et boire par petites gorgées.

Petite liqueur du Suédois

Pour prévenir douleurs et maux de tous genres il faut prendre tous les jours, matin et soir, une cuillerée à café de liqueur du suédois, diluée dans un peu d'eau ou d'infusion.

La petite liqueur du Suédois est un véritable élixir de jouvence, un protecteur de notre santé et qui ne devait manquer dans aucune armoire à pharmacie des familles. La recette a été mise au point par le médecin suédois bien connu qui est le Dr. Samst, dont toute la famille a atteint un âge canonique.

Le mélange de simples se compose comme suit 10 g d'aloès (ou evt. racine de gentiane ou poudre d'absinthe) 10 g de racine d'angélique, 5 g de racine de carline, 10 g de manne (fruit du frêne) 5 g de myrrhe, 10 g de camphre naturel, 10 g de racine de rhubarbe, 0,2 g de safran, 10 g de feuilles de séné, 10 g de thériaque vénitien et 10 g de zédoaire.

On remplit une bouteille de toutes ces plantes et on les recouvre avec 1,5 litre d'alcool de grain à 38-40%. Remuer quotidiennement et laisser pendant 2 semaines au chaud. Pour l'usage de tous les jours remplir de petites quantités dans des récipients adéquats qui seront mis au frais. Les vertus thérapeutiques de la liqueur du Suédois augmentent avec le temps.

Tisane de printemps

Je conseille cette tisane au printemps à cause de son action dépurative du moment que les plantes ont été fraîchement cueillies.

Mélanger 15 g de feuilles d'ortie, 50 g de jeunes pousses de sureau, 15 g de racines de pissenlit et 50 g de fleurs de primevères.

Ebouillanter une cuillerée à café bombée du mélange cité plus haut par tasse, laisser infuser pendant 30 secondes, filtrer et en boire par petites gorgées deux tasses par jour. Si on a un palais sensible on peut sucrer la tisane avec un peu de miel.

Mélange annuel

Au début du printemps il faudrait se promener dans la nature et se mettre à cueillir des simples. On commence par les premières fleurs de tussilage et on termine par les feuilles de rosiers qu'on rassemble en automne. Les plantes citées ci-dessous doivent être cueillies et séchées dans l'ordre, de sorte qu'elles vont composer en automne un mélange stimulant pour l'organisme, dont on boira une tasse quotidiennement le soir au dîner. Ebouillanter une cuillerée à café bombée du mélange par tasse, laisser infuser pendant 30 secondes, filtrer et boire cette infusion par petites gorgées.

Le mélange est composé à parts égales de :

- Fleurs de tussilage puis plus tard feuilles de tussilage
- Fleurs de primevères
- Feuilles et fleurs de violettes
- Têtes de pulmonaire
- Fleurs d'oxalides
- Têtes de lierre terrestre (très peu uniquement pour donner du goût)
- Pousses d'ortie
- Feuilles et fleurs d'alchémille
- Feuilles, tiges et fleurs de véronique
- Feuilles de fraisiers
- Pousses de mûres
- Pousses de framboisiers
- Bourgeons de sureau puis fleurs de sureau
- Pâquerettes
- Fleurs de tilleul cueillies si possible au soleil
- Matricaire cueillie si possible au soleil
- Reine des prés
- Fleurs de soucis
- Feuilles, fleurs et tiges d'aspérule
- Feuilles, fleurs et tiges de thym serpolet
- Feuilles, fleurs et tiges de mélisse
- Feuilles, fleurs et tiges de menthe
- Achillée millefeuille si possible cueillie au soleil et la moitié des feuilles
- Molènes si possible cueillies au soleil
- Millepertuis si possible cueilli au soleil
- Feuilles et fleurs de marjolaine (marjolaine sauvage ou origan)
- Feuilles d'épilobe à petites fleurs
- Aiguilles de pins
- Feuilles, fleurs et tiges de gaillet
- Feuilles de rosiers, toute couleur mais seulement si les rosiers ont été traités avec de l'engrais biologique.

III.

Les simples au quotidien

Nos plantes médicinales poussent dans le jardin de Dieu depuis la nuit des temps. Mais on les a peu à peu oubliées. Les hommes eux-mêmes sont la cause de cette évolution. Ils sont devenus sceptiques, impatients, présomptueux suite aux succès de la recherche scientifique. Toujours plus éloignés de la nature en raison d'une technique qui se développait de jour en jour ils ont privilégié leurs aises. Le progrès nous a changé ; il a aussi transformé le monde et cette évolution n'a pas seulement été positive.

Le stress, l'opulence et la démesure ont été la cause de maladies nouvelles. Pour beaucoup de gens la maladie est devenue une raison de vivre incontournable, mais maladie veut dire aussi assistance, compassion, amour et sympathie, des expériences qu'une personne en bonne santé ne connaîtra pas, surtout dans les grandes villes anonymes. Les salles d'attente des médecins sont désormais devenues des lieux de rencontre, ce qui autrefois faisait partie de la vie de tous les jours. Au cours de cette évolution des changements apparurent aussi dans les rapports avec sa propre maladie.

Beaucoup de gens n'ont pas su garder la mesure en ce qui concerne les médicaments. Même des troubles bénins sont traités avec des médicaments puissants, on ne prend plus le temps de réfléchir, ce qui importe c'est un résultat immédiat. Les médecins ont raison lorsqu'ils alertent l'opinion contre l'abus de médicaments et de leurs effets. Si les gens avaient plus souvent recours aux plantes médicinales, au lieu de se précipiter à la pharmacie et d'acheter des pilules dites de « confort », un de mes plus chers souhaits serait réalisé.

Dans le chapitre suivant vous allez découvrir les maladies bénignes, que vous pourrez soigner à l'aide des simples du jardin de Dieu, tout aussi bien qu'avec les médicaments délivrés sans ordonnance par le pharmacien.

A

Acné

Feuilles de noyer
Mettre à infuser une cuillerée à café bombée de feuilles de noyer coupées menues dans un quart de litre d'eau froide pendant 12 heures. Puis chauffer, filtrer et ajouter à l'eau servant à la toilette du visage.

Ortie
L'ortie est la plante la plus dépurative et en même temps la plus hématopoïétique du jardin du bon Dieu. En plus d'une alimentation diététique, il faut boire quotidiennement un litre de tisane à l'ortie pour lutter contre cette maladie de la puberté. Pour une tasse on compte une cuillerée à café bombée d'herbes, les recouvrir d'eau bouillante puis laisser infuser pendant 30 secondes jusqu'à ce que l'on obtienne une couleur vert pâle.

Pissenlit
Mettre à macérer une cuillerée à café bombée de racines de pissenlit dans un quart de litre d'eau froide pendant 12 heures. Chauffer cette décoction à froid et filtrer. Boire cette tisane par gorgées et par moitié une demi-heure avant et après le petit déjeuner.

Masque au raifort et au vinaigre
Mettre du raifort fraîchement râpé dans une bouteille puis le recouvrir complètement de vinaigre de vin ou de fruits. Laisser reposer au chaud pendant une dizaine de jours. Appliquer matin et soir cette teinture sur le visage mouillé en laissant agir pendant 10 minutes puis rincer d'abord à l'eau chaude puis à l'eau froide.

Acouphènes

Aubépine
Ebouillanter une cuillerée à café bombée de feuilles et de fleurs d'aubépine par tasse. Laisser infuser pendant 30 secondes filtrer et en boire par gorgées deux tasses réparties sur la journée.

Teinture d'aubépine
Remplir une bouteille de fleurs et de baies à parts égales fraîchement cueillies puis les recouvrir d'alcool de grains à 38-40%. La bouteille doit restée au chaud pendant au moins deux semaines. Prendre quotidiennement 4 à 10 gouttes de cette teinture.

Chélidoine
Ebouillanter une cuillerée rase de chélidoine par tasse, laisser infuser 30 secondes, filtrer et en boire deux à trois tasses par jour par gorgées.

Jus de chélidoine
A la place de la tisane on peut aussi boire du jus de chélidoine frais dilué dans un peu d'eau tiède. Pour ce faire presser feuilles, tiges et fleurs fraîchement cueillies dans un presse-fruits.

Teinture de géranium
Remplir une bouteille de fleurs, feuilles et tiges de géranium fraîchement lavées et coupées menues, puis les recouvrir d'alcool de grains à 38-40%. Mettre cette bouteille fermée au chaud pendant deux semaines au moins. Badigeonner l'intérieur de l'oreille plusieurs fois par jour avec cette teinture.

Gui
Les acouphènes sont le résultat d'une tension trop élevée ou d'une circulation du sang trop intense dans la tête. Dans ce cas le gui est efficace en tant que remède avéré pour le cœur et la circulation.

Infuser pendant 12 heures une cuillerée bombée de gui par tasse dans de l'eau froide. Puis réchauffer l'infusion, la filtrer et la boire par gorgées. En prendre deux à trois tasses par jour, de préférence avant et après les repas. Pour des raisons pratiques on prépare sa ration journalière en la versant dans une bouteille thermos rincée à l'eau chaude.

Pommade au souci
Faire fondre dans une poêle 250 g de saindoux et y jeter une grosse poignée de soucis (feuilles, fleurs et tiges). Donner un tour de bouillon, bien

remuer et retirer la poêle du feu. Laisser refroidir pendant toute la nuit à couvert. Le lendemain réchauffer encore une fois le tout puis passer la préparation à travers un linge propre en pressant les feuilles, les tiges et les fleurs. La pommade ainsi obtenue sera versée dans des pots à fermeture hermétique.

Petite liqueur du Suédois
Imbiber un coton de petite liqueur du Suédois et le mettre dans l'oreille. Les pénibles bourdonnements vont disparaître rapidement. Auparavant il est bon de badigeonner l'oreille d'huile chaude ou de pommade au calendula.

Remède familial
Mouiller une petite serviette éponge d'eau froide (il ne faut pas qu'elle dégouline) et placer pendant la nuit sur le cœur. On recouvre d'une feuille de plastique puis d'une serviette sèche pour garder la chaleur.

Aérophagie

Acore odorant
Mettre à infuser pendant 12 heures une cuillerée à café de racines d'acore odorant dans une tasse d'eau froide. Puis chauffer cette infusion à froid et filtrer. Prendre une gorgée avant et après les repas. Mais s'en tenir à cette dose ! Par commodité verser cette tasse de tisane dans une bouteille thermos préalablement rincée à l'eau chaude.

Teinture de fenouil sauvage
Prendre quotidiennement dans un peu d'eau 10 gouttes de cette teinture disponible dans toutes les pharmacies.

Agitation

Achillée millefeuille
L'action sédative de l'achillée élimine la désagréable agitation intérieure.

On devrait boire quotidiennement par gorgées trois tasses de tisane d'achillée. A cet effet ébouillanter une cuillerée à café bombée d'achillée par tasse, laisser infuser 30 secondes puis filtrer.

Bain de siège à l'achillée millefeuille
Des bains de sièges à l'achillée associés à la tisane accélèrent l'action sédative.

Faire macérer pendant 12 heures 100 g d'achillée dans de l'eau froide (on utilise toute la plante). Puis réchauffer cette infusion et l'ajouter à l'eau du bain qui doit recouvrir les reins du patient. Durée du bain : 20 minutes. A la sortie ne pas se sécher mais s'envelopper dans un peignoir et se mettre au lit pour transpirer encore pendant une heure.

Alcoolisme

Thym
Le thym s'est avéré être un remède efficace contre l'alcoolisme.

Ebouillanter une bonne poignée de thym avec un litre d'eau. Laisser infuser à couvert pendant deux minutes, le filtrer et le verser dans une bouteille thermos. L'alcoolique doit prendre tous les quarts d'heure une cuillerée à soupe de cette tisane. Les réactions de l'organisme à cette cure de thym sont spectaculaires. Le patient va avoir des nausées et vomir ; il aura des selles et des urines abondantes ainsi qu'une sudation importante. En outre il aura faim et très soif. Cette cure doit être renouvelée aussi longtemps que d'inévitables rechutes de la part du patient se manifesteront.

Allergie faciale

Ablutions au gaillet
Mettre à ramollir 4 cuillérées à café bombées de gaillet pendant 12 heures dans un litre l'eau froide. Puis réchauffer le tout et filtrer. Laver le visage plusieurs fois avec la décoction tiède.

Conseils pratiques :
Une maladie vient rarement seule. Au court d'un fort refroidissement, la toux, le rhume et l'enrouement vont en général de pair. Vous n'avez pas besoin de boire une tisane propre à chaque trouble mais pourrez mélanger les différents simples à parts égales et vous préparer une infusion destinée à être bue tout au long de la journée.

On agira de même lorsqu'on utilisera des plantes médicinales de manière préventive contre d'éventuelles maladies. Dans la période où sévit la grippe on ajoutera préventivement quelques gouttes de la petite liqueur du Suédois. Quant aux mélanges de tisanes ne vous restreignez pas, même si les plantes utilisées sont destinées à vaincre les maladies les plus diverses. Les simples du Jardin de Dieu empruntent leurs propres chemins dans l'organisme humain et agissent exactement là où elles sont utiles. Leurs différentes vertus thérapeutiques ne se trouvent pas en compétition les unes avec les autres et ne peuvent pas se neutraliser lorsqu'elles agissent en même temps. D'ailleurs les quantités de tisanes proposées ne présentent aucun inconvénient, si l'on sait que le rein a besoin de deux litres de liquide par jour. Cependant boire d'énormes quantités de tisane serait tomber dans l'excès contraire. Les plantes médicinales veulent être utilisées avec modération. De grandes quantités, que ce soit en infusion ou bien en bains aux plantes, ne sont pas plus efficaces. Ce qui est bien plus important c'est notre changement d'attitude à l'égard des vertus thérapeutiques de nos simples. Occupez-vous plus de votre corps, soyez à son écoute, soyez ouvert au processus de guérison au lieu de vous laisser submerger psychiquement par la maladie. Croyez-moi votre démarche personnelle est tout aussi importante dans la guérison que le dosage exact des plantes médicinales et leur application.

Dans les recettes les indications de poids concernent toujours les plantes séchées, celles que vous pouvez vous procurer dans les pharmacies, les herboristeries ou les maisons de régime. Si on se donne la peine de cueillir des herbes fraîches dont l'effet curatif est supérieur, on comptera une poignée d'herbes pour une cuillérée à café bombée d'herbes séchées. Qu'une main plus grande en prenne quelques unes de plus n'a guère d'importance. C'est la façon rigoureuse de la préparation qui importe. Ne jamais faire bouillir les herbes parce que les substances actives pourraient être détruites. Quant aux bains, il faut toujours les faire suivre par une sudation, afin de garantir le succès escompté.

Ampoules (pieds)

Pétasite officinal

Pour éviter ou guérir les ampoules du pied il faut mettre une feuille de pétasite fraîchement cueillie dans sa chaussure.

Plantain

Des feuilles de plantain fraîches mises dans les chaussures empêchent la formation d'ampoules ; si celles-ci étaient apparues en marchant ou en courrant auparavant, le plantain va les assécher.

Amygdalites

Mauve

Grâce à ses substances gélatineuses la mauve est efficace en cas d'inflammation des amygdales. Faire macérer pendant 12 heures une cuillerée à café bombée de mauve dans une tasse d'eau froide. Réchauffer cette macération puis la filtrer. On en boit 2 à 3 tasses par jour par gorgées. Pour des raisons pratiques on verse sa ration journalière dans une bouteille isotherme préalablement rincée à l'eau chaude.

Enveloppements à la sauge

En cas d'amygdalite on fait des enveloppements chauds à la sauge. A cet effet on verse un demi litre d'eau bouillante sur 2 cuillerées à café de sauge, on laisse infuser 30 secondes puis après avoir filtré on en imbibe un linge propre. Cet enveloppement doit être changé plusieurs fois par jour. Il est important de maintenir la gorge bien au chaud, de nouer autour du cou un linge sec ou une écharpe par-dessus l'enveloppement. En outre il est bon de gargariser plusieurs fois par jour avec cette décoction à la sauge.

Mélange de tisanes
Dans les amygdalites il est recommandé de gargariser avec une tisane à base de millepertuis et de plantain à parts égales. Pour ce faire ébouillanter une cuillerée à café bombée de simples par tasse, laisser infuser pendant 30 secondes, filtrer et faire des gargarismes plusieurs fois par jour.

Anémie

Alchémille
Ebouillanter une cuillerée à café bombée d'alchémille par tasse, laisser infuser 30 secondes, filtrer et en boire jusqu'à 3 tasses réparties sur la journée.

Aigremoine
Ebouillanter une cuillerée à café bombée d'aigremoine par tasse, laisser infuser 30 secondes, filtrer et en boire jusqu'à 2 tasses par jour et par petites gorgées.

Ortie
En cas d'anémie l'ortie est indispensable en raison de son action hématopoïétique.

Ebouillanter une cuillerée à café bombée d'ortie par tasse, laisser infuser 30 secondes, filtrer et boire par gorgées jusqu'à 4 tasses par jour.

Petite liqueur du Suédois
Associé aux tisanes précitées prendre quotidiennement une cuillerée à soupe de petite liqueur du Suédois. Celle-ci sera mélangée à une demi tasse d'infusion et bue avant et après le petit déjeuner par moitié.

Angoisse

Aubépine
Ebouillanter une cuillerée à café bombée d'aubépine par tasse (on n'utilise que les feuilles et les fleurs). Faire infuser pendant 30 secondes, filtrer et boire 2 tasses d'infusion tout au long de la journée.

Teinture d'aubépine
Remplir une bouteille à parts égales de fleurs et de baies fraîchement cueillies puis les recouvrir d'eau de vie de grain à 38-40%. La bouteille doit rester dans un endroit chaud au moins pendant 2 semaines. Prendre quotidiennement 4 à 10 gouttes par jour de cette teinture.

Gui
Faire ramollir pendant 12 heures une cuillerée à café bombée de gui dans de l'eau froide puis chauffer légèrement l'infusion et en boire jusqu'à 3 tasses par jour et par gorgées.

Aphtes

Aigremoine
Ebouillanter une cuillerée à café d'aigremoine par tasse, laisser infuser pendant 30 secondes, filtrer et gargariser plusieurs fois par jour avec cette infusion.

Feuilles de noyer
Il est recommandé de faire des bains de bouche à la feuille de noyer en cas d'aphtes.

Ebouillanter une cuillerée à café bombée de feuilles de noyer hachées menu, laisser infuser pendant 30 secondes, filtrer et faire plusieurs fois par jour des bains de bouche.

Prêle des champs
Ebouillanter une cuillerée à café bombée de prêle par tasse, laisser infuser 30 secondes, filtrer et gargariser plusieurs fois par jour avec cette infusion.

A

Appétit (manque d')

Acore odorant
Faire ramollir une cuillerée rase de racines d'acore dans un quart de litre d'eau pendant 12 heures (quantité suffisante pour une tasse) puis chauffer légèrement, filtrer et en boire par gorgées. Lorsqu'on en boit régulièrement une tasse par jour l'appétit revient. En outre prendre une fois par semaine un bain complet aux acores odorants.

Bain aux racines d'acore
Faire ramollir à peu près 200 g de racines d'acore dans 5 litres d'eau froide pendant 12 heures. Faire chauffer le tout et l'ajouter à l'eau du bain. Celle-ci ne doit pas dépasser le niveau du cœur de la personne. Durée du bain : 20 minutes. A la sortie ne pas se sécher mais enfiler un peignoir et transpirer pendant une heure au lit.

Sauge
Ebouillanter une cuillerée à café bombée de sauge par tasse et faire infuser pendant 30 secondes. Au cours de la journée boire 2 tasses de cette tisane.

Bain au thym
Faire macérer dans un seau d'eau froide (d'une capacité de 6 à 8 l) 200 g de thym frais ou séché pendant 12 heures. Pour des enfants on peut réduire la quantité selon leur constitution. On réchauffe cette macération et on l'ajoute à l'eau du bain. Le cœur de la personne doit être hors de l'eau. Durée du bain : 20 minutes. A la sortie ne pas se sécher mais revêtir un peignoir et transpirer dans un lit pendant une heure.

Chicorée sauvage
Ebouillanter une cuillerée à café bombée de chicorée sauvage, laisser infuser pendant 30 secondes, filtrer et boire une tasse d'infusion le matin.

Aubépine
Ebouillanter une cuillerée à café bombée d'aubépine (feuilles et fleurs) par tasse, laisser infuser 30 secondes, filtrer et boire 2 tasses réparties sur la journée.

Teinture d'aubépine
Remplir une bouteille avec des fleurs et des baies d'aubépine fraîchement cueillies, à part égales, recouvrir d'alcool de grain à 38-40% et laisser reposer au chaud pendant 2 semaines au moins. Prendre 4 à 10 gouttes de cette teinture par jour.

Petite liqueur du Suédois
Boire une cuillerée à café de petite liqueur du Suédois diluée dans une demi tasse de tisane également répartie, avant et après les repas.

Artérite

voir troubles circulatoires du fumeur

Athérosclérose

Aubépine
Verser une tasse d'eau bouillante sur une cuillerée à café bombée d'aubépine (on utilise les feuilles et les fleurs) et laisser infuser pendant 30 secondes. Filtrer et boire par gorgées 2 asses réparties sur la journée.

Teinture d'aubépine
Cueillir des baies et des fleurs d'aubépine à parts égales et en remplir une bouteille. Verser pardessus de l'alcool de grains à 38-40% et laisser la bouteille au chaud pendant 15 jours au moins. Prendre 10 à 14 gouttes de cette teinture par jour.

Bain à la consoude
Mettre à macérer pendant 12 heures 500 g de feuilles de consoude séchées ou bien un seau de plantes fraîches, dans de l'eau froide. Puis réchauffer la macération, filtrer et l'ajouter à l'eau du bain. Le cœur de la personne doit être hors de l'eau. Durée du bain : 20 minutes. Ne pas se sécher à la sortie mais enfiler un peignoir et transpirer encore pendant une heure dans un lit.

Bain de pieds à l'ortie
Faire macérer pendant 12 heures un seau d'orties fraîches (tiges et feuilles) dans de l'eau froide. Puis réchauffer la macération et l'ajouter à l'eau du bain. On ne filtre pas les herbes et la durée du bain est de 20 minutes.

Bain complet à l'ortie
Mettre à macérer pendant 12 heures 200 g d'orties séchées ou bien un seau d'une capacité de 5 litres d'orties fraîches (tiges et feuilles) dans de l'eau froide. Puis réchauffer la macération, filtrer et l'ajouter à l'eau du bain. Le cœur de la personne doit être hors de l'eau. Durée du bain : 20 minutes. Ne pas se sécher à la sortie mais enfiler un peignoir et transpirer encore une heure dans un lit.

Ablutions à l'ortie
Faire macérer pendant 12 heures un seau d'orties fraîches (tiges et feuilles) dans de l'eau froide. Réchauffer la macération et l'utiliser pour laver et masser les parties du corps concernées, comme par exemple la région du cœur en cas de rétrécissement des vaisseaux du cœur.

Pommade au souci
Faire fondre dans une poêle 250 g de saindoux pur et jeter une bonne poignée de soucis (feuilles, fleurs et tiges) dans la graisse chaude. Donner un tour de bouillon en remuant énergiquement puis retirer du feu. Laisser refroidir pendant la nuit. Le lendemain réchauffer légèrement la poêle et passer son contenu à travers un linge propre en lin en pressant bien toutes les plantes. Mettre la pommade ainsi obtenue dans des pots à couvercle.

Compresses à la petite liqueur du Suédois
Enduire généreusement de pommade au souci ou de saindoux les parties du corps concernée, afin que l'alcool de la liqueur ne dégraisse pas la peau. Prendre un coton plus ou moins grand ou bien un morceau de cellulose, l'imbiber de liqueur et faire une compresse qu'on fixera soit avec une bande, soit avec un linge que l'on laissera 2 à 4 heures selon que l'enveloppement sera supporté.

Atonie

Petite liqueur du Suédois
Si on se sent épuisé, sans tonus et complètement lessivé, ce qui correspond souvent à des suites de longs voyages ou de conférences éreintantes, on peut retrouver du tonus grâce à la petite liqueur du Suédois. En diluant la liqueur avec un peu d'eau, il suffit de l'appliquer sur les tempes, le front, les paupières ou derrière les oreilles et déjà on se sent mieux. Une petite bouteille de liqueur du Suédois ne devrait jamais manquer dans les bagages ou les attachés cases.

Bain de siège
Une quantité égale de verge d'or et de mélisse, de prêle et de thym, voici le bain idéal contre l'atonie. Laisser ramollir 100 g d'herbes dans un seau contenant 5 litres d'eau froide pendant 12 heures. Puis réchauffer le tout et le filtrer avant de l'ajouter à l'eau du bain. Mais l'eau ne doit pas dépasser le niveau des reins qui en seront recouverts. Durée du bain : 20 minutes. Ne pas se sécher en ressortant mais enfiler un peignoir et se mettre au lit pour transpirer encore pendant une heure.

Blessures

Teinture d'arnica
Pour toutes les blessures nous recommandons l'application d'un cataplasme aux pétales d'arnica imbibés d'alcool. On met les pétales dans un linge et on l'applique le cataplasme sur la partie concernée.

Pour préparer la teinture d'arnica on remplit au deux tiers une bouteille de pétales frais d'arnica qu'on a extirpé du calice de la fleur et on complète d'alcool de grains à 38-40%. Laisser à la chaleur pendant deux semaines au moins. On filtre une partie de la teinture obtenue et on laisse le reste au contact des pétales. Ainsi on peut encore une fois compléter la première bouteille avec de l'alcool.

Avant l'application enduire la peau concernée avec de la pommade au souci, afin que l'alcool de la teinture ne retire pas la graisse de la peau.

La teinture d'arnica à 75% achetée en pharmacie doit être diluée à l'eau bouillie et refroidie, afin d'éviter toute infection et blessure de la peau. Si elle n'a pas été diluée, celle-ci pourrait provoquer des brûlures.

Teinture de consoude

Tout comme la teinture d'arnica, la teinture de consoude peut être utilisée dans toutes les blessures externes ou internes.

Laver les racines de consoude à la brosse puis les couper en petits morceaux et en remplir une bouteille. Verser par-dessus de l'alcool de grain à 38-40% et laisser reposer au chaud pendant 15 jours minimum.

Huile de millepertuis

On prépare de l'huile de millepertuis à partir des fleurs de cette plante et on l'applique très légèrement sur les blessures.

Remplir une bouteille de fleurs et de boutons de millepertuis puis on les recouvre d'huile. Mettre à reposer pendant 3 semaines au chaud jusqu'à ce que l'huile prenne une couleur rouge.

Pommade au souci

Chauffer dans une poêle 250 g de saindoux pur et verser une bonne poignée de soucis (fleurs, feuilles et tiges) dans la graisse chaude. Donner un rapide tour de bouillon puis retirer du feu. Laisser refroidir à couvert pendant la nuit. Le lendemain réchauffer légèrement la poêle puis verser son contenu à travers un linge propre en lin, en pressant bien toutes les plantes. Remplir des verres à couvercle avec la pommade ainsi obtenue.

Blessures par compression

Teinture d'arnica

Appliquer plusieurs fois par jour de la teinture d'arnica sur les foulures.

Pour préparer de la teinture d'arnica on remplit au 2/3 une bouteille avec des pétales frais qu'on a arrachés du calice vert de l'arnica. Verser par-dessus de l'alcool de grains à 38-40% et laisser reposer pendant 15 jours au moins au chaud. Filtrer une partie de la teinture obtenue et laisser le reste au contact des pétales. Ainsi on pourra une nouvelle fois compléter la première bouteille avec de l'alcool. La teinture d'arnica à 75% disponible en pharmacie doit être diluée de moitié avec de l'eau bouillie et refroidie, afin d'éviter toute inflammation et irritation de la peau qui pourraient survenir à l'état pur.

Teinture de consoude

On traite les foulures avec des compresses de teinture de consoude. Pour la préparer il faut des racines de consoude qu'on lave à la brosse et que l'on coupe en petits morceaux, puis les remplir dans une bouteille et les recouvrir d'alcool de grains à 38-40% et laisser reposer 15 jours au chaud. Il faut que l'alcool recouvre complètement les racines. Enduire d'abord les foulures de pommade au souci afin que l'alcool ne dégraisse pas la peau ; puis on pose sur la foulure un coton ou un gros morceau de cellulose qu'on imbibe de teinture de consoude. Cette compresse sera fixée avec une bande ou un linge propre.

Teinture de calendula

La teinture de calendula est également un remède efficace en cas de foulures.

Remplir une bouteille de fleurs de souci et compléter par de l'alcool de grains à 38-40% qui doit complètement recouvrir les fleurs. Laisser reposer la bouteille au chaud pendant 15 jours au moins. Diluer la teinture de calendula avec de l'eau bouillie avant d'en imbiber un linge pour l'apposer sur les foulures. Auparavant veiller à enduire la foulure de pommade au souci afin que l'alcool ne dégraisse pas la peau.

Pommade au souci

Faire fondre dans une poêle 250 g de saindoux pur et jeter dans la graisse chaude une grosse poignée de soucis (feuilles, fleurs et tiges). Donner un tour de bouillon en remuant énergiquement et retirer la poêle du feu. Laisser refroidir pendant la nuit à couvert. Le lendemain réchauffer encore une fois le tout puis passer la préparation à travers un linge propre en pressant les feuilles,

les fleurs et les tiges. La pommade ainsi obtenue sera versée dans des verres à fermeture vissée.

Coussin de thym
En usage externe il est aussi conseillé d'utiliser un coussin de thym. Remplir à cet effet une housse de coussin de thym séché dont la quantité dépendra de la taille du coussin. Fermer la housse par une couture et poser le coussin sur la foulure.

Blessure par objet contondant

Teinture d'arnica
Dans ces cas précis appliquer de la teinture d'arnica sur la blessure. Afin d'éviter d'éventuelles irritations, enduire auparavant la peau de pommade au souci.

Pour préparer de la teinture d'arnica remplir une bouteille aux deux tiers de pétales frais d'arnica qu'on arrache de leur calice vert. Compléter par de l'alcool de grains à 38-40% et laisser reposer pendant 2 semaines au moins au chaud. En filtrer une partie et laisser le reste sur les pétales. Après avoir transvasé la teinture dans une bouteille plus petite, on peut encore une fois rajouter de l'alcool sur ces pétales. La teinture d'arnica à 75% de la pharmacie doit être diluée de moitié avec de l'eau bouillie et refroidie, pour éviter des irritations et des blessures de la peau. A l'état pur elle pourrait provoquer des brûlures.

Millepertuis
Ebouillanter une cuillerée à café bombée de millepertuis puis laisser infuser 30 secondes. Filtrer et boire par gorgés 2 tasses de tisane par jour.

Pommade au souci
Chauffer 250 g de saindoux pur dans une poêle et jeter dans la graisse chaude une poignée de souci (feuilles, fleurs et tiges). Donner rapidement un tour de bouillon puis retirer du feu. Laisser refroidir à couvert pendant la nuit. Le lendemain réchauffer rapidement le tout et verser à travers un linge propre en lin en pressant bien toutes les herbes. Remplir des verres à couvercle avec la pommade ainsi obtenue.

Bronchite

Prêle des champs
En cas de bronchite chronique il faut boire régulièrement de la tisane à la prêle. Ebouillanter une cuillerée à café bombée de prêle, infuser, filtrer puis en boire par gorgées 2 à 3 tasses réparties sur la journée.

Tussilage
Ebouillanter une cuillerée à café bombée de fleurs et de feuilles de tussilage à parts égales (quantité pour une tasse). Laisser infuser 30 secondes et boire plusieurs fois au cours de la journée le plus chaud possible une tasse d'infusion qu'on peut sucrer avec du miel si on le désire.

Mélange
Chauffer l'équivalent d'une tasse d'eau froide avec une rondelle de citron et une cuillerée à café de sucre candi roux. Puis enlever du feu et ajouter une cuillerée à café bombée de plantain lancéolé et de thym, à parts égales. Laisser infuser pendant 30 secondes puis filtrer et boire très chaud par gorgées. Cette tisane dont on boit jusqu'à 5 tasses par jour devrait toujours être préparée extemporanément.

Remède familial
Verser dans une casserole un fond de lait, ajouter 125 g de fromage blanc et chauffer tout en remuant énergiquement. On étale alors ce fromage chaud mais non pas brûlant sur un linge propre et pose ce cataplasme pendant la nuit sur la poitrine.

Brûlures d'estomac

Souci
Verser une tasse d'eau bouillante sur une cuillerée à café bombée de fleurs de soucis, laisser infuser 30 secondes et filtrer. Boire 2 ou 3 tasses de cette tisane par jour.

C

Oxalide

Verser ½ litre d'eau bouillante sur une cuillerée à soupe de feuilles d'oxalide et laisser infuser 30 secondes. Filtrer, laisser refroidir et en boire 2 tasses par jour.

Achillée millefeuille

Ebouillanter une cuillerée à café d'achillée pour une tasse et laisser infuser rapidement, filtrer et en boire par gorgées 2 à 3 tasses par jour.

Catarrhe bronchique

Consoude

Faire macérer 2 cuillerées bombées de racines de consoude hachées menues dans ¼ de l d'eau froide (quantité pour une tasse de tisane) pendant 12 heures. Chauffer légèrement, filtrer et boire par gorgée de 2 à 4 tasses par jour.

Jus de tussilage

Les feuilles de tussilage sont fraîchement cueillies au printemps et après les avoir lavées et en avoir exprimé le jus à l'aide d'une centrifugeuse de ménage, on prend 2 à 3 cuillerées à café de jus par jour, mélangées à une tasse de bouillon ou de lait chaud.

Sirop de tussilage

Dans un récipient adéquat en terre cuite ou en verre mettre une couche de feuilles de tussilage fraîchement cueillies et lavées. Puis mettre une couche de sucre roux et à nouveau une couche de feuilles, en alternance jusqu'à ce que le récipient soit rempli en laissant les différentes couches s'affaisser. Recouvrir de plusieurs films transparents afin de fermer hermétiquement le pot et l'enterrer dans un endroit protégé du jardin. Avant de refermer le trou recouvrir le récipient d'une planche. Au contact de cette chaleur constante de la terre ce mélange de tussilage va commencer à fermenter. Après 8 semaines déterrer le pot et faire bouillir le sirop obtenu avant de le verser dans des bouteilles une fois refroidi. En prendre une cuillerée à café par jour à l'état pur ou pour sucrer une tisane.

Mélange

Mélanger de la véronique, du tussilage, de la pulmonaire et du plantain à parts égales. Ebouillanter une cuillerée à café bombée de ce mélange par tasse et laisser infuser 30 secondes. Cette tisane assez amère sera sucrée au miel ou bien on ajoute du sucre candi à l'eau servant à infuser.

Autre mélange

Chauffer l'équivalent d'une tasse d'eau avec une rondelle de citron et une cuillerée à café de sucre. Porter à ébullition et y jeter une cuillerée à café bombée de plantain et de thym à parts égales. Laisser infuser pendant 30 secondes, filtrer et boire très chaud par petites gorgées. Cette tisane dont on peut prendre 4 à 5 tasses par jour devrait toujours être fraîchement préparée.

Champignon du pied (mycose)

Pommade au souci

Les parties du pied touchées par le champignon sont traitées quotidiennement à la pommade au souci. Celle-ci est composée de plantes et de saindoux. Couper en petits morceaux 4 poignées de soucis (feuilles, tiges et fleurs) puis chauffer dans une poêle 500 g de saindoux de bonne qualité et y verser les herbes. Donner un tour de bouillon en remuant le tout puis retirer du feu et laisser reposer à couvert pendant toute une journée. Réchauffer légèrement puis passer la préparation à travers un linge et mettre en petits pots à couvercle vissé.

Ablution au souci

Ebouillanter une cuillerée à soupe bombée de souci (tiges, feuilles et fleurs) avec ½ l d'eau. Laisser infuser pendant 30 secondes et laver les pieds avec cette décoction.

Cheveux, Chute de cheveux

Feuilles de noyer

Ebouillanter une cuillerée à café bombée de feuilles de noyer hachées par tasse, laisser infuser

30 secondes, filtrer et masser le cuir chevelu avec cette décoction.

Chicorée sauvage
En cas de pertes de sourcils et de cils le jus frais de chicorée sauvage est d'un grand secours. On casse avec les dents un morceau de tige avec pousses de feuilles et de fleurs puis on applique le jus obtenu sur cils et sourcils.

Cheveux, Soins des cheveux

Lavage à la camomille
Soigner ses cheveux avec une décoction de camomille les rend souples, soyeux et brillants. Verser 1 litre d'eau bouillante sur une poignée de fleurs de camomille, laisser infuser 30 secondes, filtrer et laver les cheveux avec la décoction. Ne plus rincer les cheveux par après.

Cheveux, Repousse des cheveux

Rinçage à l'ortie
L'ortie qui est un simple aux nombreuses vertus thérapeutiques, active la repousse des cheveux. Pour laver les cheveux on utilise une décoction d'orties fraîches. Mettre 10 poignées d'orties fraîches dans un seau de 5 litres d'eau froide et chauffer lentement. Laisser infuser pendant 5 minutes puis filtrer et utiliser cette décoction pour laver les cheveux. Pour renforcer durablement la repousse on peut aussi utiliser une décoction de racines d'ortie. A cet effet on fait macérer pendant 12 heures 2 poignées de racines d'ortie dans de l'eau froide, puis on réchauffe cette macération, on la filtre et on l'utilise pour le shampooing.

Teinture d'ortie
En plus des shampooings il faudrait masser quotidiennement le cuir chevelu avec de la teinture d'ortie. Laver les racines récoltées au printemps ou en automne et les couper en petits morceaux. Les mettre dans une bouteille qu'on remplit d'alcool de grains à 38-40%. Placer la bouteille au chaud au moins pendant 15 jours. En massant le cuir chevelu tous les jours avec cette teinture on obtiendra des cheveux d'un beau brillant.

Cure capillaire
Chauffer dans 5 l d'eau une poignée d'orties, de feuilles de bouleaux, de sureau, de noyers, fraîches et à parts égales, ainsi qu'une tige de chélidoine. Porter à ébullition puis laisser infuser pendant quelques minutes et filtrer. Laver les cheveux au savon de Marseille avec la moitié de la décoction puis rincer à l'eau claire. On refait un shampooing avec le reste de la décoction et on laisse reposer pendant quelques minutes afin de la faire pénétrer puis on sèche les cheveux sans rincer.

Racines de bardane
Recouvrir 100 g de racines de bardane pendant 12 heures puis réchauffer le tout lentement et filtrer. Laver les cheveux au savon de Marseille avec une partie de la décoction puis rincer avec l'autre moitié. Ne plus rincer par la suite.

Chlorose

Teinture de lycopode
Prendre quotidiennement 10 gouttes de cette teinture disponible en pharmacie avec un peu d'eau.

Ortie
Grâce à ses effets hématopoïétiques l'ortie combat l'anémie.
Ebouillanter une cuillerée à café bombée d'ortie par tasse, laisser infuser 30 secondes, filtrer et boire par gorgées jusqu'à 4 tasses par jour.

Alchémille
Ebouillanter une cuillerée à café bombée d'alchémille par tasse, laisser infuser 30 secondes, filtrer et boire par gorgées 3 tasses réparties sur toute la journée.

Acore odorant
Faire macérer pendant 12 heures une cuillerée rase d'acore odorant dans une tasse d'eau froi-

C

de, puis chauffer l'infusion et filtrer. En boire 6 gorgées, ce qui équivaut à une tasse répartie sur toute la journée. Par commodité on remplit une bouteille isotherme rincée à l'eau chaude pour la ration quotidienne.

Gaillet

Verser de l'eau bouillante sur une cuillerée à café bombée de gaillet par tasse et laisser infuser 30 secondes. Filtrer et boire par gorgée 2 à 3 tasses par jour.

Cicatrices

Les cicatrices post-opératoires guérissent plus vite et mieux grâce à la pommade au souci.

Chauffer dans une poêle 250 g de saindoux pur et verser dans la graisse chaude une poignée de soucis (feuilles, tiges et fleurs). Donner un tour de bouillon en remuant énergiquement puis enlever la poêle du feu. Laisser refroidir à couvert pendant toute la nuit. Le lendemain réchauffer légèrement le tout et passer à travers un linge propre en pressant les simples. Remplir la pommade ainsi obtenue dans des pots à fermeture hermétique. On étend la pommade sur une compresse qu'on fixe sur la cicatrice et qu'on renouvelle quotidiennement. On peut faire des enveloppements à partir des herbes chaudes restées dans le linge.

Petite liqueur du Suédois

Dans le vieux manuscrit du Dr. Samst, on peut lire que toute cicatrice, trace de blessures et coupures disparaît, même si celles-ci sont très anciennes, en les humectant 40 fois de liqueur du Suédois.

Circulation - Troubles de la circulation

Achillée millefeuille

Verser une tasse d'eau bouillante sur une cuillerée à café bombée d'achillée et laisser infuser 30 secondes. Filtrer et boire par gorgée 2 à 3 tasses de tisane par jour.

Gui

Le gui est une plante médicinale extraordinaire dans tous les troubles cardiaques et circulatoires. Leurs vertus thérapeutiques universelles font qu'il baisse une tension artérielle trop élevée et qu'il remonte une tension trop basse.

Mettre à infuser pendant 12 heures une cuillerée à café bombée de gui dans une tasse d'eau froide, puis chauffer cette infusion et filtrer. Boire quotidiennement 3 tasses par gorgées et verser la ration journalière dans un thermos rincé à l'eau chaude.

Petite liqueur du Suédois

La petite liqueur du Suédois a une action dépurative sur le sang et stimule la circulation. Préventivement il faudrait prendre matin et soir une cuillerée à café de petite liqueur du Suédois diluée dans un peu d'eau ou de tisane. Selon la sévérité des troubles circulatoires on peut augmenter la dose à 3 cuillerées à café voire à 2 ou 3 cuillerées à soupe par jour. On compte alors une cuillerée à soupe par demi-tasse de tisane qui sera bue une demi-heure avant et après les repas.

Remède des familles

Imbiber un linge d'eau froide - il ne faut pas qu'il dégouline mais soit humide – et l'appliquer pendant la nuit sur le cœur. Mettre par-dessus un plastique et une serviette sèche pour maintenir la chaleur.

En outre il est recommandé après chaque bain chaud de prendre une douche froide ou de se rincer à l'eau froide. Cela stimule la circulation et la vitalité.

Circulation - Fragilité circulatoire

Mélange spécial

Pour stimuler le cœur et la circulation sanguine je conseille le mélange suivant :

10 g d'ansérine, 10 g d'arnica, 10g de racines de pimprenelle, 10 g de varech, 10 g de cosses de haricots, 10 g de fumeterre, 10 g d'écorce de bourdaine, 10 g de rue des jardins, 10 g de bu-

grane, 10 g d'agripaume, 10 g de capselle, 10 g de galeopsis, 10 g de mousse irlandaise, 10 g de racines d'acore, 10 g de bardane, 10 g de pissenlit, 20 g de thé maté, 10 g de mélisse, 20 g de gui, 10 g de chiendent, 10 g d'achillée millefeuille, 10 g de renouée des oiseaux, 30 g d'aubépine et 10 g de prêle des champs.

Bien mélanger toutes ces plantes puis mettre à infuser pendant 12 heures une cuillerée à café bombée de ce mélange par tasse dans de l'eau froide. Réchauffer cette infusion, filtrer, ajouter une cuillerée à café de miel puis boire par gorgée une tasse le matin et le soir.

Coliques

Huile de millepertuis

Le fait d'appliquer de l'huile de millepertuis sur le ventre des nourrissons ou des petits enfants est un remède avéré contre les maux de ventre.

Remplir une bouteille de fleurs et de bourgeons de millepertuis et les recouvrir complètement d'huile. Mettre pendant 3 semaines la bouteille au chaud jusqu'à ce que l'huile prenne une couleur rougeâtre.

Acore odorant

Les adultes luttent contre les coliques à l'aide de tisane de racines d'acore. On met à ramollir pendant 12 heures une cuillerée à café rase de racines d'acore dans une tasse d'eau froide. Chauffer l'infusion et filtrer. En boire une gorgée avant et après les repas. C'est-à-dire qu'on ne doit pas dépasser 6 gorgées par jour. Pour éviter le refroidissement de la tisane, on la verse dans une bouteille thermos préalablement rincée à l'eau chaude.

Camomille

L'action sédative de la tisane à la camomille peut venir en aide aux grands et aux petits. Selon l'intensité des maux de ventre on boit jusqu'à 3 tasses par jour. Pour ce faire ébouillanter une cuillerée à café bombée de camomille par tasse, laisser infuser 30 secondes, filtrer et boire par gorgées.

Comédons

Jus de gaillet

En étalant du jus de gaillet fraîchement pressé sur la peau concernée on obtiendra rapidement une amélioration. Laver du gaillet frais et le mettre encore humide dans le presse fruit puis utiliser le jus obtenu pour l'appliquer sur la peau puis le laisser sécher.

Ablution au gaillet

Ebouillanter 2 cuillerées à café bombées de gaillet avec ½ litre d'eau et laisser infuser pendant 30 secondes puis filtrer. Se laver quotidiennement le visage avec cette infusion.

Constipation

Lycopode

En cas de constipation boire plusieurs fois par jour une tasse de lycopode le matin à jeun.

Verser une tasse d'eau bouillante sur une cuillerée à café rase de lycopode et laisser infuser 30 secondes. Filtrer et boire par gorgées pas plus d'une tasse par jour !

Ail des ours

L'ail des ours stimule l'appétit et s'avère être un remède contre la constipation.

Cueillir au printemps des feuilles fraîches d'ail des ours, les laver, les hacher et les manger crues. On parsème les aliments d'ail des ours comme le persil, pour les décorer et les améliorer. On peut aussi en faire de la salade ou bien les cuire comme des épinards.

Teinture d'ail des ours

Afin de profiter des vertus de l'ail des ours pendant toute l'année on prépare de la teinture. On remplit une bouteille de feuilles ou de bulbes hachés menus et on les recouvre d'alcool de grains à 38-40%. Laisser la bouteille au chaud pendant 15 jours au moins. Prendre quotidiennement 10 à 15 gouttes dans un peu d'eau.

Ortie
La tisane d'ortie stimule le transit. On devrait en boire une tasse une demi heure avant le petit déjeuner et 2 ou 3 tasses réparties sur la journée. La tisane doit être chaude, non sucrée et bue par gorgées.

Verser une tasse d'eau bouillante sur une cuillerée à café bombée d'orties et laisser infuser pendant 30 secondes, filtrer et boire par gorgée et sans sucre.

Achillée millefeuille
Verser une tasse d'eau bouillante sur une cuillerée à café bombée d'achillée, laisser infuser pendant 30 secondes, filtrer et en boire 2 ou 3 tasses par jour par petites gorgées et le plus chaud possible.

Feuilles de noyer
Les feuilles de noyer sont également un remède ayant fait ses preuves dans la constipation.

Verser une tasse d'eau bouillante sur une cuillerée à café bombée de feuilles de noyer hachées et laisser infuser pendant 30 secondes. Filtrer et en boire une tasse par jour à jeun.

Chicorée sauvage
Verser une tasse d'eau bouillante sur une cuillerée à café bombée de fleurs de chicorée sauvage et laisser infuser pendant 30 secondes puis filtrer. Boire par gorgées une demi tasse à une tasse le matin à jeun.

Berce
Verser une tasse d'eau bouillante sur une cuillerée à café bombée de feuilles de berce coupées en petits morceaux et laisser infuser pendant 30 secondes puis filtrer. Boire 2 à 3 tasses au cours de la journée.

Petite liqueur du Suédois
Prendre avec les tisanes ci-dessus 3 cuillerées à café par jour de petite liqueur du Suédois.

Figues et pruneaux
Tremper pendant la nuit des figues et des pruneaux dans de l'eau froide et les manger le matin réchauffés avant le petit déjeuner.

Graines de lin
Prendre au cours de chaque repas 3 cuillerées à soupe de graines de lin avec un peu de liquide, jusqu'à ce que la digestion soit redevenue normale.

Eau fraîche
Un verre d'eau de source ou d'eau minérale pris à jeun le matin va stimuler le transit. En cas de troubles digestifs chroniques et de constipation qui perdure, il faudrait aussi changer ses habitudes alimentaires. Réduire la viande et les féculents comme les nouilles, les gâteaux, les gâteaux secs, les conserves, la viande fumée, la charcuterie, les fritures, les huiles chauffées, les pommes frites, la viande de porc et les produits laitiers homogénéisés. En revanche augmenter la consommation de fruits, légumes et fibres.

Contrariété

Solidage
Verser de l'eau bouillante sur une cuillerée à café bombée de solidage par tasse. Laisser infuser 30 secondes, filtrer et en boire 2 à 3 tasses par jour.

Camomille
Verser une tasse d'eau bouillante sur une cuillerée à café bombée de camomille et laisser infuser 30 secondes. Filtrer et boire par gorgées.

Chaque fois qu'une contrariété se manifeste et avant que le cœur et la circulation réagissent, il faudrait se préparer une tasse de tisane de camomille.

Bain complet à la camomille
Un bain à la camomille a un effet très calmant sur tout le système nerveux. Pour un bain il faut 4 poignées de fleurs de camomille, sur lesquelles on verse de l'eau bouillante et qu'on fait infuser pendant quelques minutes avant de filtrer et d'ajouter cette décoction à l'eau du bain.

Ne pas faire dépasser l'eau au-delà du cœur. Durée du bain : 20 minutes. Ne pas se sécher en sortant mais s'envelopper dans un peignoir et se mettre au lit pour transpirer encore une heure.

Contusions - Ecchymoses

Teinture d'arnica
On extirpe les pétales du calice vert de l'arnica et on en remplit une bouteille au 2/3. Verser par-dessus de l'alcool de grains à 38-40% et laisser la bouteille au chaud pendant 15 jours. Filtrer une partie de la teinture et laisser le reste au contact des pétales. Ainsi on peut encore une fois compléter la première bouteille avec de l'alcool. Badigeonner les contusions avec cette teinture.

Berce
Laver des feuilles de berce fraîchement cueillies et les écraser avec un rouleau à pâtisserie sur une planche en bois. Cette bouillie de feuilles fraîches sera appliquée sur la contusion en l'enveloppant d'un linge chaud. On peut aussi faire des applications de feuilles entières lavées préalablement.

Teinture de consoude
On traite également les contusions à l'aide de compresses de teinture de consoude. Pour la préparer il faut des racines de consoude qu'on lave à la brosse et que l'on coupe en petits morceaux, puis les remplir dans une bouteille et les recouvrir d'alcool de grains en laissant reposer 15 jours au chaud. Il faut que l'alcool recouvre complètement les racines. Enduire d'abord les contusions de pommade au souci afin que l'alcool ne dégraisse pas la peau, puis imbiber un coton de teinture de consoude et l'appliquer sur la peau. Fixer le coton par une bande.

Pommade au souci
Chauffer 250 g de saindoux pur et y verser une poignée de soucis (feuilles, tiges et fleurs). Donner un tour de bouillon en remuant énergiquement puis ôter la pôle du feu. Laisser refroidir pendant la nuit à couvert. Le lendemain réchauffer encore une fois le tout et filtrer à travers un linge propre en pressant les feuilles, les fleurs et les tiges. La pommade ainsi obtenue sera transvasée dans des verres à couvercles.

Coup de soleil

Lycopode
En cas de coups de soleil on saupoudre légèrement la peau de la fine et douce farine de lycopode, ce qui élimine chaleur et humidité de la brûlure.

Huile de millepertuis
Contrairement à toutes les applications, l'huile de millepertuis en tant que remède contre les brûlures, échaudures et coup de soleil, est préparée à base d'huile de lin.

Remplir une bouteille de fleurs et de bourgeons de millepertuis et les recouvrir complètement d'huile de lin. Laisser reposer au chaud pendant 3 semaines. Après quelques temps l'huile se décolore et devient rougeâtre. Avec cette huile de millepertuis on badigeonne délicatement et plusieurs fois par jour la peau qui a été brûlée par le soleil.

Coupures

Alchémille
On lave de l'alchémille fraîche et on l'écrase avec le rouleau à pâtisserie sur une planche, puis on applique cette bouillie d'herbes sur la plaie.

Plantain lancéolé
Ecraser au rouleau à pâtisserie feuilles de plantain lancéolé et de grand plantain et étaler cette bouillie sur la plaie.

Petite liqueur du Suédois
On peut lire dans le manuscrit du Dr. Samst qu'en appliquant jusqu'à 40 fois de la petite liqueur du Suédois, les coupures disparaissent sans laisser de cicatrices.

Crampes

Camomille
En cas de douleurs et de crampes - un problème où sont souvent confrontés les petits enfants – la camomille est très efficace.

Verser une tasse d'eau bouillante sur une cuillerée à café et laisser infuser pendant 30 secondes. Filtrer et en boire jusqu'à 2 tasses par jour.

Gui
Les crampes chroniques sont traitées par le gui. Mettre une cuillerée à café bombée de gui dans une tasse d'eau froide et laisser infuser pendant 12 heures. Réchauffer l'infusion, filtrer et boire par gorgées. Selon l'intensité des crampes on peut boire jusqu'à 3 tasses par jour. Par commodité on verse sa ration journalière dans une bouteille thermos rincée préalablement à l'eau chaude.

Lycopode
En cas de très fortes crampes des mollets il s'est avéré efficace de placer des pousses séchées de lycopode dans un linge et de le nouer autour du mollet douloureux.

On peut aussi prendre 100 à 300 g de lycopode séché et en remplir une housse de coussin qu'on pose sur le mollet douloureux pendant la nuit.

Sauge
Verser une tasse d'eau bouillante sur une cuillerée à café bombée de sauge et laisser infuser 30 secondes. Filtrer et boire par gorgée 2 tasses par jour.

Teinture de reine des prés
Dans une bouteille on recouvre des fleurs de reine des prés fraîchement cueillies avec de l'alcool de grains à 38-40%. Celui-ci doit recouvrir les fleurs. On place pendant 2 semaines au moins la bouteille près d'une source de chaleur. Prendre 10 à 15 gouttes par jour de cette teinture.

Petite liqueur du Suédois
En cas de crampes d'estomac la petite liqueur du Suédois agit très rapidement. Au cours d'une crise on prend une cuillerée à soupe de liqueur dans un peu d'eau ou de tisane. Selon l'intensité des crampes on peut prendre tranquillement jusqu'à 3 cuillerées à soupe de liqueur par jour.

Crampes d'estomac

Achillée
Ebouillanter une cuillerée à café bombée d'achillée par tasse et laisser infuser pendant 30 secondes. Filtrer et boire par gorgées une tasse matin et soir.

Coussin de lycopode
Remplir une housse de coussin avec 100 à 200 g de lycopode puis poser le coussin sur la crampe.

Ortie
Ebouillanter une cuillerée à café bombée d'orties par tasse et laisser infuser pendant 30 secondes. Filtrer et boire jusqu'à 3 tasses de tisane par jour.

Souci
Verser une tasse d'eau bouillante sur une cuillerée à café bombée de soucis et laisser infuser pendant 30 secondes. Filtrer puis boire par gorgées une tasse matin et soir.

Thym
Ebouillanter une cuillerée à café de thym par tasse et laisser infuser pendant 30 secondes. Filtrer et boire par gorgées 2 tasses de tisane par jour.

Coussin de thym
En application externe il est conseillé de mettre un coussin de fleurs et de tiges de thym séché sur les crampes. Pour ce faire en remplir une housse de coussin et l'appliquer sur l'estomac.

Cataplasmes à la prêle
Les crampes d'estomac seront rapidement apaisées grâce à des cataplasmes à la vapeur de prêle. Mettre 2 poignées de prêle dans une passoire qu'on accroche au-dessus d'une casserole d'eau en ébullition. Surtout ne pas plonger la prêle dans l'eau bouillante ! Grâce à la vapeur ascendante la prêle va se réchauffer. Verser les herbes dans un linge en lin et appliquer le cataplasme sur l'estomac pendant plusieurs heures, voire la nuit. Cet enveloppement n'est efficace que lorsqu'on est habillé chaudement, afin que la chaleur ne s'échappe pas.

Petite liqueur du Suédois

Lorsque les crampes se font sentir, prendre une cuillerée à soupe de petite liqueur du Suédois avec un peu d'eau ou de tisane. Selon l'intensité des crampes prendre jusqu'à 3 cuillerées à soupe de petite liqueur du Suédois.

Crampes du mollet

Coussin de lycopode

Remplir une housse de coussin de 100 à 300 g (selon l'importance de la crampe) de lycopode séché et l'appliquer sur la crampe pendant la nuit.

Démangeaisons

Ortie

Les impuretés de la peau, les taches rebelles, les allergies et l'eczéma sont souvent accompagnés de fortes démangeaisons. Si on y succombe et si l'on commence à se gratter, on empêche la guérison. La tisane à l'ortie est d'une grande aide.

Verser une tasse d'eau bouillante sur une cuillerée à café d'ortie et laisser infuser 30 secondes puis filtrer. En boire par gorgées jusqu'à 4 tasses par jour.

Véronique

La tisane de véronique est conseillée fortement en cas de démangeaisons de la vieillesse.

Verser une tasse d'eau bouillante sur une cuillerée à café bombée de véronique et laisser infuser pendant 30 secondes puis filtrer. En boire par gorgées jusqu'à 2 tasses par jour.

Pissenlit

Une cure de 15 jours de pissenlit calme les démangeaisons. Rassembler quotidiennement des tiges de pissenlit fraîches avec leurs fleurs, les laver, ôter les têtes et croquer les tiges crues.

Pommade au souci

En cas de fortes démangeaisons il faut enduire les parties concernées du corps avec de la pommade au souci.

Chauffer dans une poêle 250 g de saindoux pur et jeter dans la graisse chaude une poignée de soucis (fleurs, feuilles et tiges). Donner un tour de bouillon en remuant énergiquement. Enlever la poêle du feu et laisser refroidir à couvert pendant la nuit. Le lendemain réchauffer le tout et passer à travers un linge en pressant les tiges, feuilles et fleurs. La pommade obtenue sera mise en pots à fermeture vissée.

Bain de siège à l'achillée

Par des ablutions et des bains de siège à l'achillée millefeuille on peut éliminer de désagréables démangeaisons de la vulve.

Pour un bain de siège il faut faire infuser pendant 12 heures dans de l'eau froide 100 g d'achillée. Chauffer l'infusion et l'ajouter à l'eau du bain qui doit recouvrir les reins de la personne. Durée du bain : 20 minutes. Ne pas se sécher en sortant mais s'envelopper dans un peignoir et transpirer encore pendant une heure au lit. Avec l'infusion d'achillée chaude on peut aussi ne faire que de simples ablutions.

Démangeaisons dues à l'âge

Achillée

Ebouillanter une cuillerée à café bombée d'achillée pour une tasse et laisser infuser 30 secondes. Filtrer et boire par gorgées 2 à 3 tasses de tisane par jour.

Véronique

Ebouillanter une cuillerée à café bombée de véronique par tasse et laisser infuser 30 secondes puis filtrer. Boire par gorgées 2 tasses de tisane par jour.

Dents branlantes

Sauge

Ebouillanter une cuillerée à café de sauge par tasse et laisser infuser 30 secondes. Filtrer et faire plusieurs bains de bouche par jour avec cette infusion.

On peut aussi en imbiber un coton et le placer sur la dent qui bouge.

Mélange
Mélanger à parts égales de l'écorce de chêne, de l'alchémille, de la sauge et de la renouée des oiseaux et en mettre 2 cuillerées à café bombées à tremper pendant 12 heures dans ½ l d'eau froide. Chauffer cette infusion puis filtrer et rincer la bouche plusieurs fois par jour. Par commodité on se prépare une ration journalière en versant l'infusion dans une bouteille isotherme préalablement rincée à l'eau chaude. On peut aussi en plus des bains de bouche masser les gencives avec une brosse souple trempée dans la tisane.

Dépression

Millepertuis
Verser une tasse d'eau bouillante sur une cuillerée à café bombée de millepertuis, laisser infuser pendant 30 secondes puis filtrer. En boire par gorgée 2 à 3 tasses par jour.

Bain de siège au millepertuis
Mettre à tremper un seau de millepertuis (tiges, feuilles et fleurs) dans de l'eau froide pendant 12 heures. Réchauffer la macération et l'ajouter à l'eau du bain. Ne pas faire dépasser l'eau au-delà des reins. Durée du bain : 20 minutes. Ne pas se sécher en sortant mais enfiler un peignoir et continuer à transpirer dans un lit pendant une heure.

Il est recommandé de prendre tous les deux jours un bain de siège et entre-temps un bain de pieds au millepertuis.

Bain complet au thym
Mettre à tremper 200 g de thym séché dans un seau d'eau froide d'une capacité de 6 à 8 litres, pendant 12 heures. Réchauffer cette macération et l'ajouter à l'eau du bain. Le cœur de la personne doit dépasser le niveau de l'eau du bain. Durée du bain : 20 minutes. Ne pas se sécher en sortant mais s'envelopper dans un peignoir et se mettre au lit pour transpirer encore pendant une heure.

Chicorée sauvage
Mettre à infuser dans un verre d'eau froide une cuillerée à café bombée de racines de chicorée sauvage. Réchauffer cette infusion à froid et filtrer. Au cours de la journée boire 2 tasses de tisane. Par commodité on versera la ration journalière dans une bouteille isotherme préalablement rincée à l'eau chaude.

Bain de siège à la prêle des champs
Mettre à tremper 100 g de prêle séchée - en usage externe il vaut mieux prendre de la prêle haute – pendant 12 heures dans de l'eau froide. Porter à ébullition cette macération et la verser dans l'eau du bain. Il suffit que les reins soient dans l'eau. Durée du bain : 20 minutes. Ne pas se sécher en sortant mais revêtir un peignoir et transpirer encore une heure dans un lit.

Mélange
Verser une tasse d'eau bouillante sur une cuillerée bombée d'un mélange à parts égales d'ortie, d'achillée et de prêle. Laisser infuser pendant 30 secondes puis filtrer et en boire une tasse le matin et le soir.

Petite liqueur du Suédois
Diluer une cuillerée à soupe de liqueur dans une demi tasse de tisane et en boire une partie une demi heure avant et après les repas c'est à dire 3 cuillerées à soupe de liqueur du Suédois.

Véronique et céleri
Un mélange de véronique et de racines de céleri à parts égales a une influence positive sur les états dépressifs. Ebouillanter une cuillerée à café bombée de ce mélange dans une tasse, infuser 30 secondes et filtrer. Boire cette tisane lentement avant d'aller se coucher.

Diarrhée

Ail des ours
E plus de ses qualités dépuratives l'ail des ours s'avère être aussi un régulateur du transit.

Au printemps on cueille des feuilles fraîches de l'ail des ours puis on les lave, les coupe en petits morceaux et on les mange crues. Tout comme avec le persil on parsème les aliments habituellement décorés de persil ou de ciboulette avec l'ail des ours. On peut aussi en faire une salade ou les cuire comme des épinards.

Teinture d'ail des ours
Afin de profiter des vertus thérapeutiques de l'ail des ours pendant toute l'année, on prépare de la teinture d'ail des ours.

On remplit complètement une bouteille avec des feuilles et des bulbes d'ail des ours et on y verse de l'alcool de grains à 38-40%. Puis on laisse reposer la bouteille au chaud pendant 15 jours au moins. Prendre quotidiennement 10 à 15 gouttes de cette teinture diluées dans un peu d'eau.

Acore odorant
Dans une tasse d'eau froide faire infuser une cuillerée à café rase de racine d'acore pendant 12 heures. Puis chauffer légèrement cette infusion et filtrer. Il ne faut en boire qu'une seule tasse par jour. Boire cette tisane par gorgée avant et après les trois repas. Elle sera réchauffée au bain marie avant chaque gorgée.

Camomille
Verser une tasse d'eau bouillante sur une cuillerée à café bombée de camomille et laisser infuser pendant 30 secondes. Filtrer et boire trois tasses de tisane réparties sur la journée.

Souci
Verser une tasse d'eau bouillante sur une cuillerée à café bombée de fleurs de soucis et laisser infuser 30 secondes, puis filtrer et boire par gorgées 2 tasses réparties sur la journée.

Sauge
Ebouillanter une cuillerée à café bombée de sauge par tasse et laisser infuser pendant 30 secondes, filtrer et boire quotidiennement deux tasses.

Renouée des oiseaux
Ebouillanter une cuillerée à café bombée de renouée des oiseaux par tasse et laisser infuser pendant 30 secondes. Filtrer et boire par gorgées deux tasses de tisane réparties sur la journée.

Petite liqueur du Suédois
Selon l'intensité de la diarrhée on prendra 3 cuillerées à café ou à soupe de liqueur diluée dans un peu d'eau tiède ou de tisane. Il est préférable de prendre la petite liqueur du Suédois une demi heure avant et après les repas.

Difficulté respiratoire

Vin à l'ail des ours
Les troubles respiratoires sont souvent provoqués par un encombrement qui peut être réduit par le vin d'ail des ours.

Porter à ébullition ¼ de vin blanc dans lequel on a mis une poignée de feuilles d'ail des ours hachées. Filtrer et sucrer au miel ou au sirop de sucre. Boire tout au long de la journée par petites gorgées.

Inhalation au tussilage
Ebouillanter une cuillerée à soupe bombée de fleurs et de feuilles de tussilage et respirer ces vapeurs sous une serviette. Renouveler l'opération plusieurs fois par jour.

Gui
Faire infuser dans un ¼ de l d'eau froide une cuillerée à café bombée de gui pendant 12 heures. Puis réchauffer légèrement et filtrer l'infusion dont on boira par gorgées jusqu'à 3 tasses par jour.

Pétasite officinal
Mettre à infuser pendant 12 heures une cuillerée à café bombée de racines de pétasite officinal dans ¼ de l d'eau froide (cette quantité correspond à une tasse). Réchauffer légèrement et filtrer l'infusion dont on ne devra pas boire plus de 2 tasses par jour.

D

Douleurs

Pommade au souci
Chauffer dans une poêle 250 g de saindoux pur dans laquelle on a jeté une poignée de souci (tiges, feuilles et fleurs). Donner un tour de bouillon en remuant énergiquement puis retirer du feu. Laisser refroidir à couvert pendant toute une nuit. Le lendemain on réchauffe légèrement la poêle et on passe le tout à travers un linge en pressant les plantes. Remplir la pommade dans des verres à fermeture vissée.

Petite liqueur du Suédois
En cas de douleurs, où qu'elles apparaissent, la petite liqueur du Suédois est efficace.

En usage interne on prendra selon l'intensité des douleurs, 3 fois par jour une cuillerée à café ou à soupe de liqueur, diluée dans un peu d'eau ou de tisane.

En usage externe la petite liqueur du Suédois est utilisée en friction ou en enveloppements. On enduit généreusement la partie douloureuse de pommade au souci ou de saindoux afin que l'alcool ne provoque pas l'élimination de la graisse de la peau. Puis on applique la liqueur soit directement soit avec un coton placé sur les endroits douloureux.

Douleurs articulaires

Véronique
Ebouillanter une cuillerée à café bombée de véronique par tasse, laisser infuser pendant 30 secondes, filtrer et en boire par gorgées 2 tasses par jour.

Coussin de marrons d'Inde
Décortiquer des marrons d'Inde frais et mixer les parties blanches. En remplir une housse de coussin, la refermer par une couture et poser sur les parties douloureuses.

Douleurs auriculaires

Jus de tussilage
Presser dans une centrifugeuse à fruits des feuilles fraîches de tussilage lavées et mettre quelques gouttes de ce jus frais dans l'oreille.

Petite liqueur du Suédois
Imbiber un coton de petite liqueur du Suédois et placer ce tampon dans l'oreille douloureuse. Auparavant il faudrait graisser l'oreille avec une pommade au souci ou avec de l'huile tiède afin que l'alcool ne dégraisse pas la peau et ne provoque des démangeaisons.

Douleurs de la nuque

Cataplasme de consoude
Des cataplasmes de farine de consoude agissent efficacement et rapidement sur les douleurs de la nuque.

On mélange une cuillerée à soupe de farine de consoude avec une tasse d'eau chaude et quelques gouttes d'huile pour obtenir une bouillie qu'on étale sur un linge et que l'on place chaude sur la nuque douloureuse et malade.

Douleurs des yeux

Achillée millefeuille
Si les yeux larmoient et qu'on souffre de picotements il faut boire de la tisane d'achillée.

Verser une tasse d'eau bouillante sur une cuillerée à café bombée d'achillée et laisser infuser 30 secondes. Filtrer et boire par gorgées jusqu'à 2 tasses par jour.

Jus d'acore odorant
Laver à la brosse des racines fraîches d'acore odorant et en extraire le jus dans une centrifugeuse. Etaler souvent ce jus frais sur les paupières fermées en le laissant agir quelques minutes, puis laver les paupières à l'eau froide. Après quelques temps on constatera une amélioration de la vue.

Teinture d'arnica

Si on met quotidiennement de la teinture d'arnica sur les paupières fermées et le coin des yeux, la vue s'en trouvera améliorée.

Arracher les pétales d'arnica de son calice vert et en remplir une bouteille au 2/3 puis les recouvrir complètement d'alcool de grains à 38-40%. Laisser la bouteille au chaud pendant 15 jours minimum puis prélever une partie de la teinture et laisser le reste sur les pétales. On pourra ainsi remettre de l'alcool sur les plantes. La teinture d'arnica à 75% disponible en pharmacie doit être diluée de moitié à l'eau bouillie et refroidie pour éviter toute irritation et blessure de la peau.

Compresses à la camomille

Verser ¼ de litre de lait bouillant sur une cuillerée à café bombée de camomille puis laisser infuser pendant 30 secondes. Filtrer et laisser refroidir. Imbiber un linge propre de ce lait tiède et l'appliquer sur les paupières.

Petite liqueur du Suédois

Tout comme la teinture d'arnica la petite liqueur du Suédois est également efficace. En appliquer matin et soir sur les paupières après en avoir mis quelques gouttes sur l'index et en allant vers les extrémités des paupières que l'on tient fermées.

Compresses à la petite liqueur du Suédois

Des yeux très fatigués seront soulagés par des compresses à la liqueur du Suédois. Appliquer quotidiennement sur les yeux fermés deux cotons imbibés de petite liqueur du Suédois et les laisser pendant une heure.

Duvets

voir pilosité

Echaudures

Huile de millepertuis

Si on utilise de l'huile de millepertuis en cas d'échaudures il est important que cette huile ait été préparée avec de l'huile de lin.

On enduit légèrement la peau avec cette huile. Il est impératif que dans un tel cas on consulte un médecin après avoir utilisé ce remède familial.

Pour préparer de l'huile de millepertuis on remplit une bouteille de fleurs et de bourgeons de millepertuis et on les recouvre d'huile de lin. On bouche la bouteille et on la laisse reposer au chaud pendant 3 semaines jusqu'à ce que l'huile prenne une teinte rougeâtre.

Remède familial

Dans l'urgence séparer le blanc d'un œuf et en badigeonner une compresse que l'on pose sur la partie échaudée. Appeler immédiatement un médecin !

Elancements

Huile de camomille

Les élancements se soignent avec de l'huile de camomille. Pour ce faire remplir une bouteille de fleurs de camomille fraîches puis recouvrir d'huile. Laisser reposer au chaud pendant 3 semaines au moins. Appliquer cette huile sur les articulations douloureuses.

Encombrements des voies respiratoires

Ortie

L'encombrement des voies respiratoires et de l'estomac peut être soigné par une cure de tisane d'ortie pour quelques temps.

Verser une tasse d'eau bouillante sur une cuillerée à café bombée d'ortie et laisser infuser pendant 30 secondes. Filtrer et boire une tasse de cette tisane par jour.

E

Sauge
La sauge aussi a des effets expectorants en cas d'encombrements.

Verser une tasse d'eau bouillante sur une cuillerée à café bombée de sauge et laisser infuser 30 secondes. Filtrer et boire cette tisane par gorgées. Posologie : 2 tasses par jour.

Plantain
En cas d'encombrement très important des voies respiratoires une tisane de feuilles de plantain lancéolé ou de grand plantain sera d'une grande aide. Verser une tasse d'eau bouillante sur une cuillerée à café bombée de plantain et laisser infuser pendant 30 secondes. Boire 2 tasses par jour et par gorgées.

Enrouement

Gaillet
Verser une tasse d'eau bouillante sur une cuillerée à café bombée de gaillet et laisser infuser pendant 30 secondes. Filtrer et gargariser plusieurs fois par jour avec cette tisane.

Mauve
Faire infuser une cuillerée à café bombée de mauve dans une tasse d'eau froide pendant 12 heures. Puis réchauffer légèrement l'infusion. En cas d'enrouement sévère il faut en boire 3 tasses par jour. Par commodité on prépare sa ration journalière en la versant dans une bouteille thermos préalablement rincée à l'eau chaude.

Plantain
Verser une tasse d'eau bouillante sur une cuillerée à café bombée de feuilles de plantain lancéolé et laisser infuser pendant 30 secondes. Filtrer et boire quotidiennement 2 à 4 tasses par gorgées.

Tussilage
Verser une tasse d'eau bouillante sur une cuillerée à café bombée de feuilles et de fleurs de tussilage et laisser infuser pendant 30 secondes. Filtrer puis sucrer avec un peu de miel et boire aussi chaud que possible par gorgées plusieurs tasses par jour.

Entorses

Teinture d'arnica
En cas d'entorse on applique sur la partie douloureuse de la teinture d'arnica ou bien les fleurs imbibées d'alcool provenant de la teinture.

Pour préparer de la teinture d'arnica on remplit au 2/3 une bouteille avec des pétales frais qu'on a arrachés du calice vert de l'arnica. Verser par-dessus de l'alcool de grains à 38-40% et on laisse reposer pendant 15 jours au moins. Filtrer une partie de la teinture et laisser le reste au contact des pétales. Ainsi on pourra une nouvelle fois compléter la première bouteille avec de l'alcool.

La teinture d'arnica à 75% disponible en pharmacie doit être diluée de moitié avec de l'eau bouillie et refroidie, afin d'éviter toutes inflammations et irritations de la peau.

Pétasite officinal
Laver des feuilles de pétasite fraîchement cueillies et les écraser au rouleau à pâtisserie sur une planche en bois et appliquer cette bouillie sur la foulure.

Huile de thym
Les entorses ou foulures doivent être frictionnées à l'huile de thym.

Remplir une bouteille de feuilles de thym fraîchement cueillies et recouvrir complètement d'huile. Laisser reposer pendant 3 semaines au chaud. Appliquer l'huile de thym plusieurs fois par jour sur les foulures.

Enurésie

Bain de siège à l'achillée millefeuille
Faire infuser pendant 12 heures 100 g d'achillée (on utilise la plante complète) dans de l'eau froide. Réchauffer cette décoction et l'ajouter à l'eau du bain. Les reins du patient doivent être recouverts d'eau. Durée du bain : 20 minutes. Ne pas se sécher en sortant mais enfiler un peignoir et se mettre au lit pour transpirer encore pendant une heure.

Millepertuis
Verser une tasse d'eau bouillante sur une cuillerée à café bombée de millepertuis et laisser infuser pendant 30 secondes. Filtrer et boire par gorgées 2 à 3 tasses par jour.

Bain de siège au millepertuis
Faire macérer 100 g de millepertuis frais ou séché dans un seau d'eau froide pendant 12 heures ; on utilise les feuilles, les tiges et les fleurs.

Réchauffer cette décoction et l'ajouter à l'eau du bain qui ne doit pas dépasser les reins. Durée du bain : 20 minutes. Ne pas se sécher à la sortie mais revêtir un peignoir et transpirer encore pendant une heure au lit.

Renouée des oiseaux
Mettre une cuillerée à café bombée de racines de renouée des oiseaux dans une tasse d'eau froide et laisser infuser pendant 12 heures. Réchauffer ensuite cette infusion et filtrer. On boit 4 tasses de cette tisane réparties sur la journée. Par commodité on prépare sa ration journalière en la versant dans une bouteille isotherme rincée à l'eau chaude préalablement.

Mélange
Verser une tasse d'eau bouillante sur une cuillerée à café bombée du mélange millepertuis et prêle des champs à parts égales et laisser infuser 30 secondes. Filtrer et en boire 1 à 2 tasses par jour. Le soir il est recommandé de ne manger que des aliments solides.

Envies

Pommade au gaillet
La pommade au gaillet est un excellent remède contre les envies.

Chauffer dans une poêle 500 g de saindoux pur et jeter 4 bonnes poignées de gaillet dans la graisse chaude. Donner un tour de bouillon en remuant énergiquement puis retirer du feu et laisser refroidir à couvert pendant la nuit. Le lendemain réchauffer pour faire rendre la graisse fluide et passer le tout à travers un linge propre en pressant bien les simples. Verser la pommade obtenue dans des verres à couvercle. Conserver au réfrigérateur.

Ablutions au gaillet
Faire des ablutions au gaillet en traitant les envies avec la solution suivante :

Ebouillanter 2 cuillerées à café bombées de gaillet, laisser infuser puis filtrer.

Appliquer la décoction quotidiennement.

Jus de joubarbe
Fendre les feuilles de joubarbe fraîches en deux et recueillir le suc qui s'en écoule pour l'appliquer sur les envies.

Jus de souci
Récupérer le jus des tiges fraîches du souci dans une centrifugeuse et badigeonner les envies plusieurs fois par jour.

Teinture de thuya
Remplir une bouteille de feuilles de thuya coupées menues et recouvrir complètement d'alcool de grains à 38-40%. Laisser la bouteille fermée au chaud pendant 15 jours au moins. Appliquer cette teinture obtenue plusieurs fois par jour sur l'envie.

Petite liqueur du Suédois
Tamponner l'envie plusieurs fois par jour de petite liqueur du Suédois à l'état pur.

Epanchement de sang

Teinture d'arnica
En cas d'hématome ou épanchement on applique de la teinture d'arnica sur les parties concernées.

On extirpe les pétales du calice vert de l'arnica et on en remplit une bouteille au 2/3. Verser par-dessus de l'alcool de grains à 38-40% et laisser la bouteille au chaud pendant 15 jours au moins. Filtrer une partie de la teinture et laisser le reste au contact des pétales de façon à pouvoir compléter encore une fois avec de l'alcool.

La teinture d'arnica à 75% disponible en pharmacie doit être diluée de moitié avec de l'eau bouillie et refroidie, afin d'éviter toute inflammation et irritation de la peau.

Teinture de calendula
Remplir une bouteille de fleurs de soucis fraîchement cueillies et verser par-dessus de l'alcool de grains à 38-40% en les recouvrant complètement. Laisser reposer au chaud pendant 15 jours au moins. Diluer cette teinture de moitié avec de l'eau bouillie, en imbiber un linge et le placer sur l'hématome comme compresse.

Cataplasme à la berce
Laver des feuilles de berce fraîchement cueillies et les écraser à l'aide d'un rouleau à pâtisserie sur une planche en bois. Cette bouillie de simples est alors appliquée sur la partie malade et enveloppée d'un linge chaud que l'on fixe. On peut évidemment faire aussi des cataplasmes avec des feuilles entières lavées.

Teinture de consoude
Les hématomes guérissent très vite lorsqu'on les a traités avec de la teinture de consoude.

Laver les racines de consoude à la brosse et les couper en petits morceaux, puis en remplir une bouteille et les recouvrir d'alcool de grains à 38-40%. Laisser la bouteille au chaud pendant 15 jours au moins. Appliquer cette teinture plusieurs fois par jour sur les hématomes.

Huile de millepertuis
Remplir une bouteille avec des fleurs et des bourgeons de millepertuis fraîchement cueillis et les recouvrir complètement d'huile. Laisser reposer pendant 3 semaines au chaud jusqu'à ce que l'huile prenne une couleur rougeâtre. Badigeonner plusieurs fois par jour les hématomes avec cette huile curative.

Pommade au souci
Chauffer dans une poêle 250 g de saindoux pur et jeter dans la graisse chaude deux poignées de soucis (feuilles, fleurs et tiges). Donner encore un tour de bouillon et mettre de côté. Couvrir et laisser reposer pendant la nuit. Le lendemain réchauffer légèrement le tout et passer à travers un linge propre en pressant les plantes. Remplir cette pommade obtenue dans des verres à couvercle vissé.

Compresses à la petite liqueur du Suédois
Enduire d'abord l'hématome de pommade au souci afin que l'alcool contenu dans la petite liqueur du Suédois ne dégraisse pas a peau. Imbiber un coton plus ou moins grand de petite liqueur du Suédois et le poser sur l'épanchement. Pour maintenir la chaleur on place pardessus un coton sec puis un film plastique qui protégera les vêtements et le tout sera fixé par un linge chaud. Laisser cette compresse agir pendant 4 heures au moins ou pendant toute la nuit.

Epuisement

Bain complet à la camomille
Ebouillanter 4 poignées de fleurs de camomille par bain et laisser infuser puis verser dans l'eau du bain. Le cœur du patient doit rester hors de l'eau. Durée du bain : 20 minutes. Ne pas se sécher à la sortie du bain mais enfiler un peignoir, se mettre au lit et transpirer encore pendant une heure.

Ortie
Les états de fatigue, d'épuisement ou de baisse de forme sont souvent la conséquence d'un manque de fer dans l'organisme. A cet égard l'ortie apporte une amélioration notoire. Une cure de tisane de 4 semaines au printemps et en automne assure un regain de vitalité.

Ebouillanter une poignée de feuilles et de tiges d'ortie par tasse et laisser infuser pendant 30 secondes. Filtrer et boire par gorgées.

La cure débute par une tasse de tisane d'ortie une demi heure avant le petit déjeuner. Elle doit être bue par petites gorgées, puis on boit encore 2 autres tasses de tisane fraîche répartie sur la journée. Par commodité on verse sa ration journalière dans une bouteille thermos.

Eruption

Ablutions à la camomille
Les éruptions et les eczémas se traitent efficacement par des ablutions ou des compresses à la camomille.

Ebouillanter une poignée de fleurs de camomille et laisser infuser 30 secondes puis filtrer. Laver le visage quotidiennement avec cette décoction.

Compresses à la camomille
Verser ¼ de litre de lait bouillant sur une cuillerée à soupe bombée de camomille et laisser infuser 30 secondes. Filtrer et laisser refroidir. Tremper dans ce lait tiède un linge propre et le poser sur la peau malade.

Lamier blanc
Verser une tasse d'eau bouillante sur une cuillerée à café bombée de lamier blanc et laisser infuser pendant 30 secondes. Filtrer et en boire une tasse au courant de la matinée.

Feuilles de noyer
Des ablutions aux feuilles de noyer guérissent mêmes des eczémas purulents.

On fait infuser dans ½ l d'eau froide 2 cuillerées à café bombées de feuilles de noyer hachées et cela pendant 12 heures. Puis on réchauffe cette infusion et on la filtre avant de l'ajouter à l'eau de la toilette.

Oxalide
Verser une tasse d'eau bouillante sur une cuillerée à soupe bombée de feuilles d'oxalide et laisser infuser pendant 30 secondes. Boire par gorgées 2 tasses de cette infusion par jour.

Ablutions à la prêle des champs
Mettre 4 cuillerées à café bombées de prêle dans 1 litre d'eau bouillante et laisser infuser pendant 30 secondes. Filtrer et laver le visage ou les autres parties concernées par l'éruption avec cette décoction de prêle. Des enveloppements à la prêle sont également efficaces. On imbibe alors un linge de décoction et on le place chaud sur la peau.

Pissenlit
Aussi longtemps que le pissenlit fleurit il faudrait en manger 10 tiges crues par jour. On cueille les tiges de pissenlit avec les fleurs, on les lave, on enlève les têtes et on croque soigneusement les tiges.

Plantain
Verser une tasse d'eau bouillante sur une cuillerée à café bombée de plantain lancéolé ou de grand plantain, laisser infuser pendant 30 secondes puis filtrer et en boire 2 tasses par jour.

Petite liqueur du Suédois
On met quelques gouttes de liqueur sur un coton et on tamponne plusieurs fois par jour la peau malade.

Etourdissement

Petite liqueur du Suédois
Un peu de liqueur diluée dans de l'eau sur les tempes, le front, sur les paupières et derrière les oreilles et très vite on se sent revivre.

Extraction dentaire

Alchémille
Après l'extraction dentaire il est recommandé de faire plusieurs fois par jour des bains de bouche à l'alchémille.

Verser une tasse d'eau bouillante sur une cuillerée à café bombée d'alchémille et laisser infuser pendant 30 secondes. Filtrer et faire plusieurs fois par jour des bains de bouches avec cette infusion refroidie.

Fatigue

Huile de camomille
La camomille chasse la fatigue des membres si on enduit son corps d'huile de camomille avant d'aller se coucher. Remplir une bouteille de fleurs fraîches de camomille et les recouvrir complètement d'huile. Laisser reposer au chaud pendant trois semaines.

Menthe
Verser une tasse d'eau bouillante sur une cuillerée à café bombée de menthe et laisser infuser pendant 30 secondes. Filtrer et boire par gorgées jusqu'à 3 tasses par jour.

Ortie
Verser une tasse d'eau bouillante sur une cuillerée à café bombée d'orties et laisser infuser 30 secondes. Filtrer et boire par gorgées jusqu'à 4 tasses par jour.

Cure d'ortie
Les états de fatigue et d'épuisement sont dus à l'âge et à un manque de fer. L'ortie fraîche qui contient du fer sera d'une grande aide. Une cure de 4 semaines au printemps et à l'automne assurera un regain de vitalité.

Ebouillanter 1 poignée d'orties fraîches (tiges et feuilles) par tasse et laisser infuser 30 secondes, filtrer et boire par gorgée.

On commence par boire une tasse de tisane une demi heure avant le petit déjeuner puis deux autres tasses réparties sur la journée. Pour des raisons pratiques on prépare une ration journalière qu'on verse dans une bouteille thermos préalablement rincée à l'eau chaude. On boit cette tisane sans sucre, les palais délicats pourront l'améliorer par un peu de camomille ou de menthe.

Faiblesse générale

Prêle des champs
Verser une tasse d'eau bouillante sur une cuillerée à café bombée de prêle, laisser infuser pendant 30 secondes filtrer et boire par gorgées. On devrait boire une tasse au moins de tisane de prêle par jour.

Fermentations intestinales

Acore odorant
Faire infuser pendant 12 heures une cuillerée à café rase de racines d'acore dans une tasse d'eau froide. Puis réchauffer cette infusion et filtrer. Boire cette tasse tout au long de la journée en 6 gorgées. Avant de boire cette tisane il faut à chaque fois la réchauffer au bain marie.

Fièvre

Alchémille
Verser une tasse d'eau bouillante sur une cuillerée à café bombée d'alchémille, laisser infuser 30 secondes et filtrer. Boire par gorgées 2 à 3 tasses par jour.

Camomille
Ebouillanter une cuillerée à café bombée de camomille par tasse et laisser infuser pendant 30 secondes. Filtrer et selon l'intensité de la fièvre en boire 2 ou 3 tasses réparties sur la journée.

Tussilage
Mettre à infuser une cuillerée à café rase de racines de tussilage dans une tasse d'eau froide pendant 12 heures. Filtrer cette décoction à froid et la boire par gorgée. Selon l'intensité de la fièvre on en boit une ou deux tasses par jour.

Petite liqueur du Suédois
Prendre avec l'une des tisanes ci-dessus une à 3 cuillerées à soupe de liqueur par jour selon l'intensité de la fièvre, c'est-à-dire une cuillerée à soupe pour une demi tasse qui sera bue par moitié avant et après les repas.

Remède familial
Tremper des chaussettes dans de l'eau vinaigrée et mettez les pendant toute la nuit ou bien entourez les jambes de linges passés dans l'eau vinaigrée.

Flatulences

Achillée millefeuille
Verser une tasse d'achillée sur une cuillerée à café bombée d'achillée, laisser infuser 30 secondes et boire par gorgées.

Camomille
Verser une tasse d'eau bouillante sur une cuillerée à café bombée de camomille, laisser infuser 30 secondes et boire par gorgées.

Sauge
Verser une tasse d'eau bouillante sur une cuillerée à café bombée de sauge, laisser infuser 30 secondes et en boire 2 tasses par jour.

Foulures

voir aussi entorses

Gale

Ablutions aux feuilles de noyer
Laver la peau avec une décoction de feuilles de noyer est un moyen efficace. Verser ½ litre d'eau bouillante sur 2 cuillerées à café bombées de feuilles de noyer hachées et laisser infuser 30 secondes. Filtrer et laver les parties malades avec cette décoction.

Ablutions à la renouée des oiseaux
Ebouillanter 2 poignées de renouée des oiseaux et laisser infuser pendant 30 secondes. Utiliser cette décoction pour laver la peau malade.

Jus de souci
Laver des tiges de soucis frais et passer les dans un presse-fruits. On tamponne les parties de la peau touchées par la gale avec ce jus de soucis.

Gelures

Bain à l'acore odorant
En cas de gelures, engelures, mains et pieds froids, des bains à l'acore odorant sont très efficaces.

Faire tremper pendant 12 heures 100 g de racines d'acore dans 2,5 litres d'eau froide. Puis réchauffer cette infusion et baigner pieds, mains ou parties gelées dans cette décoction pendant 20 minutes.

Pommade aux baies de gui
Les baies de gui qui ont été cueillies de début octobre à fin décembre sont versées dans un récipient en porcelaine et écrasées avec du saindoux pur afin d'obtenir une pommade que l'on appliquera sur les parties gelées pendant la nuit.

Pommade au souci
Faire fondre dans une poêle 250 g de saindoux pur et jeter une grosse poignée de soucis (feuilles, fleurs et tiges). Donner un tour de bouillon en remuant énergiquement et retirer la poêle du feu. Laisser refroidir à couvert pendant la nuit. Le lendemain réchauffer le tout puis passer la préparation à travers un linge propre en pressant les plantes. La pommade ainsi obtenue sera versée dans des pots à fermeture hermétique.

Feuilles de noyer
Ebouillanter 2 cuillerées à café bombée de feuilles de noyer hachées avec un demi litre d'eau. Laisser infuser, filtrer laver les parties malades avec cette décoction.

Compresse à la petite liqueur du Suédois
On soigne les mains et les pieds gelés à l'aide de compresses de petite liqueur du Suédois. On commence par enduire les membres de graisse ou de pommade au souci pour que l'alcool de la liqueur ne dégraisse pas la peau. Puis on imbibe de liqueur un coton ou un morceau de cellulose selon la taille voulue et on le pose sur la blessure en fixant la compresse à l'aide d'une bande ou d'un linge. Il faut changer cette compresse plusieurs fois par jour. De toutes façons il faut laisser une compresse de petite liqueur du Suédois durant toute la nuit sur les pieds ou les mains.

Gencives (abcès)

Gaillet
Verser une tasse d'eau bouillante sur une cuillerée à café bombée de gaillet et laisser infuser pendant 30 secondes. Filtrer et gargariser plusieurs fois par jour avec cette infusion.

De temps en temps il faudrait tamponner la partie malade de cette décoction de gaillet.

Sauge
Verser une tasse d'eau bouillante sur une cuillerée à café bombée de sauge, laisser infuser pendant 30 secondes, filtrer et faire plusieurs fois par jour des bains de bouche avec cette infusion.

Gingivites

Feuilles de noyer
Verser une tasse d'eau bouillante sur une cuillerée à café bombée de feuilles de noyer hachées et laisser infuser pendant 30 secondes. Filtrer et faire des bains de bouche plusieurs fois par jour avec cette infusion.

Prêle des champs
On fait un mélange à parts égales de prêle et de millepertuis et on prépare une tisane avec laquelle on fait des bains de bouche plusieurs fois par jour.

Verser une tasse d'eau bouillante sur une cuillerée à café bombée de millepertuis, faire infuser 30 secondes puis filtrer et laisser refroidir.

Goitre

Gaillet
Le gaillet est également très efficace en cas de goitre.

Verser une tasse d'eau bouillante sur une cuillerée à café bombée de gaillet et laisser infuser 30 secondes. Filtrer et gargariser profondément plusieurs fois par jour avec cette infusion. De temps en temps il est bon d'avaler une gorgée de cette tisane au gaillet.

Cataplasme au plantain
Pour soigner un goitre on utilise des feuilles de plantain lancéolé ou de grand plantain. On écrase des feuilles de plantain entre les mains, on y ajoute un peu de sel et on les met sur le cou comme cataplasme.

Scrofulaire
Cueillir des feuilles fraîches de scrofulaire, les couper en petits morceaux et en faire une tisane en ébouillantant une cuillerée à café bombée de feuilles. Laisser infuser 30 secondes et filtrer. Faire des bains de bouche plusieurs fois par jour avec cette infusion.

Attention ! Ne pas avaler la décoction de scrofulaire !

Gonflement des seins

Compresse de capselle
Les mères qui allaitent se plaignent souvent de seins enflés. On peut y remédier en faisant des compresses à la vapeur de capselle.

Placer dans une passoire deux bonnes poignées de capselle et poser sur une bassine d'eau à ébullition. Les simples vont se réchauffer grâce à la vapeur. Verser alors le contenu de la passoire dans un linge propre qui sera appliqué sur les seins qu'on recouvrira d'une couverture pour maintenir la chaleur.

Gorge (inflammation de la)

Aigremoine
Ebouillanter une cuillerée à café bombée d'aigremoine par tasse et laisser infuser pendant 30 secondes. Filtrer et gargariser 2 fois par jour, le matin et le soir, avec cette infusion d'aigremoine.

Gaillet
Verser une tasse d'eau bouillante sur une cuillerée à café bombée de gaillet, laisser infuser 30 secondes et filtrer. Faire plusieurs fois par jour des gargarismes à la tisane de gaillet.

Petite liqueur du Suédois
Diluer une cuillerée à café de petite liqueur du Suédois avec une demi tasse de tisane et en boire la moitié avant et après les repas, c'est-à-dire 3 cuillerée à café de liqueur par jour.

Gourme (croûtes de lait)

Ablutions à l'écorce de chêne
Mettre à tremper 10 g d'écorce de chêne (disponible en droguerie) dans un seau de 5 l d'eau froide pendant 12 heures puis réchauffer et filtrer. Faire des ablutions avec cette décoction.

Camomille
Verser une tasse d'eau bouillante sur une cuillerée à café bombée de camomille et infuser. Filtrer et boire 3 à 4 tasses de cette tisane répartie sur la journée.

En usage externe on utilise cette infusion à la camomille pour faire des ablutions.

Ablutions aux feuilles de noyer
Des ablutions aux feuilles de noyer sont un remède efficace et rapide.

Ebouillanter 2 cuillerées à café bombée de feuilles de noyer hachées avec ½ litre d'eau. Laisser infuser pendant 30 secondes, puis filtrer la décoction pour laver les parties concernées.

Goutte

Lycopode
Verser une tasse d'eau bouillante sur une cuillerée à café rase de lycopode, laisser infuser pendant 30 secondes, filtrer et en boire quotidiennement une tasse le matin à jeun.

Bain à la grande consoude
Faire infuser pendant 12 heures 100 g de feuilles de consoude dans 5 l d'eau froide. Puis réchauffer la décoction et l'ajouter à l'eau du bain. Faire dépasser le cœur du patient de l'eau. Durée du bain : 20 minutes. Ne pas se sécher en sortant mais enfiler un peignoir et se mettre au lit pour transpirer encore pendant une heure.

Bain aux orties
Verser 5 l d'eau sur 200 g d'orties et laisser infuser pendant 30 secondes. Filtrer et ajouter à l'eau du bain. Faire dépasser le cœur du patient de l'eau. Durée du bain : 20 minutes. Ne pas se sécher en sortant mais enfiler un peignoir et se mettre au lit pour transpirer encore pendant une heure.

Teinture de véronique
Mettre 2 bonnes poignées de véronique en fleur dans une bouteille et recouvrir d'alcool de grains à 38-40%. Placer la bouteille bouchée au chaud pendant 15 jours au moins. Appliquer cette teinture ainsi obtenue sur les membres touchés par la goutte.

D'autre part il faut prendre 3 fois par jour 15 gouttes de cette teinture dans un peu d'eau ou de tisane.

Acore odorant
Mettre une cuillerée à café rase de racines d'acore dans de l'eau froide pendant 12 heures. Puis réchauffer légèrement cette infusion et après l'avoir filtrée on en boit une gorgée avant et après les repas. Comme la tasse quotidienne refroidit rapidement, il faut la réchauffer chaque fois au bain marie.

Enveloppement à la fougère
Mettre des fougères fraîchement cueillies et détachées de leurs tiges dans une serviette et s'y enrouler pendant la nuit.

Maïs
Ebouillanter une cuillerée à café bombée de barbes de maïs par tasse et laisser infuser pendant 30 secondes. Filtrer et en avaler toutes les 2 à 3 heures une cuillerée à soupe.

Pissenlit
Grâce à son effet hématopoïétique, le pissenlit est un remède efficace contre la goutte. Rassembler les tiges de pissenlit pendant la floraison et après les avoir lavées on en mange une dizaine crues.

Pétasite officinal
Faire infuser pendant 12 heures une cuillerée rase de racines de pétasite dans une tasse d'eau froide. Puis réchauffer cette infusion, la filtrer et en boire par gorgées 1 à 2 tasses par jour.

G

Primevère
Verser une tasse d'eau bouillante sur une cuillerée à café bombée de primevères (n'utiliser que les ombelles supérieures) et laisser infuser pendant 30 secondes puis filtrer. En boire par gorgées 1 à 2 tasses par jour.

Reine des prés
Verser une tasse d'eau bouillante sur une cuillerée à café bombée de fleurs de reine des prés coupées menues puis laisser infuser pendant 30 secondes et filtrer. Boire par gorgées 2 à 3 tasses par jour.

Prêle des champs
A titre préventif contre les rhumatismes, la goutte et toute névrite il est conseillé de boire de la tisane de prêle.

Verser une tasse d'eau bouillante sur une cuillerée à café bombée de prêle et laisser infuser pendant 30 secondes. Filtrer et boire par gorgées.

Petites liqueur du Suédois
Prendre 3 fois par jour une cuillerée à café de petite liqueur du Suédois diluée dans une des tisanes indiquées ci-dessus.

Grains de semoule

Ablutions au gaillet
Ebouillanter 2 cuillerées à café bombées de gaillet et laisser infuser 30 secondes, filtrer et laver le visage aussi chaud que possible avec cette infusion. Puis rincer à l'eau chaude.

Grippe

Reine des prés
Ebouillanter une cuillerée à café bombée de fleurs de reine des prés coupées menues par tasse et laisser infuser pendant 30 secondes. Filtrer puis boire par gorgées, 2 à 3 tasses par jour.

Mélange
Lorsque l'automne est humide et froid et que la grippe est à notre porte, on peut s'en protéger en buvant le mélange de simples suivant :

Mélange 10 g de fleurs de sureau, 5 g de tussilage, 5 g de camomille, 5 g de fleurs de tilleul, 10 g de racines de pissenlit hachées finement, 5 g de feuilles de fraisiers des bois et 15 g de reine des prés.

Ebouillanter une cuillerée à café bombée de ce mélange par tasse et laisser infuser 5 minutes à cause des racines de pissenlit. Filtrer et boire par gorgées. On en boit 3 tasses par jour. La première demi tasse sera bue le matin avant le petit déjeuner et la seconde moitié une demi heure après. La tisane restante sera versée dans une bouteille thermos et bue au cours de la journée.

Petite liqueur du Suédois
Préventivement il est conseillé de prendre quotidiennement une cuillerée à café de petite liqueur du Suédois avec le mélange de tisane ci-dessus.

Remède des familles
Faire des bains de pieds chauds d'une durée de 10 à 15 minutes. L'eau doit être à une température tout juste supportable et il faut constamment en rajouter.

Grossesse

Petite liqueur du Suédois
D'après le vieux manuscrit du Dr. Samst une cuillerée à soupe de petite liqueur du Suédois diluée dans un peu d'eau ou de tisane et prise matin et soir va faciliter l'accouchement. Pendant les derniers 15 jours il faudrait la prendre 1 fois par jour.

Pour faciliter le retour de couches on donne à l'accouchée une cuillerée à café de liqueur toutes les deux heures.

Haleine (mauvaise)

Les causes de la mauvaise haleine sont multiples et doivent être constatées par un médecin. Il peut s'agir aussi bien de sécrétions de la muqueuse nasale, que d'une amygdalite ou encore d'ulcération de la cavité buccale.

En cas d'inflammation des amygdales il faut se gargariser avec de la tisane à la sauge, en cas d'ulcérations de la cavité buccale faire des gargarismes de tisane tiède de gaillet ou avec 40 gouttes de teinture de myrrhe diluée dans de l'eau tiède. Quant aux sécrétions de la muqueuse nasale elles peuvent être traitées par des instillations de tisane tiède de sauge.

Quelques gouttes d'huile de genièvre, dans un peu d'eau tiède et bues par gorgées éliminent souvent la mauvaise haleine. Un autre remède des familles consiste à croquer des graines de fenouil. Si la cause d'une mauvaise haleine est une langue très chargée, on peut y remédier en buvant un verre d'eau dans lequel on a versé une demi cuillerée à café d'absinthe.

Hématomes

voir contusions

Hématopoïèse

Ortie

L'ortie cette grande méconnue n'a pas seulement des effets dépuratifs mais également hématopoïétiques.

Verser une tasse d'eau bouillante sur une cuillerée à café bombée d'orties et laisser infuser pendant 30 secondes. Filtrer et en boire jusqu'à 4 tasses par jour.

Achillée millefeuille

Verser une tasse d'eau bouillante sur une cuillerée à café bombée d'achillée et laisser infuser pendant 30 secondes. Filtrer et boire par gorgées jusqu'à 3 tasses réparties sur la journée.

Chélidoine

Ebouillanter une cuillerée à café rase de chélidoine par tasse et laisser infuser pendant 30 secondes. Filtrer et boire par gorgée 2 tasses par jour.

Chicorée sauvage

Verser une tasse d'eau bouillante sur une cuillerée à café bombée de chicorée sauvage et laisser infuser pendant 30 secondes. Filtrer et en boire une tasse le matin.

Hémostase

Achillée millefeuille

Verser une tasse d'eau bouillante sur une cuillerée à café bombée d'achillée et laisser infuser pendant 30 secondes. Filtrer et boire par gorgées. L'achillée aussi a des vertus hémostatiques, même en cas d'hémorragies pulmonaires et digestives ou en cas d'hémorroïdes saignant abondamment.

Capselle

Verser une tasse d'eau bouillante sur une cuillerée à café bombée de capselle et laisser infuser pendant 30 secondes. Boire par gorgées.

Gui

Faire macérer pendant 12 heures une cuillerée à café de gui dans ¼ d'eau puis réchauffer légèrement cette macération et la filtrer. Boire cette tisane de gui par gorgée. Cette dernière a une action hémostatique sur toute hémorragie interne.

En cas de saignement de nez on instille goutte à goutte de la tisane de gui dans le nez.

Prêle des champs

Verser une tasse d'eau bouillante sur une cuillerée à café bombée de prêle et laisser infuser pendant 30 secondes. Boire par gorgées. L'action hémostatique de la prêle des champs était déjà prisée par le célèbre naturopathe qu'était le pasteur Kneipp.

H

Hémorroïdes

Achillée millefeuille
Lorsque les hémorroïdes saignent abondamment la tisane d'achillée agit vite et avec efficacité. Verser une tasse d'eau bouillante sur une cuillerée à café bombée d'achillée et laisser infuser pendant 30 secondes. Filtrer puis boire une tasse matin et soir.

Pommade à l'achillée
Faire fondre dans une poêle 180 g de saindoux pur dans lequel on verse 30 g de fleurs fraîches d'achillée coupées en petits morceaux ainsi que 30 g de feuilles de framboisiers hachées. Donner un tour de bouillon en remuant bien et retirer la poêle du feu. Laisser refroidir à couvert pendant la nuit. Le lendemain réchauffer le tout jusqu'à ce que la graisse soit à nouveau liquide et passer à travers un linge propre. Presser bien les plantes et remplir la pommade dans des verres à fermeture hermétique. Cette pommade à l'achillée sert à soigner les hémorroïdes en usage externe. Conserver au froid.

Capselle
Pour une tasse on compte une cuillerée à café bombée de capselle qu'on ébouillante et laisse infuser pendant 30 secondes. Après avoir filtré on utilise cette infusion tiède pour faire des lavements ou bien des ablutions.

Bains de siège à la capselle
Pour un bain de siège il faut 100 g de capselle séchée, qu'on recouvre d'eau bouillante et que l'on laisse infuser pendant 5 minutes. Filtrer puis ajouter à l'eau du bain. L'eau du bain de siège doit dépasser le niveau des reins du malade. Durée du bain : 20 minutes. Ne pas se sécher en sortant mais revêtir un peignoir et se mettre au lit pour transpirer encore pendant une heure.

Camomille
Comme la camomille stimule le transit sans pour autant agir en laxatif, elle représente une aide indirecte en ce qui concerne les hémorroïdes.

Verser une tasse d'eau bouillante sur une cuillerée à café bombée de camomille et laisser infuser pendant 30 secondes. Filtrer et en boire une tasse par jour avant le petit déjeuner.

Pommade à la camomille
En usage externe la pommade à la camomille est conseillée en cas d'hémorroïdes.

Chauffer dans une poêle 250 g de saindoux pur et y verser 2 grosses poignées de fleurs de camomille. Donner encore un tour de bouillon en remuant énergiquement puis retirer du feu et laisser reposer à couvert pendant la nuit. Le lendemain réchauffer le tout et passer à travers un linge en pressant bien les simples, puis mettre en pots à fermeture vissée.

Chélidoine
Ebouillanter une cuillerée à café rase de chélidoine par tasse et laisser infuser pendant 30 secondes. Filtrer et boire par gorgées 2 à 3 tasses par jour.

Jus de chélidoine
A l'aide d'une centrifugeuse on extrait du jus de chélidoine à partir de ses feuilles, tiges et fleurs puis on le dilue à l'eau tiède.

Lycopode
Ebouillanter une cuillerée à café rase de lycopode par tasse et laisser infuser pendant 30 secondes puis filtrer. Boire par gorgées quotidiennement une tasse le matin à jeun.

Prêle des champs
Les vertus hémostatiques de la prêle agissent rapidement en cas d'hémorroïdes. Prendre selon l'intensité des saignements 2 à 3 cuillerées à café bombées de prêle par tasse et les ébouillanter. Laisser infuser pendant 30 secondes, filtrer et boire 2 à 3 tasses par jour.

Petite liqueur du Suédois
Verser quelques gouttes de liqueur sur un coton et l'appliquer sur l'anus pendant la nuit. D'autre part avant d'aller se coucher on prendra en plus une cuillerée à café de petite liqueur du Suédois diluée dans un peu d'eau ou de tisane.

Hoquet

Graines d'aneth
Un remède efficace contre le hoquet c'est la tisane de graines d'aneth. Ebouillanter une cuillerée à café bombée d'aneth par tasse, laisser infuser pendant 3 secondes, filtrer et boire par petites gorgées et sans sucrer.

Hypertension

Coussin de lycopode
Une tension artérielle trop élevée peut venir d'un disfonctionnement des reins. Moi-même ai souffert d'hypertension et j'ai pu profiter d'une amélioration grâce à un coussin de lycopode que je plaçais sur mes reins.

Selon l'importance de la partie du corps à soigner on remplit une housse de coussin plus ou moins grand de 100 à 300 g de lycopode séché et on dort dessus pendant la nuit. Ce qui est encore plus efficace c'est évidemment un coussin de lycopode frais qu'on peut placer préventivement sur ses reins pour éviter des modifications de tension artérielle.

Capselle
Verser une tasse d'eau bouillante sur une cuillerée à café bombée de capselle e laisser infuser pendant 30 secondes. Filtrer et en boire deux tasses par jour. La capselle est une plante médicinale extraordinaire, parce qu'elle ne fait pas seulement chuter l'hypertension mais elle remonte aussi l'hypotension.

Gui
Ceci vaut également pour le gui car lui aussi agit dans les deux cas.

Faire macérer pendant 12 heures une cuillerée à café bombée de gui dans ¼ d'eau ce qui équivaut à une tasse de tisane. Puis réchauffer légèrement cette infusion, filtrer et boire par gorgées. Pour lutter contre l'hypertension il faut boire 3 tasses de tisanes de gui par jour.

Remède des familles
Imbiber une petite serviette éponge d'eau froide (elle doit être mouillée mais non pas dégouliner) et on l'applique pendant la nuit sur le cœur, recouvrir d'un plastique et d'un linge sec pour conserver la chaleur.

Un autre remède qui a fait ses preuves c'est marcher dans l'eau. On commence par faire 15 pas pour chaque pied dans l'eau froide. Puis on monte à 30 pas et on réduit à nouveau à 15. C'est-à-dire quotidiennement 15 fois, augmenter lentement puis réduire à nouveau. Marcher dans la rosée sur l'herbe mouillée est également une excellente chose.

Hypotension

Capselle
Verser une tasse d'eau bouillante sur une cuillerée à café bombée de capselle et laisser infuser pendant 30 secondes. Filtrer et en boire deux tasses par jour.

Gui
Faire macérer pendant 12 heures une cuillerée à café bombée de gui dans ¼ de 1 d'eau. Puis réchauffer légèrement et filtrer. Boire par gorgées. Pour lutter contre une tension trop basse il faut en boire 3 tasses par jour.

Impuissance

La première règle à respecter en cas d'impuissance c'est de renoncer à la cigarette et à l'alcool.

Alchémille
Verser une tasse d'eau bouillante sur une cuillerée à café bombée d'alchémille et laisser infuser pendant 30 secondes, filtrer et boire par gorgées, jusqu'à 4 tasses par jour.

Teinture de capselle
Remplir une bouteille de capselle fraîchement cueillies et verser par-dessus de l'alcool de grains

I

à 38-40%. Laisser reposer la bouteille au chaud pendant 15 jours au moins. Appliquer cette teinture de capselle sur le bas ventre.

Teinture de berce
Remplir une bouteille de feuilles et de pousses de berce hachées et recouvrir d'alcool de grains à 38-40%. Laisser reposer pendant 15 jours au moins au chaud. Prendre 2 fois par jour 30 gouttes de cette teinture diluée dans la tisane d'alchémille citée ci-dessus.

Inflammation

Camomille
Verser une tasse d'eau bouillante sur une cuillerée à café bombée de camomille et laisser infuser pendant 30 secondes. Filtrer et boire par gorgées.

Sauge
Verser une tasse d'eau bouillante sur une cuillerée à café bombée de sauge et laisser infuser pendant 30 secondes puis filtrer. Boire par gorgées 2 tasses par jour.

Enveloppements à la sauge
En cas d'infection des amygdales, de maux de gorge, de dents infectées et toute inflammation de la bouche et du larynx, il est recommandé de faire des enveloppements chauds de tisane de sauge. Tremper un linge propre dans la tisane chaude, l'enrouler autour du cou et fixer avec une bande ou bien un second linge. En outre gargariser plusieurs fois par jour avec de la tisane de sauge.

Pommade au souci
Chauffer dans une poêle 250 g de saindoux pur et jeter dans la graisse chaude une grosse poignée de soucis (tiges, feuilles et fleurs). Donner un tour de bouillon en remuant énergiquement et retirer du feu. Laisser refroidir pendant la nuit à couvert. Le lendemain réchauffer légèrement la poêle et passer son contenu à travers un linge propre en pressant bien les feuilles, les tiges et les fleurs. La pommade ainsi obtenue sera mise dans des verres à fermeture vissée.

Petite liqueur du Suédois
En cas d'inflammations sévères avec formation de pus, il faut verser dans sa tisane 1 cuillerée à soupe de petite liqueur du Suédois 2 à 3 fois par jour. On compte une cuillerée à soupe pour ⅛ de tisane (une demi tasse). Afin de potentialiser son effet on prend la liqueur une demi heure avant et après les repas.

Compresses de petite liqueur du Suédois
Enduire la partie malade saindoux ou de pommade au souci afin de ne pas dégraisser la peau sous l'effet de l'alcool. Verser quelques gouttes de liqueur sur un coton ou un morceau de cellulose plus ou moins grand et appliquer le sur la partie malade. Fixer à l'aide d'une bande ou d'un linge et laisser agir cette compresse pendant 2 à 4 heures selon qu'elle sera supportée.

Inflammation des mamelons

Petite liqueur du Suédois
Imbiber un coton de petite liqueur du Suédois et tamponner les mamelons plusieurs fois par jour jusqu'à ce que l'inflammation disparaisse.

Inflammation purulente

Alchémille
Verser une tasse d'eau bouillante sur une cuillerée à café bombée d'alchémille et laisser infuser pendant 30 secondes. Filtrer et en boire 2 à 3 tasses par jour, par gorgées.

Cataplasme à l'alchémille
En cas de plaies purulentes rebelles, de piqûres et de coupures, on devrait faire des cataplasmes d'alchémille fraîche. Ecraser 4 bonnes poignées d'alchémille lavées avec le rouleau à pâtisserie sur une planche en bois. Etaler cette bouillie sur la plaie et fixer avec un linge. Après quelques heures laver la plaie à l'eau claire et recommencer l'opération.

Irritabilité

Bain au thym

Les personnes nerveuses ou irritables devraient prendre une ou deux fois par semaine un bain au thym.

Dans un seau (d'une capacité de 6 à 8 litres) on met à macérer 200 g de thym frais ou séché pendant 12 heures. Puis on réchauffe le tout et on l'ajoute au bain. Il faut que le cœur de la personne reste en dehors de l'eau. Durée du bain : 20 minutes. Ne pas se sécher à la sortie du bain mais enfiler un peignoir, se mettre au lit et transpirer encore pendant une heure.

Jambes du fumeur (artérite)

voir troubles circulatoires du fumeur

Kyste sébacé

Petite liqueur du Suédois

Les kystes sébacés disparaissent si on les hydrate souvent avec la petite liqueur du Suédois. Imbiber un coton de liqueur et tamponner régulièrement le kyste sébacé.

Langue chargée

Tisane d'absinthe

Cette tisane est un vieux remède contre la langue chargée. L'idée répandue que l'absinthe est saine et sans danger, est malheureusement inexacte. Il faut être très prudent avec l'absinthe. On verse une demi cuillerée à café d'absinthe dans une tasse d'eau chaude ou de tisane.

Langue - Affections de la langue

Gaillet

On soigne les enflures, douleurs, brûlures dues à des aliments trop chauds avec du gaillet. Il faut 6 à 8 tasses de tisane de gaillet fraîchement cueilli et coupé en petits morceaux. Verser une tasse d'eau bouillante sur une cuillerée à café bombée de gaillet et laisser infuser pendant 30 secondes. Filtrer et verser dans une bouteille isotherme. Faire des bains de bouche avec cette tisane plusieurs fois et de temps en temps en avaler une gorgée. Ce traitement doit être poursuivi pendant plusieurs jours, jusqu'à disparition des troubles.

Lacrymation

Ablutions à la mauve

Si les yeux sont larmoyants, trop secs ou sans liquide, des ablutions et des compresses à la tisane de mauve ont apporté une amélioration d'après mon expérience.

Faire infuser une cuillerée bombée de mauve dans une tasse d'eau froide, pendant 12 heures, puis réchauffer et filtrer. Avec cette tisane tiède on lave les yeux à l'aide d'un verre spécial (disponible en pharmacie) ou bien on en imbibe un petit linge propre qu'on pose sur les yeux fermés.

Achillée millefeuille

Si les larmes ne tarissent pas je conseille la tisane d'achillée. Verser une tasse d'eau bouillante sur une cuillerée à café bombée d'achillée, laisser infuser pendant 30 secondes puis filtrer et boire par gorgées 2 à 3 tasses par jour.

Mélange

Si les yeux larmoient trop, je conseille de préparer le mélange suivant :

10 g d'euphraise, 10 g de valériane, 15 g de racines de benoîte, 10 g de fleurs de lilas, 15 g d'alchémille, 20 g de camomille et 10 g de rue.

On laisse infuser 15 g de ce mélange dans ½ l d'eau froide pendant 12 heures. Puis on réchauffe cette infusion et on la filtre. On en imbibe un linge propre qu'on pose chaud sur les yeux fermés. Renouveler la compresse après 30 minutes. Le patient devrait ensuite se reposer un linge sec et chaud sur les yeux.

Lassitude, Lassitude au travail

Gui
Faire macérer pendant 12 heures une cuillerée à café bombée de gui dans une tasse d'eau froide puis chauffer cette infusion, la filtrer et en boire par gorgées jusqu'à 3 tasses par jour. Par commodité on prépare sa ration journalière dans une bouteille thermos.

Lentigo

Benoîte
Ouvrir les hautes tiges charnues de la benoîte, les mastiquer et appliquer cette bouillie sur le lentigo.

Huile d'arachide
Si des lentigos commencent à apparaître (de grâce ne pas opérer, aucun médecin responsable ne le conseillera) il faut les tamponner d'huile d'arachide disponible en pharmacie et les masser en cercle de droite à gauche.

Jus de joubarbe
Couper en long des feuilles de joubarbe et appliquer le jus qui s'en écoule sur les lentigos.

Pommade au gaillet
La pommade s'avère aussi être un excellent remède contre les lentigos.

Chauffer dans une poêle 500 g de saindoux pur et jeter 4 bonnes poignées de gaillet dans la graisse chaude Donner un tour de bouillon en remuant énergiquement et retirer du feu. Laisser refroidir pendant la nuit puis le lendemain réchauffer la poêle jusqu'à ce que la graisse soit à nouveau fondue et passer le tout dans un linge propre en pressant bien les herbes. La pommade ainsi obtenue sera mise en pots hermétiques et doit se conserver au réfrigérateur.

Ablutions au gaillet
Faire des ablutions au gaillet. Ebouillanter 2 cuillerées à café bombées de gaillet avec ½ l d'eau, laisser infuser pendant 30 secondes et filtrer. Laver la peau concernée avec la décoction.

Jus de souci
Passer les tiges fraîches du souci dans une centrifugeuse pour en extraire le jus qu'on utilisera pour appliquer quotidiennement sur les lentigos.

Teinture de thuya
Remplir une bouteille de feuilles de thuya coupées en petits morceaux et les recouvrir complètement d'alcool de grains à 38-40%. Laisser la bouteille au chaud pendant 15 jours minimum. Utiliser cette teinture pour tamponner quotidiennement les lentigos.

Lourdeur d'estomac

Teinture de fenouil
Prendre quotidiennement 10 gouttes de teinture de fenouil avec un peu d'eau.

Achillée
Ebouillanter une cuillerée à café bombée d'achillée par tasse et laisser infuser pendant 30 secondes. Filtrer et boire une tasse de tisane matin et soir.

Lumbago

Aigremoine
Verser une tasse d'eau bouillante sur une cuillerée à café bombée de feuilles d'aigremoine et laisser infuser pendant 30 secondes. Filtrer et boire par gorgées 1 à 2 tasses par jour.

Huile de millepertuis
L'huile de millepertuis est un remède connu pour son efficacité dans les sciatiques, lumbagos et rhumatismes et devrait se trouver dans toutes les armoires à pharmacies.

Remplir une bouteille de fleurs et de bourgeons de millepertuis frais et verser par-dessus de l'huile en les couvrant complètement. Laisser reposer au chaud pendant 3 semaines. L'huile va prendre une teinte rougeâtre. Appliquer cette huile sur le lumbago.

Ortie

Avec une ortie fraîchement cueillie on balaye délicatement de haut en bas 4 fois la partie douloureuse. Puis mettre du talc sur la peau qui est devenue rouge. Après quelques jours déjà on constatera une amélioration.

Reine des prés

Verser une tasse d'eau bouillante sur une cuillerée à café bombée de fleurs de reines des prés et laisser infuser pendant 30 secondes. Boire par gorgée 2 à 3 tasses par jour.

Maigreur

Acore odorant

Les troubles du métabolisme sont souvent la cause d'une maigreur frappante malgré une nourriture saine et abondante. La racine d'acore peut y remédier.

Faire infuser pendant 12 heures une cuillerée à café rase de racines d'acore dans une tasse d'eau froide. Puis réchauffer cette infusion, la filtrer et la boire par gorgées avant et après chaque repas. Il s'agit de 6 gorgées réparties sur la journée, il ne faudrait pas boire plus que cette tasse ! Verser le contenu de la tasse dans une bouteille thermos.

Bain à l'acore odorant

En plus de la tasse journalière de tisane à l'acore odorant il est conseillé de prendre de temps en temps un bain à l'acore.

Faire macérer pendant 12 heures 200 g de racines d'acore dans 5 litres d'eau froide, puis réchauffer le tout, filtrer et l'ajouter à l'eau du bain. Il faut que le cœur du patient reste en dehors de l'eau. Durée du bain : 20 minutes. Ne pas se sécher en sortant mais revêtir un peignoir et se mettre au lit pour transpirer encore pendant une heure.

Main (mains enflées)

Mauve

Faire macérer 2 bonnes poignées de mauve dans 5 litres d'eau froide pendant 12 heures. Puis on réchauffe le tout et on baigne ses mains dans cette infusion pendant 20 minutes.

Mal de dos

Huile de millepertuis

Contre le mal de dos je conseille l'application d'huile de millepertuis. Remplir une bouteille de fleurs et de bourgeons de millepertuis frais. Compléter avec de l'huile de façon à ce que les plantes soient recouvertes et laisser pendant 3 semaines au chaud. L'huile va se décolorer en prenant une teinte rougeâtre.

Coussin de marrons d'Inde

Peler des marrons d'Inde frais, c'est-à-dire enlever la bogue brune et ne garder que la partie blanche qu'on va moudre. Remplir une housse de coussin avec cette semoule de marron et placer sur la partie douloureuse du dos.

Achillée millefeuille

Verser une tasse d'eau bouillante sur une cuillerée à café bombée d'achillée et laisser infuser pendant 30 secondes. Boire par gorgées aussi chaudes que possible 3 à 4 tasses par jour.

Mal de tête

Achillée millefeuille

Verser une tasse d'eau bouillante sur une cuillerée à café bombée d'achillée et laisser infuser pendant 30 secondes, puis filtrer et en boire quotidiennement 2 tasses par jour.

Ortie

Ebouillanter une cuillerée à café bombée d'orties avec ¼ de l d'eau, laisser infuser pendant 30 secondes, filtrer et boire par gorgées. Par commodité verser la tisane de la journée dans une bouteille isotherme préalablement rincée à l'eau chaude. On peut boire sans problème jusqu'à 2 litres de tisane à l'ortie par jour.

M

Primevère
Verser une tasse d'eau bouillante sur une cuillerée à café bombée d'ombelles séchées de primevères et laisser infuser pendant 30 secondes jusqu'à ce que la tisane prenne une couleur dorée. Pendant la journée boire 2 à 3 tasses par gorgées.

Aubépine
Verser une tasse d'eau bouillante sur une cuillerée à café bombée d'aubépine (on utilise les feuilles et les fleurs) et laisser infuser pendant 30 secondes. Filtrer et boire par gorgées 2 tasses réparties sur la journée.

Teinture d'aubépine
Remplir une bouteille de baies et de fleurs fraîchement cueillies à part égales et recouvrir complètement les plantes d'alcool de grains à 38-40%. Laisser au chaud pendant 3 semaines au moins et prendre de cette teinture obtenue 4 à 10 gouttes par jour.

Petite liqueur du Suédois
En cas de forts maux de tête on prend 2 à 3 fois par jour une cuillerée à soupe de petite liqueur du Suédois diluée dans une des tisanes ci-dessus. On compte 1 cuillerée à soupe par ⅛ de l de tisane. Pour être le plus efficace possible la prendre une demi heure avant et après les repas, c'est-à-dire ¼ de tasse à chaque fois.

Compresses de petite liqueur du Suédois
Enduire le front et les tempes de pommade au souci afin que l'alcool ne dégraisse pas la peau, puis mettre quelques gouttes de liqueur sur un coton ou un morceau de cellulose et placer sur la partie douloureuse. On fixe cette compresse avec une bande ou un petit linge et on le laisse de 2 à 4 heures dans la mesure où on le supporte.

Remède des familles
Mouiller une petite serviette éponge (elle doit être humide et non dégoulinante) et on la pose pendant la nuit sur le cœur en la recouvrant d'un plastique et d'une serviette sèche pour maintenir la chaleur.

Maux de dents

Camomille
Verser une tasse d'eau bouillante sur une cuillerée à café bombée de camomille et laisser infuser 30 secondes. Filtrer et en boire jusqu'à 3 tasses réparties sur la journée. On peut aussi faire des bains de bouche avec cette infusion refroidie.

Petite liqueur du Suédois
En cas de mal de dent on prend une cuillerée à soupe de petite liqueur du Suédois mélangée à un peu d'eau ou de tisane et on la garde en bouche un certain temps avant de l'avaler.

Maux d'estomac

Mauve
Faire infuser pendant 12 heures une cuillerée à café bombée de mauve dans une tasse d'eau froide puis chauffer le tout, filtrer et boire par gorgées. On en boit 2 tasses par jour. Par commodité on verse sa ration journalière dans une bouteille isotherme rincée préalablement à l'eau chaude.

Petite liqueur du Suédois
En cas de maux d'estomac on prend quotidiennement 3 cuillerées à café de petite liqueur du Suédois diluée dans un peu d'eau ou de tisane.

Maux de gorge

Aigremoine
Ebouillanter une cuillerée à café bombée d'aigremoine par tasse et laisser infuser pendant 30 secondes. Filtrer et gargariser 2 fois par jour avec cette infusion d'aigremoine.

Sauge
Verser une tasse d'eau bouillante sur une cuillerée à café bombée de sauge, laisser infuser pendant 30 secondes puis filtrer. Gargariser 2 fois par jour, le matin et le soir, avec cette infusion de sauge. On peut en plus imbiber un gros co-

ton d'infusion de sauge et le poser sur la partie douloureuse.

Feuilles de noyer
Verser une tasse d'eau bouillante sur une cuillerée à café bombée de feuilles de noyer hachées. Laisser infuser pendant 30 secondes puis filtrer et gargariser le matin et le soir avec cette infusion.

Mémoire (baisse de)

Teinture d'ail des ours
10 à 12 gouttes de teinture d'ail des ours dans un peu d'eau stimulent la mémoire.

Remplir une bouteille de feuilles ou de bulbes d'ail des ours coupées en petits morceaux et les recouvrir d'alcool de grains à 38-40%. Laisser reposer au chaud pendant 2 semaines minimum.

Véronique
Verser une tasse d'eau bouillante sur une cuillerée à café bombée de véronique et laisser infuser 30 secondes. Filtrer et boire par gorgées une tasse de tisane avant d'aller se coucher.

Petite liqueur du Suédois
Se masser plusieurs fois les vertèbres cervicales avec de la liqueur vont stimuler la mémoire.

Mémoire (trous de)

Aubépine
Faire infuser pendant 12 heures une cuillerée à soupe bombée d'aubépine (feuilles, fleurs et baies à parts égales) dans une tasse d'eau froide, puis chauffer l'infusion et filtrer. Boire 2 tasses de cette tisane par jour.

Teinture d'aubépine
Remplir une bouteille de fleurs et de baies d'aubépine fraîchement cueillies à parts égales, puis recouvrir d'alcool de grains à 38-40%. Laisser au chaud pendant 15 jours au moins. De cette teinture ainsi obtenue on prendra 4 à 10 gouttes par jour.

Véronique
Verser une tasse d'eau bouillante sur une cuillerée à café bombée de véronique et laisser infuser pendant 30 secondes. Filtrer et boire par gorgée une tasse avant d'aller se coucher.

Mélange
Verser une tasse d'eau bouillante sur une cuillerée à café bombée du mélange (à parts égales) de prêle des champs et de véronique puis laisser infuser pendant 30 secondes et filtrer. Boire par gorgées 2 tasses par jour.

Ménopause

La ménopause représente une césure importante dans la vie d'une femme et elle est liée à de nombreux troubles. Les simples du jardin de dieu dont il est question ci-dessous vont faciliter cette phase difficile.

Achillée millefeuille
Verser une tasse d'eau bouillante sur une cuillerée à café bombée d'achillée et laisser infuser pendant 30 secondes. Filtrer et boire par gorgées jusqu'à 3 tasses par jour.

Bain de siège à l'achillée millefeuille
On devrait en plus prendre une fois par semaine un bain de siège à l'achillée millefeuille.

Faire infuser pendant 12 heures 100 g d'achillée dans un seau de 5 litres d'eau froide. Puis réchauffer la décoction, la filtrer et l'ajouter à l'eau du bain. Durée du bain : 20 minutes. Ne pas se sécher à la sortie mais s'enrouler dans un peignoir et se mettre au lit pour transpirer encore une heure.

Alchémille
Verser une tasse d'eau bouillante sur une cuillerée à café bombée d'alchémille, laisser infuser pendant 30 secondes et filtrer. Boire jusqu'à 3 tasses par jour par gorgées.

Capselle
Pendant la ménopause il est recommandé de faire une cure de tisane de capselle. Il faudrait que la femme boive pendant 4 semaines 2 tasses de tisane par jour. Verser une tasse d'eau bouillante sur une cuillerée à café bombée de capselle et laisser infuser pendant 30 secondes. Filtrer et boire par gorgées tout au long de la journée. On fait alors une pause de trois semaines puis on recommence la cure de 4 semaines.

Gui
Faire infuser dans une tasse d'eau froide une cuillerée à café bombée de gui pendant 12 heures. Puis réchauffer l'infusion et filtrer. On peut boire jusqu'à 3 tasses de tisane de gui réparties sur la journée. Le mieux est de préparer sa ration journalière et de la verser dans une bouteille isotherme rincée à l'eau chaude.

Mélange
Mélanger 25 g de fleurs d'arnica, 50 g de racines de valériane, 25 g de lichen d'Islande, 25 g de mélisse, 25 g d'achillée millefeuille et 25 g de sauge.

Verser une tasse d'eau bouillante sur une cuillerée à café bombée de ce mélange et laisser infuser pendant 30 secondes. Filtrer et boire par gorgées une tasse de tisane le matin à jeun.

Migraine

Achillée millefeuille
En buvant régulièrement de la tisane d'achillée millefeuille on peut vaincre la migraine.

Verser une tasse d'eau bouillante sur une cuillerée à café bombée d'achillée et laisser infuser pendant 30 secondes. Filtrer et boire par gorgées et très chaud une tasse de tisane.

Primevère
La tisane de primevères agit rapidement dans les crises de migraine.

Verser une tasse d'eau bouillante sur une cuillerée à café bombée de primevères et laisser infuser pendant 30 secondes. Filtrer et boire par gorgées et très chaud jusqu'à 2 tasses par jour.

Morsures

Compresses de plantain
En cas de morsure de chien une compresse de plantain lancéolé ou de grand plantain frais sera efficace. Dans l'urgence on peut écraser des feuilles entre les doigts et étaler sur la plaie. Il vaut mieux bien entendu laver les simples et les écraser avec un rouleau à pâtisserie sur une planche en bois et d'étaler cette bouillie sur la morsure.

Il va de soi qu'après ce soin d'urgence il faut consulter le plus rapidement possible un médecin.

Cette application vaut également pour les morsures de serpents.

Reine des prés
Verser une tasse d'eau bouillante sur une cuillerée à café bombée de fleurs de reine des prés et laisser infuser pendant 30 secondes. Filtrer et boire par gorgées 2 à 3 tasses par jour.

Petite liqueur du Suédois
On applique la petite liqueur du Suédois en usage externe et en usage interne en cas de morsures. Selon la gravité de la morsure on prend 3 cuillerées à café ou à soupe de liqueur par jour, dans un peu d'eau ou de tisane. En application externe on tamponne la plaie plusieurs fois par jour avec un coton imbibé de liqueur.

D'après le manuscrit du Dr. Samst, non seulement la plaie guérira plus vite en appliquant la liqueur du Suédois mais elle ne laissera aucune cicatrice.

Morsures de serpent

Plantain lancéolé
En cas de morsure de serpent et si la présence d'un médecin n'est pas immédiate, on peut écraser des feuilles de plantain lancéolé entre les doigts et les appliquer sur la blessure. Il est évidemment plus efficace de laver des feuilles de plantain et de les écraser sur une planche à l'aide d'un rouleau à pâtisserie, puis d'appliquer cette

purée de feuilles sur la morsure. Il faut ensuite appeler un médecin au plus vite.

Mycose

voir champignon du pied

Naevus vineux

Pommade au gaillet
La pommade au gaillet est un excellent remède contre naevus vineux.

Chauffer dans une poêle 500 g de saindoux pur et jeter 4 bonnes poignées de gaillet dans la graisse chaude. Donner un tour de bouillon en remuant énergiquement puis retirer du feu et laisser refroidir à couvert pendant la nuit. Le lendemain réchauffer pour faire rendre la graisse fluide et passer le tout à travers un linge propre en pressant bien les simples. Verser la pommade obtenue dans des verres à couvercle. Conserver au réfrigérateur.

Ablutions au gaillet
Faire des ablutions au gaillet en traitant les taches avec la solution suivante :

Ebouillanter 2 cuillerées à café bombées de gaillet, laisser infuser puis filtrer.

Appliquer la décoction quotidiennement.

Jus de joubarbe
Fendre les feuilles de joubarbe fraîches en deux et recueillir le suc qui s'en écoule pour l'appliquer sur les taches.

Jus de souci
Récupérer le jus des tiges fraîches du souci dans une centrifugeuse et badigeonner les taches plusieurs fois par jour.

Teinture de thuya
Remplir une bouteille de feuilles de thuya coupées menues et recouvrir complètement d'alcool de grains à 38-40%. Laisser la bouteille fermée au chaud pendant 15 jours au moins. Appliquer cette teinture obtenue plusieurs fois par jour sur la tache.

Nausées

Achillée millefeuille
Verser une tasse d'eau bouillante sur une cuillerée à café bombée d'achillée, laisser infuser pendant 30 secondes, filtrer et boire par gorgées 2 tasses par jour.

Aubépine
Ebouillanter une cuillerée à café bombée d'aubépine (feuilles et fleurs) avec une tasse d'eau et laisser infuser 30 secondes. Filtrer et boire par gorgées 2 tasses réparties sur la journée.

Teinture d'aubépine
Remplir une bouteille de fleurs et de baies d'aubépine (à parts égales) fraîchement cueillies, puis recouvrir d'alcool de grains à 38-40% et laisser reposer au chaud pendant 15 jours. Prendre 4 à 10 gouttes par jour de cette teinture ainsi obtenue.

Petite liqueur du Suédois
Prendre dans la tisane jusqu'à 3 cuillerées à café de petite liqueur du Suédois, qui d'après le vieux manuscrit chasse vertige et nausée.

Nervosité

Millepertuis
Ebouillanter une cuillerée à café bombée de millepertuis avec une tasse d'eau et laisser infuser 30 secondes, filtrer et boire par gorgée 2 à 3 tasses par jour.

Véronique
Le stress au travail et en famille est souvent cause d'une plus grande nervosité.

L'action sédative de la véronique agit rapidement. Verser une tasse d'eau bouillante sur une cuillerée à café bombée de véronique et laisser infuser pendant 30 secondes, filtrer et boire par gorgée une tasse avant d'aller se coucher.

O

Obésité

Alchémille
A 1000 m d'altitude pousse une sorte d'alchémille appelée alchémille argentée dont les feuilles ont des reflets d'argent sur le dessous des feuilles. On prépare une tisane à partir de ses feuilles qui est efficace en cas d'obésité et d'embonpoint.

Verser une tasse d'eau bouillante sur une cuillerée à café bombée d'alchémille, laisser infuser 30 secondes et filtrer. Boire par gorgées 2 à 3 tasses par jour.

Aubépine
Verser une tasse d'eau bouillante sur une cuillerée à café bombée d'aubépine (utiliser les fleurs et les feuilles) et laisser infuser 30 secondes puis filtrer et boire au moins 4 tasses par jour.

Teinture d'aubépine
Remplir une bouteille de fleurs et de feuilles d'aubépine à parts égales et verser par-dessus de l'alcool de grains à 38-40%. Laisser reposer 15 jours minimum au chaud. Prendre 4 à 10 gouttes par jour de cette teinture.

Chicorée sauvage
Verser une tasse d'eau bouillante sur une cuillerée à café bombée de chicorée sauvage (fleurs et tiges) et laisser infuser pendant 30 secondes. Filtrer et boire par gorgée 2 tasses par jour.

Œil de perdrix (cors)

Jus de chélidoine
Dans une centrifugeuse récupérer le jus des feuilles, fleurs et tiges fraîches préalablement lavées et qui sont restées humides. Badigeonner l'œil de perdrix plusieurs fois par jour avec ce jus concentré.

Pommade à la consoude
Dans une poêle on chauffe 250 g de saindoux pur et on y jette 4 à 6 racines fraîches de consoude préalablement lavées et coupées en petits morceaux. Donner un tour de bouillon en remuant énergiquement puis retirer du feu. Laisser refroidir à couvert pendant la nuit. Le lendemain on réchauffe encore une fois légèrement la poêle et on passe la préparation à travers un linge en pressant bien les herbes. Remplir des verres à fermeture vissée avec la pommade ainsi obtenue.

Enduire les cors quotidiennement avec cette pommade.

Ortie
L'ortie est un remède efficace contre les cors récalcitrants

On l'utilise en usage interne sous forme de tisane. Verser une tasse d'eau bouillante sur une cuillerée à café bombée d'orties et laisser infuser pendant 30 secondes. Filtrer et boire par gorgées jusqu'à 4 tasses par jour.

Bain de pied à l'ortie
En usage externe on prépare des bains de pieds à l'ortie. Faire infuser pendant 12 heures des orties fraîches (tiges et feuilles) dans 5 litres d'eau froide. Puis chauffer cette infusion et laisser les simples dans l'eau qui servira de bain de pieds pendant 20 minutes.

Teinture d'ortie
On peut également badigeonner les cors de teinture d'ortie qui s'est avérée être un remède efficace.

Remplir une bouteille de racines d'orties déterrées au printemps ou à l'automne et préalablement lavées et coupées en petits morceaux. Verser par-dessus de l'alcool de grains de 38-40% puis laisser reposer au chaud pendant 15 jours au moins. Appliquer cette teinture plusieurs fois par jour sur l'œil de perdrix.

Petite liqueur du Suédois
Imbiber un coton de petite liqueur du Suédois et tamponner plusieurs fois par jour l'oeil de perdrix. Pendant la nuit il est conseillé de laisser ce coton sur le cor et d'enfiler un bas par-dessus pour que la liqueur puisse agir. Il est important que la partie douloureuse soit toujours humide.

Ongles abîmés

Les ongles abîmés, cassants et fendus se soignent avec du jus de renoncule frais ou d'oignon.

Fendre les tiges fraîches et charnues de la renoncule et badigeonner quotidiennement les ongles avec le jus qui s'en écoule.

On coupe un oignon en deux et on frotte souvent les ongles avec chaque moitié.

Feuilles de noyer

En cas d'ongles purulents des pieds ou des mains, je recommande de faire des ablutions aux feuilles de noyer.

Verser une tasse d'eau bouillante sur une cuillerée à café bombée de feuilles de noyer hachées et laisser infuser pendant 30 secondes. Filtrer et baigner l'ongle malade dans cette infusion plusieurs fois par jour.

Ongles (champignon)

Ortie

L'ortie est très efficace dans cette affection qui perdure et qui est difficile à guérir.

En usage interne elle est utilisée comme tisane. Verser une tasse d'eau bouillante sur une cuillerée à café bombée d'ortie et laisser infuser pendant 30 secondes, filtrer et boire jusqu'à 4 tasses par jour.

Bain de pied à l'ortie

En usage externe on prépare des bains de pied en faisant macérer pendant 12 heures des orties fraîches, tiges et feuilles, dans 5 litres d'eau froide. Réchauffer cette macération, les herbes restant dans l'eau du bain et faire un bain de pied pendant 20 minutes.

Teinture d'ortie

Un autre remède efficace consiste à badigeonner le pied avec de la teinture d'ortie. Remplir une bouteille de racines d'orties déterrées au printemps ou en automne lavées et coupées en petits morceaux puis recouvrir d'alcool de grains à 38-40% et laisser reposer au chaud pendant 15 jours minimum. Badigeonner plusieurs fois par jour les ongles.

Onychite

Teinture d'arnica

Badigeonner plusieurs fois par jour l'ongle malade avec la teinture d'arnica.

Pour la préparer il faut emplir une bouteille au 2/3 de pétales d'arnica frais qu'on enlève du calice vert de la fleur d'arnica. Puis compléter avec de l'alcool de grains à 38-40% et laisser reposer au chaud pendant 15 jours au moins. Filtrer une partie de la teinture obtenue et laisser le reste sur les pétales pour pouvoir une nouvelle fois compléter par de l'alcool. La teinture d'arnica à 75% disponible en pharmacie doit être diluée à l'eau bouillie puis refroidie afin d'éviter toute inflammation ou blessure de la peau. Appliquée à l'état pur elle attaque la peau.

Ablutions à la mauve

Faire macérer pendant 12 heures 50 g de mauve dans de l'eau froide. Avant d'aller se coucher on baigne la main concernée pendant 20 minutes dans cette décoction qu'on a réchauffée.

Pendant la nuit on enduit l'ongle de pommade au souci et pose par-dessus un coton imbibé de petite liqueur du Suédois.

Ablutions à la prêle

On soigne les onychites avec des ablutions et des bains à la prêle.

Ebouillanter 2 cuillerées à café bombées de prêle des champs avec ½ litre d'eau, laisser infuser 30 secondes et utiliser la décoction pour laver l'ongle.

Faire macérer pendant 12 heures 100 g de prêle dans un seau d'eau froide puis réchauffer, filtrer et baigner le pied dans cette décoction pendant 20 minutes.

Après ces ablutions ou ce bain on peut encore faire des compresses chaudes avec les simples utilisés en les appliquant sur les plaies.

Pommade au souci

Chauffer dans une poêle 250 g de saindoux pur et jeter dans la graisse chaude une bonne poignée de soucis (fleurs, feuilles et tiges).

Donner un tour de bouillon en remuant énergiquement et retirer du feu. Laisser refroidir pendant la nuit à couvert. Le lendemain réchauffer légèrement le tout et passer à travers un linge propre en pressant bien les herbes. La pommade ainsi obtenue sera mise en pots à fermeture vissée.

Oppression

Teinture d'ail des ours

Malheureusement les feuilles d'ail des ours perdent de leurs vertus lorsqu'elles sont sèches. Afin de ne pas renoncer à leur effet thérapeutique en dehors du printemps on en prépare une teinture. Remplir une bouteille teintée de feuilles et de bulbes d'ail des ours coupés en petits morceaux et verser par-dessus de l'alcool de grains à 38-40%. Laisser reposer au chaud pendant 15 jours au moins. Prendre quotidiennement jusqu'à 4 fois par jour 10 à 12 gouttes dans un peu d'eau ou de tisane.

Paresse intestinale

Acore odorant

Faire infuser une cuillerée à café rase de racines d'acore dans une tasse d'eau froide pendant 12 heures. Puis réchauffer légèrement cette infusion et filtrer. On ne boit qu'une seule gorgée de cette infusion avant et après chaque repas ! Avant la prise réchauffer toujours la tasse au bain marie.

Petite liqueur du Suédois

Prendre 3 fois par jour une cuillerée à café de petite liqueur du Suédois dans un peu d'eau ou de tisane.

Peau (éruption)

Ablutions à la camomille

Ebouillanter une poignée de fleurs de camomille et laisser infuser pendant 30 secondes, filtrer et laver le visage plusieurs fois par jour avec cette décoction.

Oxalide

Verser une tasse d'eau bouillante sur une cuillerée à soupe bombée d'oxalide et laisser infuser pendant 30 secondes, filtrer et boire par gorgées 2 tasses par jour.

Lamier blanc

Ebouillanter une cuillerée à café bombée de lamier par tasse puis laisser infuser pendant 30 secondes. Filtrer et boire par gorgées une tasse le matin.

Ablutions à la prêle des champs

Verser 1 litre d'eau bouillante sur 4 cuillerées à café bombées de prêle et laisser infuser pendant 30 secondes. Filtrer et laver le visage ou les autres parties touchées avec cette décoction. Les compresses de prêle sont également efficaces ; mouiller un linge avec la décoction et poser la compresse chaude sur la peau.

Peau (impure)

Ail des ours

Grâce à ses vertus dépuratives l'ail des ours est efficace lorsque la peau est chroniquement impure. Au printemps cueillir les feuilles d'ail des ours, les laver et les croquer crues. Comme pour le persil ou la ciboulette parsemer et décorer tous les aliments d'ail des ours haché. On peut également en faire une salade ou bien les cuire comme des épinards.

Teinture d'ail des ours

Afin de profiter des vertus thérapeutiques de l'ail des ours pendant toute l'année, on en prépare de la teinture. Remplir une bouteille de feuilles et de bulbes hachés d'ail des ours, les recouvrir d'alcool de grains à 38-40% puis laisser reposer pendant 15 jours au moins au chaud. Prendre jusqu'à 4 fois par jour 10 à 15 gouttes.

Chicorée sauvage
Verser une tasse d'eau bouillante sur une cuillerée à café bombée de chicorée sauvage, laisser infuser pendant 30 secondes et filtrer. Boire par gorgées une tasse le matin.

Pellicules

Shampooing à l'ortie
Ebouillanter 2 cuillerées café bombées d'orties avec ½ litre d'eau et laisser infuser pendant 30 secondes. Filtrer et laver la tête une fois par semaine avec la moitié de la décoction et du savon de Marseille et rincer avec l'autre moitié. Ne plus rincer par la suite.

Shampooing à la prêle des champs
Les pellicules se traitent par un lavage quotidien avec une décoction de prêle et ensuite par un massage du cuir chevelu à l'huile d'olive.

Verser 1 litre d'eau bouillante sur 4 cuillerées à café bombées de prêle et laisser infuser pendant 30 secondes. Filtrer et laver avec soin les cheveux. Ceux-ci ne doivent pas être rincés ensuite à l'eau claire. Masser le cuir chevelu mouillé à l'huile d'olive.

Pertes

Bain de siège à l'achillée millefeuille
En cas de pertes prendre une à deux fois par semaines un bain de siège à l'achillée. Faire macérer pendant 12 heures 100 g d'achillée dans un seau de 5 litres d'eau froide. Puis réchauffer l'infusion, filtrer et l'ajouter à l'eau du bain. Les reins de la personne doivent être dans l'eau. Durée du bain : 20 minutes. Ne pas se sécher à la sortie mais enfiler un peignoir et transpirer encore pendant une heure au lit.

Achillée
En plus des bains de siège il faut boire deux tasses de tisane d'achillée par jour. Ebouillanter une cuillerée à café bombée d'achillée par tasse et laisser infuser 30 secondes. Filtrer et boire par gorgées.

Pertes blanches

Alchémille
Verser une tasse d'eau bouillante sur une cuillerée à café bombée d'alchémille et laisser infuser pendant 30 secondes. Filtrer et boire par gorgées jusqu'à 3 tasses de tisane réparties sur la journée.

Bain de siège à l'achillée millefeuille
En cas de pertes blanches il faudrait prendre une à deux fois par semaine un bain de siège à l'achillée.

Faire macérer pendant 12 heures 100 g d'achillée dans un seau de 5 litres d'eau froide. Puis réchauffer l'infusion, filtrer et l'ajouter à l'eau du bain. Les reins de la personne doivent être dans l'eau. Durée du bain : 20 minutes. Ne pas se sécher à la sortie mais enfiler un peignoir et transpirer encore pendant une heure au lit.

Feuilles de noyer
Faire macérer pendant 12 heures 2 cuillerées à café bombées de feuilles de noyer dans ½ l d'eau froide. Puis réchauffer la macération et filtrer. Avec cette décoction concentrée laver extérieurement la vulve.

Bain de siège à la prêle
En alternance avec les bains de sièges à l'achillée on devrait également prendre des bains de siège à la prêle. La marche à suivre est la même que pour celui de l'achillée millefeuille.

Renouée des oiseaux
Verser une tasse d'eau bouillante sur une cuillerée à café bombée de renouée des oiseaux et laisser infuser 30 secondes. Filtrer et boire par gorgées jusqu'à 2 tasses réparties sur la journée.

Petite liqueur du Suédois
Dans l'une des tisanes indiquées ci-dessus on met quotidiennement 3 cuillerées à café de petite liqueur du Suédois.

On compte une cuillerée à café par demi tasse de tisane qui sera prise par moitié avant et après les repas.

Pharyngite

Aigremoine
Verser une tasse d'eau bouillante sur une cuillerée à café bombée d'aigremoine et laisser infuser pendant 30 secondes, filtrer et gargariser 2 fois par jour, matin et soir avec cette tisane.

Sauge
Verser une tasse d'eau bouillante sur une cuillerée à café bombée de sauge et laisser infuser pendant 30 secondes, filtrer et gargariser avec la tisane matin et soir. On peut en plus de ces bains de bouche imbiber un coton de tisane, le presser entre les doigts et le placer sur l'endroit douloureux du cou.

Pieds enflés

Mauve
Faire macérer pendant 12 heures 2 poignées de feuilles de mauve fraîches dans 5 l d'eau froide. Réchauffer cette macération et ajouter à l'eau du bain de pieds. Durée du bain : 20 minutes.

Tussilage
Ebouillanter 2 poignées de feuilles de tussilage frais et laisser infuser 2 minutes avant de l'ajouter à l'eau d'un bain de pieds. Durée du bain : 20 minutes

Pieds froids

Bain de pieds à l'acore odorant
Faire macérer pendant 12 heures 100 g environ de racines d'acore dans de l'eau froide. Réchauffer cette macération, laisser encore infuser 5 minutes, filtrer et l'ajouter à l'eau du bain de pieds. Durée du bain : 20 minutes

Pieds écorchés

Cataplasme au pétasite officinal
Laver les feuilles fraîches de pétasite et les écraser avec un rouleau à pâtisserie sur une planche en bois. Etaler cette bouillie d'herbes sur les pieds endoloris. Pour obtenir une guérison rapide, renouveler l'opération plusieurs fois par jour.

Cataplasme au plantain
Laver les feuilles fraîches de plantain lancéolé ou de grand plantain et les écraser avec un rouleau à pâtisserie sur une planche en bois puis étaler cette bouillie d'herbes sur les pieds meurtris. En renouvelant plusieurs fois ce cataplasme on obtiendra une guérison plus rapide.

Pilosité

Ortie
Parallèlement au traitement au jus d'ortie, on devrait entreprendre une cure de tisane d'ortie. Il faut boire 3 ou 4 tasses au moins de tisane répartie sur la journée. Verser une tasse d'eau bouillante sur une cuillerée à café bombée d'orties et laisser infuser pendant 30 secondes. Filtrer puis boire par gorgées.

Huile de millepertuis
Mettre dans une bouteille des fleurs et des bourgeons fraîchement cueillis et verser de l'huile par-dessus. Fermer la bouteille et laisser reposer au chaud pendant 3 semaines. Enduire tout le corps avec cette huile au millepertuis.

Huile de camomille
Mettre dans une bouteille des fleurs de camomille fraîchement cueillies et verser par-dessus de l'huile. Laisser la bouteille fermée au chaud pendant 3 semaines. Enduire tout le corps avec cette huile à la camomille.

Jus de chélidoine
Un trouble rénal est souvent à l'origine de duvets du visage et d'une pilosité excessive des membres chez les femmes.

Dans une centrifugeuse préparer du jus frais de chélidoine à partir de ses feuilles, fleurs et tiges puis l'appliquer sur les parties du corps concernées.

Bain de siège à la prêle
Les bains de siège à la prêle stimulent la circulation du sang dans les reins et devraient être pris une fois par semaine parallèlement au jus de chélidoine et à la cure de tisane d'ortie.

Faire macérer pendant 12 heures 100 g de prêle dans un seau d'eau froide d'une capacité de 5 litres. Puis chauffer le tout, filtrer et ajouter à l'eau du bain. La baignoire doit avoir suffisamment d'eau pour que les reins soient recouverts. Durée du bain : 20 minutes. Ne pas se sécher en sortant mais revêtir un peignoir et se coucher pour transpirer encore pendant une heure.

Pommade au souci
On peut préparer sa pommade très facilement soi même : Faire chauffer dans une poêle 250 g de saindoux pur et verser dans la graisse chaude 2 bonnes poignées de soucis (feuilles, fleurs et tiges). Donner un tour de bouillon en remuant énergiquement puis retirer du feu. Couvrir et laisser reposer la nuit. Le lendemain réchauffer légèrement la poêle et verser la préparation à travers un linge propre en pressant bien les herbes. Mettre en pot à couvercle vissé la pommade ainsi obtenue.

Piqûres (d'abeille, de guêpe et d'autres insectes)

On peut se protéger des désagréables piqûres d'insectes grâce à l'application de feuilles de noyers fraîches.

Cataplasme au plantain
A l'aide d'un rouleau à pâtisserie écraser sur une planche en bois des feuilles fraîches et lavées de plantain lancéolé ou de grand plantain, puis appliquer cette bouillie sur l'endroit de la piqûre.

Cataplasme à la sauge
Ecraser sur une planche en bois des feuilles fraîches et lavées de sauge à l'aide d'un rouleau à pâtisserie puis appliquer cette pâte sur l'endroit de la piqûre.

Petite liqueur du Suédois
En première urgence appliquer sur la piqûre un coton imbibé de petite liqueur du Suédois.

Teinture d'arnica
On applique de la teinture d'arnica sur les plaies dues à toutes sortes de piqûres.

Afin d'éviter des irritations on met auparavant de la pommade au souci sur l'endroit de la piqûre.

Pour préparer cette teinture on remplit au 2/3 une bouteille de pétales frais qu'on enlève du calice vert de l'arnica et on verse par-dessus de l'alcool de grains à 38 -40%. Laisser pendant 15 jours au moins au chaud. Filtrer une partie de la teinture dans une petite bouteille et laisser les herbes qu'on recouvrira une nouvelle fois d'alcool. La teinture d'arnica à 75% disponible en pharmacie doit être diluée de moitié avec de l'eau bouillie et refroidie afin d'éviter toute irritation et inflammation. Si elle n'a pas été diluée cette teinture pourrait occasionner des brûlures.

Plaies (Soins)

Teinture d'arnica
Une plaie fraîche se soigne en usage externe à la teinture d'arnica.

Traiter la plaie avec des compresses à la teinture d'arnica plusieurs fois par jour.

Afin d'éviter des irritations appliquer préalablement sur la peau de l'huile de camomille ou de millepertuis.

Pour préparer de la teinture d'arnica on remplit au 2/3 une bouteille de pétales frais qu'on a enlevés du calice vert de l'arnica. Verser par-dessus de l'alcool de grains à 38-40% et laisser reposer au chaud pendant 15 jours au moins. Filtrer une partie de la teinture et laisser les plantes dans l'alcool. Compléter une nouvelle fois avec de l'alcool de grains ;

La teinture d'arnica à 75% disponible en pharmacie doit être diluée de moitié avec de l'eau bouillie et refroidie, afin d'éviter des inflammations. La teinture à l'état pur pourrait provoquer des irritations de la peau.

Jus d'ail des ours
Le jus frais de feuilles d'ail des ours qu'on badigeonne sur les plaies cicatrise les plus rebelles.

Alchémille
En cas de plaies purulentes, de fièvre et d'ulcères il faut boire de la tisane d'alchémille à cause de son effet diurétique et de son action tonicardiaque.

Ebouillanter une cuillerée à café bombée d'alchémille et laisser infuser pendant 30 secondes. Filtrer et boire par gorgées 2 à 3 tasses par jour.

Cataplasme à l'alchémille
En usage externe on applique des cataplasmes de bouillie d'alchémille sur les plaies. Laver de l'alchémille fraîchement cueillie et écraser en bouillie à l'aide d'un rouleau à pâtisserie sur une planche en bois. Appliquer prudemment cette bouillie d'herbes sur la plaie. Si le cataplasme doit être renouvelé laver la plaie à l'eau bouillie refroidie.

Camomille
On utilise la camomille en usage interne dans toutes les blessures douloureuses.

Verser une tasse d'eau bouillante sur une cuillerée à café bombée de camomille et laisser infuser pendant 30 secondes. Filtrer et boire par gorgées 3 à 4 tasses par jour.

En usage externe on utilise l'infusion de camomille pour laver les plaies. Le dosage est identique à celui de la tisane qu'on boit.

Teinture de calendula
La teinture de calendula diluée à l'eau bouillie est à recommander pour faire des compresses sur des plaies ou des escarres ainsi que sur des ulcères purulents.

Remplir une bouteille avec une poignée de fleurs et verser par-dessus 1 litre d'alcool de grains à 38-40%. Laisser reposer au chaud pendant 15 jours minimum. Cette teinture qui sera diluée de moitié avec de l'eau bouillie servira à faire des compresses qui seront appliquées sur les plaies. La compresse sera entourée d'un linge chaud.

Capselle
Des plaies saignant abondamment et qui perdurent, s'arrêtent de saigner si on boit de la tisane à la capselle.

Verser une tasse d'eau bouillante sur une cuillerée à café bombée de capselle et laisser infuser 30 secondes. Filtrer et boire par gorgées 2 à 3 tasses par jour.

Teinture de consoude
Des compresses à la consoude guérissent toutes les plaies, quelles soient externes ou internes.

Laver à la brosse les racines de consoude et après les avoir coupées en petits morceaux, les remplir dans une bouteille et les recouvrir complètement d'alcool de grains à 38-40%. Laisser reposer pendant 15 jours au moins au chaud. Imbiber une compresse de teinture de consoude et poser sur la plaie. Auparavant il faut appliquer sur la peau de la pommade de souci ou bien de l'huile de camomille ou de millepertuis pour que la peau ne se dégraisse pas au contact de la teinture.

Compresse au gaillet
Des compresses chaudes au gaillet guérissent les plaies.

Verser ½ l d'eau bouillante sur 2 cuillerées à café bombée de gaillet puis laisser infuser pendant 30 secondes et filtrer. Imbiber un linge avec la décoction et poser sur la plaie qui sera encore entourée d'un linge sec pour maintenir la chaleur.

Lycopode
Les grands malades, obligés de garder le lit pendant très longtemps, présentent souvent des escarres dues à la position couchée. Grâce à la précieuse farine de lycopode qu'on saupoudre sur les escarres, ces plaies se ferment assez rapidement.

Huile de millepertuis
L'huile de millepertuis ne devrait jamais manquer dans l'armoire à pharmacie familiale. C'est un remède universellement reconnu en ce qui concerne les plaies ouvertes, les blessures fraîches, hématomes, même en cas de brûlures et

d'échaudures. Appliquer l'huile plusieurs fois par jour sur les plaies et blessures.

Remplir une bouteille de fleurs et de bourgeons de millepertuis et verser par-dessus de l'huile (pour les brûlure on prend de l'huile de lin) de sorte que les simples sont complètement recouverts. Mettre la bouteille au chaud pendant 3 semaines jusqu'à ce que l'huile prenne une couleur rougeâtre.

Mauve

Les blessures des mains et des pieds se traitent par des bains à la mauve.

Faire macérer pendant 12 heures 2 bonnes poignées de mauve dans un seau de 5 l d'eau froide. Puis réchauffer et filtrer cette décoction que l'on utilise pour laver les pieds ou les mains pendant 20 minutes. Après cela appliquer des feuilles fraîches de plantain lancéolé préalablement cueillies et lavées puis réduites en bouillie à l'aide d'un rouleau à pâtisserie sur une planche en bois. Cette bouillie d'herbe sera mise directement sur la plaie autour de laquelle on fixera une compresse qui restera toute la nuit.

Pétasite officinal

Des plaies causées par des brûlures, des ulcères sévères et toutes sortes de brûlures peuvent être guéris par les feuilles de pétasite frais.

Les feuilles fraîchement cueillies sont lavées et réduites en bouillie avec un rouleau à pâtisserie sur une planche en bois puis appliquées sur la plaie. Renouveler plusieurs fois par jour ce cataplasme Avant de remettre une nouvelle couche de simples, laver la plaie à l'eau bouillie pour qu'il ne reste aucune trace d'herbe.

Plantain

Les feuilles de plantain lancéolé ou de grand plantain guérissent même d'anciennes plaies.

Laver les feuilles fraîchement récoltées et les écraser avec un rouleau à pâtisserie sur une planche en bois puis étaler cette bouillie directement sur la plaie.

Enveloppement à la prêle

Les enveloppements à la prêle guérissent même les plaies nécrosées.

Mettre 2 bonnes poignées de prêle dans une passoire et suspendre au-dessus d'un récipient d'eau en ébullition. Par la vapeur montante les herbes se réchauffent. Verser le contenu de la passoire dans un linge qui sera posé sur la plaie. Entourer ce linge avec d'autres linges chauds et laisser agir pendant plusieurs heures voire la nuit.

Ablution à la prêle

Une autre application de la prêle consiste à faire des ablutions et des bains.

Pour des ablutions on verse ½ litre d'eau bouillante sur 2 cuillerées à café bombée de prêle et laisser infuser pendant 30 secondes. Filtrer et laver les plaies avec cette décoction.

Bain de siège

En cas de plaies importantes au niveau des jambes il est conseillé de faire des bains de siège.

Faire macérer 100 g de prêle dans de l'eau froide, puis réchauffer la macération et l'ajouter à l'eau du bain. Il faut que les reins du patient soient recouverts d'eau Durée du bain : 20 minutes. Ne pas se sécher à la sortie mais enfiler un peignoir et se coucher pour transpirer encore pendant une heure.

Jus de renouée des oiseaux

Cueillir de la renouée, laver et encore humide passer dans un presse fruit. Etaler plusieurs fois ce jus frais de renouée sur les plaies.

Souci

La tisane au souci stimule la guérison des blessures. Verser une tasse d'eau bouillante sur une cuillerée à café bombée de soucis et laisser infuser pendant 30 secondes. Filtrer et boire par gorgées 1 à 2 tasses par jour.

Pommade au souci

Les douleurs occasionnées par les plaies et blessures sont traitées efficacement par la pommade au souci.

Chauffer dans une poêle 250 g de saindoux pur et jeter 2 bonnes poignées de soucis (fleurs, feuilles et tiges) dans la graisse chaude. Donner

P

un tour de bouillon en remuant énergiquement et retirer du feu. Laisser refroidir à couvert pendant la nuit. Le lendemain réchauffer légèrement la préparation qu'on va passer à travers un linge propre e pressant bien les feuilles, fleurs et tiges. La pommade obtenue est mise en pots à fermeture hermétique.

Ablutions à la véronique
Des plaies enflammées, difficiles à cicatriser, surtout dans la région du coccyx, sont à traiter avec une décoction de véronique.

Verser ½ l d'eau bouillante sur 2 cuillerées à café bombées de véronique et laisser infuser pendant 30 secondes. Filtrer et laver la plaie avec la décoction.

Enveloppements à la véronique
Pendant la nuit on pose des compresses chaudes à la véronique sur les plaies. On refait une décoction de véronique comme indiquée ci-dessus et on en imbibe un linge propre puis on le pose sur la plaie. Entourer le tout de linges secs pour maintenir la chaleur.

Mélange de tisanes
On lave les plaies purulentes et difficiles à guérir avec une décoction de soucis et de prêle à parts égales.

Verser ½ l d'eau bouillante sur 1 cuillerée à soupe bombée de ce mélange et laisser infuser pendant 30 secondes. Filtrer et laver plusieurs fois la plaie avec cette décoction.

Petite liqueur du Suédois
Les cicatrices disparaissent complètement si elles sont hydratées tous les soirs avec de la petite liqueur du Suédois. Mettre quelques gouttes de liqueur sur un coton et tamponner les cicatrices.

Plaies ouvertes

Berce
Laver des feuilles de berce fraîchement cueillies et les écraser au rouleau à pâtisserie sur une planche en bois. Appliquer cette bouillie de simples sur la plaie et recouvrir d'un linge chaud. On peut également faire des applications de feuilles entières préalablement lavées.

Lycopode
Saupoudrer légèrement et avec parcimonie les plaies ouvertes de poudre de lycopode. Cette poudre si fine, au toucher soyeux, est extraite des spores de lycopode.

Plantain
L'application de feuilles fraîches de plantain lancéolé ou de grand plantain accélère la guérison des plaies ouvertes.
Laver les feuilles fraîches et les écraser sur une planche à l'aide d'un rouleau à pâtisserie. Appliquer directement cette bouillie sur la plaie.

Point de côté

Gaillet
La tisane de gaillet agit rapidement sur les points de côté ; Verser une tasse d'eau bouillante sur une cuillerée à café bombée de gaillet et laisser infuser pendant 30 secondes. Filtrer et boire par gorgées 2 à 3 tasses par jour.

Poux

Feuilles de noyer
Les poux qu'on croyait définitivement morts font à nouveau parler d'eux. Mais avec des rinçages aux feuilles de noyer on arrive rapidement à les maîtriser.

Verser ½ l d'eau bouillante sur 2 cuillerées à café bombées de feuilles de noyer hachées et laisser infuser pendant 30 secondes. Filtrer et tamponner les parties concernées du cuir chevelu.

Putréfaction intestinales

Acore odorant
Faire infuser pendant 12 heures une cuillerée à café rase de racines d'acore dans une tasse d'eau

froide. Puis réchauffer cette infusion et filtrer. Boire cette tasse tout au long de la journée en 6 gorgées. Avant de boire cette tisane il faut à chaque fois la réchauffer au bain marie.

Raideur et crampes

Coussin de lycopode

Remplir une housse de coussin de 100 à 200 g de lycopode et on pose le coussin sur les endroits contractés.

Thym

En cas de contractions spécialement de crampes d'estomac, de menstruation, de bas ventre, on utilise le thym en usage externe et interne. Dans la journée on boit 2 tasses de tisane de thym en versant une tasse d'eau bouillante sur une cuillerée à café bombée de thym. Laisser infuser 30 secondes, filtrer et boire par gorgées.

Coussin de thym

En usage externe on remplit une housse de coussin de fleurs et de tiges séchées de thym et on la pose sur les endroits touchés par les crampes. Avant d'aller se coucher on chauffe le coussin à très basse température dans le four puis on le place pendant la nuit sur les endroits douloureux.

Petite liqueur du Suédois

En cas de sévères crampes des mains et des pieds, qui peuvent assez souvent mener à des déformations, la petite liqueur du Suédois aux effets multiples va agir. Prendre 3 fois par jour une cuillerée à soupe de liqueur avant et après les repas.

Refroidissement

Ortie

L'ortie aux multiples vertus renforce la défense de l'organisme et s'avère être un remède efficace de prévention contre les risques de contaminations des états grippaux.

Verser une tasse d'eau bouillante sur une cuillerée à café bombée d'orties et laisser infuser 30 secondes puis filtrer et boire par gorgées. On peut boire tranquillement 2 litres de tisane d'ortie par jour et mettre sa ration quotidienne dans une bouteille thermos.

Achillée millefeuille

Verser une tasse d'eau bouillante sur une cuillerée à café bombée d'achillée et infuser 30 secondes. Filtrer et boire par gorgées plusieurs tasses par jour aussi chaud que possible.

Reine des prés

Verser une tasse d'eau bouillante sur une cuillerée à café de fleurs de reine des prés coupées en petits morceaux. Laisser infuser 30 secondes puis filtrer et boire par gorgées 2 à 3 tasses par jour.

Petite liqueur du Suédois

En cas de fort refroidissement on met quelques gouttes de petite liqueur sur une cuiller et on les inhale par la bouche.

On ajoute à la tisane d'achillée 3 fois par jour une cuillerée à café de liqueur. C'est dire une cuillerée pour une demi tasse que l'on boira par moitié une demi heure avant et après les repas.

Remède des familles

Faire des bains de pieds à l'eau très chaude pendant 10 à 15 minutes. La température de l'eau doit être tout juste supportable et il faut toujours la maintenir ainsi en rajoutant constamment de l'eau chaude.

Règles (irrégulières)

Capselle

La tisane de capselle est un remède efficace pour régulariser les règles pendant la période de la puberté.

Boire une semaine avant la date prévue des règles 2 tasses de tisane par jour. Verser une tasse d'eau bouillante sur une cuillerée à café bombée de capselle et laisser infuser 30 secondes puis filtrer. Boire par gorgées.

R

Millepertuis
Des irrégularités dans le cycle, phénomène fréquent de la puberté, peuvent être corrigées par le millepertuis.
Verser une tasse d'eau bouillante sur une cuillerée à café bombée de millepertuis et laisser infuser 30 secondes. Filtrer et boire par gorgées 2 tasses par jour pendant quelques temps.

Mélange
Contre les irrégularités du cycle menstruel et de l'absence momentanée de règles pendant la puberté, le mélange d'alchémille et d'achillée à part égales se révèle efficace.
Ebouillanter une cuillerée à café bombée de ce mélange par tasse et laisser infuser 30 secondes. Filtrer boire par gorgées 2 tasses par jour sur un laps de temps assez long.

Rhumatismes

Achillée millefeuille
Verser une tasse d'eau bouillante sur une cuillerée à café bombée d'achillée et laisser infuser pendant 30 secondes. Filtrer et boire aussi chaud que possible jusqu'à 4 tasses par jour.

Aigremoine
Ebouillanter une cuillerée à café bombée d'aigremoine et laisser infuser 30 secondes. Filtrer et boire par gorgées 2 tasses par jour.

Teinture de consoude
Une friction journalière de teinture de consoude apporte un soulagement rapide.

Laver les racines de consoude et les couper en petits morceaux puis en remplir une bouteille. Verser par-dessus de l'alcool de grains à 38-40% et laisser reposer au chaud pendant 15 jours minimum. Appliquer quotidiennement cette teinture sur les articulations touchées par les rhumatismes.

Bain à la consoude
Les feuilles de consoude sont un ajout idéal à l'eau du bain. Faire macérer pendant 12 heures 500 g de feuilles de consoude dans 5 l d'eau froide puis réchauffer le tout, filtrer et ajouter à l'eau du bain. Le cœur de la personne doit être hors de l'eau. Durée du bain : 20 minutes. Ne pas se sécher en sortant mais enfiler un peignoir et transpirer encore une heure au lit.

Lycopode
Ebouillanter une cuillerée à café rase de lycopode avec une tasse d'eau et laisser infuser pendant 30 secondes, filtrer et boire une tasse le matin à jeun.

Maïs
Verser une tasse d'eau bouillante sur une cuillerée à café bombée de barbes de maïs et laisser infuser 30 secondes. Filtrer et boire par gorgées 1 à 2 tasses par jour.

Huile de millepertuis
L'huile de millepertuis en usage externe s'est également avérée efficace en ce qui concerne les rhumatismes.

Remplir une bouteille de fleurs et de bourgeons de millepertuis frais puis les recouvrir complètement d'huile. Laisser au chaud pendant 3 semaines au moins. L'huile va prendre une couleur rouge.

Bain à l'ortie
Les bains à l'ortie sont également efficaces en cas de goutte et de rhumatismes. Faire macérer pendant 12 heures 200 g d'orties dans 5 l d'eau froide. Puis réchauffer le tout, filtrer et ajouter à l'eau du bain. Le cœur de la personne doit être hors de l'eau. Durée du bain : 20 minutes. Ne pas se sécher en sortant mais enveloppé dans un peignoir transpirer encore une heure au lit.

Pissenlit
Aussi longtemps que le pissenlit fleurit, il faut en cueillir 10 tiges par jour, les laver, enlever les fleurs et les manger crues.

Pommade au souci
Chauffer dans une poêle 250 g de saindoux pur et verser dans la graisse chaude une bonne poignée de soucis (feuilles, fleurs et tiges). Donner encore

un tour de bouillon en remuant énergiquement puis retirer du feu. Laisser refroidir à couvert pendant la nuit. Le lendemain réchauffer légèrement le tout et passer à travers un linge propre en pressant bien les herbes. La pommade ainsi obtenue sera mise en pots à fermeture vissée.

Primevère
Verser une tasse d'eau bouillante sur une cuillerée à café bombée de fleurs de primevères et laisser infuser pendant 30 secondes. Filtrer et boire par gorgées jusqu'à 2 tasses par jour

Prêle des champs
Verser une tasse d'eau bouillante sur une cuillerée à café bombée de prêle et laisser infuser pendant 30 secondes. Filtrer et boire par gorgées et boire une tasse par jour.

Si on a décidé de prendre une tasse quotidienne de prêle on se protège efficacement de la goutte, des rhumatismes et de névrites.

Reine des prés
Verser une tasse d'eau bouillante sur une cuillerée à café bombée de fleurs de reine des prés coupées en petits morceaux et laisser infuser pendant 30 secondes. Filtrer et boire par gorgées 2 à 3 tasses par jour.

Thym
L'huile de thym est également un remède efficace contre les rhumatismes.

On remplit une bouteille de fleurs de thym fraîchement cueillies et on recouvre complètement d'huile, puis on laisse la bouteille au chaud pendant 3 semaines minimum. Utiliser cette huile en l'appliquant sur les articulations douloureuses.

Teinture de véronique
En usage externe la teinture de véronique est conseillée dans les rhumatismes.

Remplir une bouteille avec 2 bonnes poignées de véronique hachée et verser par-dessus 1 l d'alcool de grains à 38-40%. Laisser reposer au chaud pendant 15 jours au minimum. Appliquer quotidiennement la teinture.

On peut également prendre 3 fois par jour 15 gouttes de teinture dans un peu d'eau ou de tisane.

Petite liqueur du Suédois
On devrai prendre trois fois par jour une cuillerée à café de liqueur du Suédois mélangée à de la tisane de prêle et d'ortie.

D'autre part il est possible aussi d'appliquer la liqueur en usage externe en imbibant un coton et en le plaçant sur les parties douloureuses des membres. Cependant il faut enduire la peau de pommade au souci pour que l'alcool de la liqueur ne dégraisse pas la peau.

Rhume

Fumigation à la camomille
Verser sur une cuillerée à soupe bombée de camomille 1 litre d'eau bouillante et respirer les vapeurs sous une serviette. Ce remède n'est efficace que si l'on reste après bien au chaud.

Petite liqueur du Suédois
Aux signes précurseurs d'un rhume on verse un peu de liqueur sur un coton et on le place sous le nez en inspirant profondément. Ces effluves agissent rapidement et soulagent. En période de grippe on devrait préventivement prendre tous les jours une cuillerée à café de petite liqueur du Suédois diluée dans un peu d'eau tiède.

Remède des familles
Faire des bains de pieds chauds pendant 10 à 15 minutes. La température de l'eau doit être tout juste supportable et il faut constamment en rajouter pour maintenir cette température.

Rhume des foins

Ortie
Verser une tasse d'eau bouillante sur une cuillerée à café bombée d'orties et laisser infuser pen-

dant 30 secondes. Filtrer et boire par gorgées, jusqu'à 4 tasses par jour.

Petite liqueur du Suédois
Dans la tisane d'ortie on dilue quotidiennement 3 cuillerées à café de petite liqueur du Suédois prises avant et après les repas.

Saignements de dents

Sauge
Ebouillanter une cuillerée à café de sauge par tasse et laisser infuser quelques instants puis filtrer. Gargariser plusieurs fois avec cette infusion.
On peut aussi en imbiber un coton et le placer sur la dent qui saigne.

Remède familial
On plonge sa brosse à dents mouillée dans du jus de citron frais et on masse la dent qui saigne avec la brosse.

Saignement du nez

Achillée millefeuille
Verser une tasse d'eau bouillante sur une cuillerée à café bombée d'achillée et laisser infuser pendant 30 secondes. Filtrer et boire par gorgées une tasse.

Capselle
Des saignements de nez récurrents se soignent avec la tisane de capselle.

Verser une tasse d'eau bouillante sur une cuillerée à café bombée de capselle et laisser infuser pendant 30 secondes puis filtrer. Boire 2 à 3 tasses par jour.

Gui
Faire macérer une cuillerée à café bombée de gui pendant 12 heures dans l'eau froide puis réchauffer et filtrer. La tisane refroidie sera inspirée par le nez et elle agira en remède hémostatique.

Compresse de prêle
En cas de forts saignements de nez une compresse à la décoction de prêle est efficace.

Ebouillanter une cuillerée à café bombée de prêle par tasse et laisser infuser 30 secondes puis filtrer et laisser refroidir. Mouiller une compresse avec cette décoction et placer sur le nez.

Sang (action dépurative du sang)

Achillée millefeuille
Verser une tasse d'eau bouillante sur une cuillerée à café bombée d'achillée et laisser infuser pendant 30 secondes. Filtrer et boire par gorgées jusqu'à 2 tasses par jour.

Ail des ours
Au printemps on rassemble les feuilles fraîches d'ail des ours et après les avoir lavées et coupées on les mange crues. Comparable au persil elles vont garnir tous les aliments. On peut aussi en faire une salade ou les cuire comme des épinards.

Teinture d'ail des ours
Pour bénéficier des vertus thérapeutiques de l'ail des ours tout au long de l'année, on prépare de la teinture.

Remplir une bouteille avec des feuilles d'ail des ours coupées en menus morceaux, ou bien avec des morceaux de bulbes en automne et on verse par-dessus de l'alcool de grains à 38-40%. Laisser reposer au chaud pendant 15 jours au moins Prendre quotidiennement 10 à 15 gouttes de cette teinture par jour, diluée dans un peu d'eau.

Chélidoine
Verser une tasse d'eau bouillante sur une cuillerée à café bombée de chélidoine et laisser infuser pendant 30 secondes. Filtrer et boire par gorgées jusqu'à 4 tasses par jour.

Chicorée sauvage
Ebouillanter une cuillerée à café bombée de chicorée sauvage par tasse et laisser infuser pen-

dant 30 secondes. Filtrer et boire par gorgées une tasse le matin.

Feuilles de noyer
Verser une tasse d'eau bouillante sur une cuillerée à café bombée de feuilles de noyer coupées en petits morceaux et laisser infuser pendant 30 secondes. Filtrer et boire par gorgées une tasse par jour

Lamier blanc
Verser une tasse d'eau bouillante sur une cuillerée à café bombée de lamier et laisser infuser pendant 30 secondes. Filtrer et boire par gorgées 1 à 2 tasses par jour.

Ortie
Verser une tasse d'eau bouillante sur une cuillerée à café bombée d'orties et laisser infuser pendant 30 secondes. Filtrer et boire par gorgées jusqu'à 4 tasses par jour.

Pissenlit
Des racines de pissenlit fraîchement déterrées, lavées à la brosse et mangées crues, ont une action dépurative sur notre sang.

A partir des racines séchées on peut aussi préparer une tisane. Il faut faire macérer pendant 12 heures une cuillerée à café bombée de racines de pissenlit dans une tasse d'eau froide. Puis on réchauffe la décoction à froid et on filtre. Boire par gorgées avant et après le petit déjeuner. Par commodité on verse la tisane dans une bouteille thermos.

Teinture de reine des prés
Remplir une bouteille de fleurs de reine des prés fraîchement cueillies et les recouvrir d'alcool de grains à 38-40% puis laisser reposer au chaud pendant 15 jours minimum. Prendre quotidiennement 10 à 15 gouttes de cette teinture.

Sauge
Verser une tasse d'eau bouillante sur une cuillerée à café bombée de sauge et laisser infuser pendant 30 secondes ; Filtrer et boire par gorgées 1 à 2 tasses par jour.

Souci
Verser une tasse d'eau bouillante sur une cuillerée à café bombée de fleurs de soucis et laisser infuser pendant 30 secondes. Filtrer et boire par gorgées jusqu'à 2 tasses par jour.

Véronique
Un mélange de véronique et d'orties à parts égales constitue une excellente tisane dépurative.

Verser une tasse d'eau bouillante sur une cuillerée à café bombée de ce mélange et laisser infuser pendant 30 secondes puis filtrer. Boire par gorgées jusqu'à 4 tasses par jour.

Mélange
Une tisane dépurative qui est fortement conseillée comme dépuratif de printemps est composée des simples suivants :

15 g de feuilles d'orties, 15 g de racines de pissenlit, 50 g de bourgeons de sureau et 50 g de primevères.

Verser une tasse d'eau bouillante sur une cuillerée à café bombée de ce mélange et laisser infuser pendant 30 secondes. Filtrer et boire par gorgées 2 tasses au cours de la journée. Les palais délicats pourront sucrer la tisane avec du miel.

Petite liqueur du Suédois
Prendre 3 cuillerées à café de liqueur, diluées dans un peu d'eau ou d'une tisane indiquée ci-dessus.

Sclérose

Ortie
Ebouillanter des feuilles fraîches d'ortie et les poser sur le front et les vertèbres cervicales.

Véronique
Verser une tasse d'eau bouillante sur une cuillerée à café bombée de véronique et laisser infuser pendant 30 secondes. Filtrer et boire par gorgées 2 tasses par jour.

Prêle des champs
En plus de la véronique on boira quotidiennement une tasse de tisane à la prêle.

S

Verser une tasse d'eau bouillante sur une cuillerée à café bombée de prêle et laisser infuser pendant 30 secondes. Filtrer et boire par gorgées.

Petite liqueur du Suédois

Verser sur un coton plus ou moins grand de la liqueur du Suédois et le poser en compresse sur la nuque, l'occiput et le front.

Sécheresse des muqueuses

Mauve

La sécheresse de la bouche, de la gorge et du nez se soigne par la mauve. Dans une tasse d'eau froide faire infuser pendant 12 heures une cuillerée à café bombée de mauve. Puis réchauffer et filtrer. Gargariser avec cette décoction plusieurs fois par jour et l'inspirer par le nez.

Somnambulisme

Millepertuis

Verser une tasse d'eau bouillante sur une cuillerée à café bombée de millepertuis et laisser infuser pendant 30 secondes. Filtrer et boire 2 tasses par jours.

Bain de siège au millepertuis

Parallèlement à l'usage interne je conseille de prendre un bain de siège au millepertuis par semaine et 6 bains de pieds à la suite.

Faire macérer pendant 12 heures dans un seau de 5 l du millepertuis frais (fleurs, feuilles et tiges) ou bien 100 g de millepertuis sec. Puis réchauffer la macération et l'ajouter à l'eau du bain. Il faut suffisamment d'eau pour que les reins soient recouverts. Durée du bain : 20 minutes. Ne pas se sécher en sortant mais enfiler un peignoir et transpirer encore pendant une heure dans un lit.

En ce qui concerne le bain de pieds quotidien la moitié de millepertuis suffit mais la préparation reste la même.

Sueurs nocturnes

Sauge

Verser une tasse d'eau bouillante sur une cuillerée à café bombée de sauge et laisser infuser pendant 30 secondes puis filtrer. Boire par gorgées 2 tasses par jour, l'une le matin à jeun et l'autre avant d'aller se coucher.

Mélange

Mélanger 20 g d'alchémille, 20 g de lavande 20 g de sauge et 20 g de prêle. Verser une tasse d'eau bouillante sur une cuillerée à café bombée de ce mélange et laisser infuser pendant 30 secondes. Filtrer et boire par gorgées une tasse avant le petit déjeuner.

Surcharge pondérale

Chicorée sauvage

Verser une tasse d'eau bouillante sur une cuillerée à café bombée de chicorée sauvage et laisser infuser pendant 30 secondes. Filtrer et boire tous les jours par gorgées une tasse avant le petit déjeuner.

Maïs

La tisane de barbes de maïs est un moyen inoffensif de maigrir. Elle est un remède naturel pour perdre du poids.

Verser une tasse d'eau bouillante sur une cuillerée à café bombée de barbes de maïs et laisser infuser pendant 30 secondes. Filtrer et boire quotidiennement 4 tasses de tisane non sucrée par jour.

Surmenage – efforts excessifs

Consoude

En cas de grande fatigue corporelle on applique sur les membres fatigués des cataplasmes chauds à la farine de consoude.

Avec une cuillerée à soupe de farine de consoude et une tasse d'eau chaude avec quelques gouttes d'huile, préparer une bouillie qu'on étale sur un linge en lin et qu'on applique sur les membres concernés. Fixer avec un second linge pour maintenir la chaleur.

Millepertuis
En cas de grande fatigue corporelle il faut boire quotidiennement 2 à 3 tasses de tisane de millepertuis.

Ebouillanter une cuillerée à café bombée de millepertuis par tasse, laisser infuser pendant 30 secondes et boire par gorgées.

Véronique
En cas de surmenage intellectuel qui aboutit souvent à une nervosité excessive, la véronique est un remède efficace.

Verser une tasse d'eau bouillante sur une cuillerée à café bombée de véronique et laisser infuser pendant 30 secondes puis filtrer. Boire par gorgées une tasse avant d'aller se coucher.

Surdité

Huile de camomille
Peler et couper en petits morceaux un bulbe de scille qu'on fait rissoler dans de l'huile de camomille. En mettant souvent de cette huile dans l'oreille, l'audition perdue peut être retrouvée.

On prépare l'huile de camomille de la façon suivante : remplir une bouteille de fleurs de camomille fraîchement cueillies et verser par-dessus de l'huile en recouvrant complètement les plantes. Laisser reposer au chaud pendant 3 semaines. L'huile ainsi obtenue devra être conservée au réfrigérateur.

Teinture de renoncule
Remplir une bouteille de renoncules (feuilles, fleurs et tiges) fraîchement cueillies et recouvrir complètement d'alcool de grains à 38-40% puis laisser la bouteille fermée au chaud pendant 15 jours minimum. On enduit l'intérieur de l'oreille avec cette teinture plusieurs fois par jour.

Petite liqueur du Suédois
Mettre d'abord quelques gouttes d'huile de camomille ou de pommade au souci dans l'oreille, afin d'éviter d'éventuelles démangeaisons dues à l'alcool contenu dans la petite liqueur du Suédois. Puis faire couler quelques gouttes de liqueur sur un coton et le mettre dans l'oreille. On peut également appliquer de la liqueur tout autour du pavillon.

Syncopes

Petite liqueur du Suédois
En cas de syncope on administre au malade une cuillerée à soupe de petite liqueur du Suédois diluée dans un peu d'eau ou de tisane. On soulève sa tête et on ouvre sa bouche et on lui fait ingurgiter gorgée par gorgée la liqueur diluée.

Tabac (Troubles dus au tabac)

Jus de tussilage
S'il fait une grande consommation de cigarettes, le fumeur souffre de souffle court et de toux chronique conséquente. Comme cure de printemps je conseille de prendre quotidiennement 2 à 3 cuillerées à café de jus de tussilage frais dont on a pressé les feuilles et que l'on ajoutera à une tasse de bouillon ou de lait chaud.

Tabagisme

Acore odorant
Si le fumeur n'arrive pas à arrêter de fumer il peut avoir recours à l'aide de l'acore odorant pour y parvenir peu à peu.

Croquer lentement la racine d'acore séchée et coupée en petits morceaux. Ne pas avaler les résidus mais les recracher. Au lieu de prendre une cigarette on prendra une racine d'acore dont le goût épicé et amer va réduire les phénomènes de manque et donnera à une cigarette allumée un goût détestable.

T

Taches de naissances, Taches de vieillesse

Pommade au gaillet

La pommade au gaillet est un excellent remède contre les taches de naissance et taches de vieillesse.

Chauffer dans une poêle 500 g de saindoux pur et jeter 4 bonnes poignées de gaillet dans la graisse chaude. Donner un tour de bouillon en remuant énergiquement puis retirer du feu et laisser refroidir à couvert pendant la nuit. Le lendemain réchauffer pour faire rendre la graisse fluide et passer le tout à travers un linge propre en pressant bien les simples. Verser la pommade obtenue dans des verres à couvercle. Conserver au réfrigérateur.

Ablutions au gaillet

Faire des ablutions au gaillet en traitant les taches avec la solution suivante :

Ebouillanter 2 cuillerées à café bombées de gaillet, laisser infuser puis filtrer.

Appliquer la décoction quotidiennement.

Jus de joubarbe

Fendre les feuilles de joubarbe fraîches en deux et recueillir le suc qui s'en écoule pour l'appliquer sur les taches.

Jus de souci

Récupérer le jus des tiges fraîches du souci dans une centrifugeuse et badigeonner les taches plusieurs fois par jour.

Teinture de thuya

Remplir une bouteille de feuilles de thuya coupées menues et recouvrir complètement d'alcool de grains à 38-40%. Laisser la bouteille fermée au chaud pendant 15 jours au moins. Appliquer cette teinture obtenue plusieurs fois par jour sur la tache.

Petite liqueur du Suédois

Tamponner la tache plusieurs fois par jour de petite liqueur du Suédois à l'état pur.

Teigne

Ablutions à la feuille de noyer

Elles agissent vite et efficacement. Ebouillanter 2 cuillerées à café bombées de feuilles de noyers coupées en petits morceaux et laisser infuser pendant 30 secondes. Filtrer et laver les parties touchées par les teignes.

Tiraillements musculaires

Teinture de calendula

Des compresses à la teinture de calendula soulagent rapidement les tiraillements musculaires.

Remplir une bouteille avec une bonne poignée de fleurs de soucis et couvrir complètement d'alcool de grains à 38-40% puis laisser au chaud pendant 15 jours au moins. Mouiller un linge propre avec cette teinture diluée à l'eau bouillie et appliquer sur les parties douloureuses.

Tonus (manque de)

Bains de siège

Le mélange à parts égales, de molène, de mélisse, de thym et de prêle représente la mixture idéale pour un bain contre le manque de tonus. Faire macérer pendant 12 heures 100 g de ce mélange dans un seau de 5 l d'eau froide puis réchauffer la macération et filtrer puis l'ajouter à l'eau du bain. Les reins de la personne doivent tout juste être recouverts d'eau. Durée du bain : 20 minutes. Ne pas se sécher en sortant mais enfiler un peignoir et transpirer encore pendant une heure au lit.

Petite liqueur du Suédois

Si on se sent épuisé et vidé souvent la conséquence de longs voyages ou de conférences astreignantes on peut retrouver sa vitalité en prenant de la liqueur du Suédois. Appliquer un peu de liqueur diluée dans un peu d'eau sur les tempes, le front, les paupières et derrière les oreilles. Très rapidement une amélioration se fera sentir C'est pourquoi il faudrait toujours en voyage avoir sur soi un flacon de petite liqueur du Suédois.

Toux

Mauve
Faire macérer pendant 12 heures de la mauve dans l'eau froide. Dosage : une cuillerée à café bombée par tasse. Après avoir filtré les simples on réchauffe la décoction et on boit par gorgées 2 à 3 tasses réparties sur la journée. En cas de refroidissement sévère on utilise les herbes de la décoction en cataplasme que l'on appliquera sur les bronches, le cou et les poumons.

Plantain
Verser une tasse d'eau bouillante sur une cuillerée à café bombée de feuilles de plantain lancéolé ou de grand plantain et laisser infuser pendant 30 secondes. Puis filtrer et boire aussi chaud que possible et par gorgées plusieurs tasses par jour.

Renouée des oiseaux
Verser une tasse d'eau bouillante sur une cuillerée à café bombée de renouée des oiseaux et laisser infuser 30 secondes. Filtrer et boire par gorgées 2 tasses de tisane réparties sur la journée.

Tussilage
En cas de forte toux il est conseillé de prendre du tussilage dont les substances ont un effet expectorant et anti inflammatoire. On commence par cueillir au printemps les fleurs, ces calices jaunes qui s'ouvrent au début du printemps puis les feuilles qui poussent plus tard en mai. Verser une tasse d'eau bouillante sur une cuillerée à café bombée de feuilles et de fleurs à parts égales et laisser infuser 30 secondes. Boire plusieurs fois par jour 1 tasse aussi chaud que possible et sucrée au miel.

Mélange
On mélange à parts égales des feuilles et des fleurs de tussilage, des fleurs de molène, de la pulmonaire et des feuilles de plantain puis on ébouillante 2 cuillerées à café bombées de ce mélange et on laisse infuser pendant 30 secondes. Filtrer et boire 3 tasses par jour sucrées au miel et par gorgées.

Remède des familles
Verser dans une casserole un fond de lait puis ajouter 125 g de fromage blanc et chauffer le tout en remuant énergiquement. Etaler le fromage chaud (non pas brûlant) sur un linge propre et mettre le cataplasme sur la cage thoracique pendant la nuit.

Transpiration des pieds

Bain de pieds aux feuilles de noyer
Verser 1 litre d'eau bouillante sur 4 cuillerées à café bombées de feuilles de noyer et laisser infuser puis filtrer et ajouter à l'eau du bain de pied qui aura une durée de 20 minutes.

Prêle des champs
En complément du traitement on boira quotidiennement une tasse de tisane de prêle une demi heure avant le petit déjeuner. Pour ce faire verser une tasse d'eau bouillante sur une cuillerée à café bombée de prêle et laisser infuser pendant 30 secondes puis filtrer. Boire par gorgées.

Teinture de prêle des champs
La teinture de prêle est un remède efficace contre la transpiration des pieds. Verser 50 g d'alcool de grains pur (38-40% d'alcool) sur 10 g de prêle fraîche dans une bouteille teintée et secouer énergiquement tous les jours en laissant la bouteille au chaud pendant 2 semaines. Après s'être consciencieusement lavé et parfaitement séché, badigeonner les pieds de teinture de prêle.

Bain de pieds à la prêle des champs
L'application de teinture de prêle peut aussi être remplacé par un bain de pied quotidien à la prêle. Faire macérer 100 g de prêle dans de l'eau froide pendant 12 heures puis réchauffer cette macération, filtrer et l'ajouter à l'eau du bain de pieds qui durera 20 minutes.

T

Trouble de l'audition

Teinture de géranium
Remplir une bouteille de fleurs, feuilles et tiges de géranium coupées en petits morceaux et verser par-dessus de l'alcool à 38-40% puis laisser la bouteille bouchée au chaud pendant 15 jours au minimum. Tremper le doigt dans cette teinture et en enduire l'intérieur de l'oreille.

Mélange
Si les troubles sont à mettre en rapport avec un refroidissement, il est conseillé de rincer l'oreille avec une décoction de lierre terrestre et d'achillée millefeuille (une cuillerée à café bombée par tasse) que l'on ébouillante, laisse infuser pendant 30 secondes et que l'on filtre.

Petite liqueur du Suédois
Dans le vieux manuscrit du médecin suédois, le Dr. Samst, il est dit que l'audition perdue peut être retrouvée grâce à la petite liqueur du Suédois. On en met quelques gouttes sur l'index et on humidifie le conduit auditif. Ou bien on imbibe un coton que l'on place dans l'oreille. Avant cette application il faut mettre de l'huile de thym chaude dans l'oreille. Pour ce faire on trempe une cuiller à café dans de l'eau bouillante et on fait couler l'huile sur la cuiller chaude.

Troubles circulatoires du fumeur

Bain de pieds à l'ortie
Le rétrécissement des vaisseaux dans les jambes dus à la nicotine chez le fumeur peut être traité par des bains de pieds à l'ortie.

Faire macérer pendant 12 heures des feuilles et des tiges d'orties fraîches, dans un seau de 5 l d'eau froide. Puis réchauffer cette macération et l'ajouter à l'eau du bain de pieds. Les herbes ne sont pas filtrées et la durée du bain est de 20 minutes.

Troubles de la déglutition

Mauve
Faire infuser pendant 12 heures une cuillerée à café bombée de mauve dans une tasse d'eau froide. Puis réchauffer cette infusion et la filtrer. Boire très lentement 2 tasses au cours de la journée. Par commodité on prépare sa ration journalière dans une bouteille isotherme préalablement rincée à l'eau chaude.

Petite liqueur du Suédois
En cas de troubles de la déglutition on prend 3 fois par jour une cuillerée à café de liqueur diluée dans un peu d'eau ou de tisane.

Troubles digestifs

Aigremoine
Verser une tasse d'eau bouillante sur une cuillerée à café bombée d'aigremoine et laisser infuser pendant 30 secondes puis filtrer. Boire par gorgées jusqu'à 2 tasses par jour.

Chicorée sauvage
Verser une tasse d'eau bouillante sur une cuillerée à café bombée d'aigremoine et laisser infuser pendant 30 secondes puis filtrer. Boire par gorgées une tasse le matin.

Consoude
En cas de troubles digestifs il faut boire quotidiennement 4 tasses de tisane de consoude.

Faire infuser pendant 12 heures 2 cuillerées à café bombées de racines de consoude dans une tasse d'eau froide. Puis chauffer l'infusion et filtrer. Mettre la tisane dans une bouteille isotherme rincée à l'eau chaude et la boire non sucrée et par gorgées.

Lamier blanc
Verser une tasse d'eau bouillante sur une cuillerée à café bombée de fleurs de lamier blanc et laisser infuser pendant 30 minutes. Filtrer et boire par gorgées une tasse le matin.

Feuilles de noyer
Verser une tasse d'eau bouillante sur une cuillerée à café bombée de feuilles de noyer hachées et laisser infuser pendant 30 secondes. Filtrer et boire par gorgées 1 à 2 tasses par jour.

Oxalide
Verser une tasse d'eau bouillante sur une cuillerée à café bombée de feuilles fraîches d'oxalide et laisser infuser pendant 30 secondes puis filtrer. Boire par gorgées 2 tasses par jour.

Berce
Verser une tasse d'eau bouillante sur une cuillerée à café bombée de feuilles de berce coupées en petit morceaux. Laisser infuser pendant 30 secondes et filtrer. Boire par gorgées 2 à 3 tasses par jour.

Troubles intestinaux

Acore odorant
Faire infuser une cuillerée à café rase de racines d'acore dans une tasse d'eau froide pendant 12 heures. Puis réchauffer cette infusion et la filtrer. En prendre une gorgée avant et après chaque repas en l'ayant préalablement réchauffée au bain marie. Attention : ne pas dépasser 6 gorgées par jour !

Mauve
Faire infuser une cuillerée à café bombée de mauve dans une tasse d'eau froide pendant 12 heures, puis réchauffer et filtrer. En boire par gorgées jusqu'à 3 tasses par jour. Par commodité on prépare sa ration journalière dans une thermos rincée préalablement à l'eau chaude, sinon il faut à chaque fois réchauffer la tisane au bain marie.

Souci
Verser une tasse d'eau bouillante sur une cuillerée à café bombée de soucis et laisser infuser pendant 30 secondes. Filtrer et boire par gorgées, 3 à 4 tasses par jour.

Sauge
Verser une tasse d'eau bouillante sur une cuillerée à café bombée de sauge et laisser infuser 30 secondes. Filtrer et boire par gorgées, 2 tasses par jour.

Véronique
Verser une tasse d'eau bouillante sur une cuillerée à café bombée de véronique et laisser infuser pendant 30 secondes, puis filtrer. Boire par gorgée une tasse au minimum par jour.

Petite liqueur du Suédois
Diluer avec les tisanes indiquées ci-dessus 3 cuillerées à café de petite liqueur du Suédois par jour. On compte une cuillerée par demi tasse de tisane dont on prend la moitié avant et après les repas.

Troubles de la menstruation

Achillée millefeuille
A la puberté lorsqu'il y a absence ou irrégularité de règles il est conseillé de boire quotidiennement le matin à jeun une tasse d'achillée.

Verser une tasse d'eau bouillante sur une cuillerée à café bombée d'achillée et laisser infuser pendant 30 secondes. Filtrer et boire par gorgées.

Alchémille
L'alchémille peut améliorer les troubles de la menstruation. Verser une tasse d'eau bouillante sur une cuillerée à café bombée d'alchémille et laisser infuser pendant 30 secondes. Filtrer et boire par gorgées 2 à 3 tasses par jour.

Lorsque apparaissent à la puberté des troubles menstruels il est recommandé de boire un mélange de tisanes composé de d'alchémille et d'achillée. Ebouillanter une cuillerée à café bombée de ce mélange pour une tasse, laisser infuser pendant 30 secondes, filtrer et boire par gorgées 2 à 3 tasses par jour.

Camomille
La camomille aux vertus multiples est efficace en cas de troubles ou d'absence de règles.

Verser une tasse d'eau bouillante sur une cuillerée à café bombée de camomille, laisser infuser pendant 30 secondes et filtrer puis boire par gorgées jusqu'à 3 tasses par jour.

T

Capselle
La tisane de capselle est un remède efficace contre les troubles sévères de la menstruation. On commence la cure 8 à 10 jours avant le cycle en buvant 2 tasses par jour de tisane jusqu'au début des règles.

Verser une tasse d'eau bouillante sur une cuillerée à café bombée de capselle et laisser infuser pendant 30 secondes. Filtrer et boire par gorgées.

Cette tisane va normaliser les règles irrégulières au moment de la puberté.

Chicorée sauvage
Verser une tasse d'eau bouillante sur une cuillerée à café bombée de chicorée sauvage, laisser infuser pendant 30 secondes et filtrer. Boire par gorgées une tasse le matin.

Gui
Le gui est réputé comme remède contre les dysfonctionnements des règles

Faire macérer pendant 12 heures une cuillerée à café de gui dans une tasse d'eau froide. Puis réchauffer la macération et filtrer. Boire par gorgées. Selon l'importance des troubles on prendra jusqu'à 3 tasses par jour. Par commodité on versera sa ration journalière dans une bouteille isotherme rincée à l'eau chaude.

Lamier blanc
Verser une tasse d'eau bouillante sur une cuillerée à café bombée de lamier blanc et laisser infuser pendant 30 secondes. Filtrer et boire par gorgées.

Renouée des oiseaux
Verser une tasse d'eau bouillante sur une cuillerée à café bombée de renouée des oiseaux et laisser infuser pendant 30 secondes. Filtrer et boire par gorgées 2 tasses de tisane réparties sur la journée.

Thym
La tisane de thym est un régulateur du cycle.

Verser une tasse d'eau bouillante sur une cuillerée à café bombée de thym et laisser infuser pendant 30 secondes. Filtrer et boire par gorgées 2 tasses par jour.

Coussin de thym
Les crampes accompagnant les règles douloureuses peuvent être calmées par un coussin au thym.

Remplir une housse de coussin avec des fleurs et des tiges de thym séché et poser sur le bas ventre avant d'aller se coucher.

Mélange
En cas de troubles très sévères, boire le mélange suivant :

25 g de fleurs d'arnica, 50 g de racines de valériane, 25 g de lichen islandais, 25 g de mélisse, 25 g de sauge et 25 g d'achillée. Bien mélanger les différents simples et verser une tasse d'eau bouillante sur une cuillerée à café bombée de ce mélange puis laisser infuser pendant 30 secondes et filtrer. Boire une tasse par gorgées avant le petit déjeuner. On devrait prendre cette tisane pendant un certain temps même si les règles se sont normalisées.

Petite liqueur du Suédois
En cas de saignement abondant ou d'absence momentanée de règles le « manuscrit ancien » conseille de pendre 3 fois par jour une cuillerée à café de petite liqueur du Suédois dans un peu d'eau ou de tisane. Pendant la période des règles prendre 3 jours de suite la liqueur puis on reprend cette cure tous les mois jusqu'à ce que tout se soit normalisé.

Troubles du sommeil

Ail des ours
L'ail des ours exerce une influence positive sur notre système digestif. Comme dans certains cas les troubles du sommeil ont une cause digestive l'ail des ours va agir en cas d'insomnie.

L'ail des ours ne peut être utilisé que cru car séché il perd ses vertus thérapeutiques. On rassemble au printemps des feuilles d'ail des ours qui une fois lavées et coupées en petits morceaux seront mangées crues. On peut également les utiliser comme du persil et en garnir différents aliments ou bien en salade.

Teinture d'ail des ours

Pour bénéficier des bienfaits de l'ail des ours pendant toute l'année, on prépare de la teinture d'ail des ours. Les feuilles qu'on a rassemblées au printemps sont coupées en petits morceaux – on peut aussi déterrer les bulbes en automne et les traiter comme les feuilles – sont mises dans une bouteille et immergées d'alcool de grains à 38-40%. Laisser reposer au chaud pendant 15 jours au moins. On prendra 10 à 15 gouttes de teinture 4 fois par jour et diluées dans un peu d'eau.

Aubépine

Verser une tasse d'eau bouillante sur une cuillerée à café bombée d'aubépine (fleurs et feuilles) et laisser infuser pendant 30 secondes. Filtrer et boire par gorgées 2 tasses réparties sur la journée.

Teinture d'aubépine

Remplir une bouteille de baies et de feuilles d'aubépine fraîchement cueillies à parts égales et verser par-dessus de l'alcool de grains à 38-40% puis laisser au chaud pendant 15 jours au moins. Prendre 4 à 10 gouttes de cette teinture par jour.

Camomille

Verser une tasse d'eau bouillante sur une cuillerée à café bombée de camomille et laisser infuser 30 secondes. Filtrer et boire par gorgées une tasse avant d'aller se coucher.

Millepertuis

Verser une tasse d'eau bouillante sur une cuillerée à café bombée de millepertuis et laisser infuser 30 secondes et filtrer. Boire 2 à 3 tasses par jour.

Teinture de millepertuis

Remplir une bouteille de 2 bonnes poignées de millepertuis frais (fleurs et bourgeons) et verser 1 l d'alcool de grains à 38-40% par-dessus en recouvrant complètements les plantes. Laisser la bouteille au chaud pendant 15 jours au moins. De cette teinture ainsi obtenue on prendra 10 à 15 gouttes par jour diluées dans une cuillerée d'eau.

Bain de siège au millepertuis

Faire macérer pendant 12 heures 100 g de millepertuis séché ou bien un seau de plantes fraîches (on utilise les fleurs, les feuilles et les tiges) dans de l'eau froide. Puis réchauffer la macération et l'ajouter à l'eau du bain qui doit recouvrir les reins de la personne. Durée du bain : 20 minutes. Ne pas se sécher à la sortie mais enfiler un peignoir et transpirer encore pendant une heure dans un lit.

Lamier blanc

L'insomnie d'origine nerveuse peut se soigner grâce à 2 tasses par jour de tisane de lamier.

Verser une tasse d'eau bouillante sur une cuillerée à café bombée de lamier, laisser infuser 30 secondes et filtrer et boire par gorgées.

Reine des prés

Verser une tasse d'eau bouillante sur une cuillerée à café bombée de fleurs de reine des prés coupées en petits morceaux et laisser infuser pendant 30 secondes.

Filtrer et boire par gorgées 2 à 3 tasses par jour.

Pommade au souci

Chauffer dans une poêle 250 g de saindoux pur et verser une bonne poignée de soucis (fleurs, feuilles et tiges) dans la graisse chaude. Donner un tour de bouillon en remuant énergiquement puis retirer du feu. Laisser refroidir pendant la nuit puis le lendemain réchauffer légèrement le tout et passer à travers un linge propre en pressant bien les plantes. Remplir des pots à couvercle avec cette pommade obtenue.

Mélange

Mélanger 5 g de racines de valériane, 15 g de grappes de houblon, 10 g de millepertuis, 25 g de fleurs de lavande et 50 g de primevères. Verser une tasse d'eau bouillante sur une cuillerée à café de ce mélange de plantes et laisser infuser pendant 30 secondes. Filtrer et boire par gorgées avant d'aller se coucher. Les palais délicats pourront sucrer cette tisane au miel.

Petite liqueur du Suédois
Avant d'aller se coucher on prend une cuillerée à café de liqueur avec une des tisanes citées plus haut. Si l'insomnie a une origine nerveuse, on posera sur le cœur un linge imbibé de petite liqueur du Suédois diluée dans de l'eau. Mais auparavant on devrait enduire la peau de pommade au souci afin que l'alcool de la compresse ne dégraisse pas la peau.

Remède des familles
Mouiller une petite serviette éponge d'eau froide et la poser sur le cœur pendant la nuit. Recouvrir d'un plastique et d'une serviette sèche pour maintenir la chaleur.

Un autre truc est de plonger ses bras jusqu'aux épaules dans de l'eau glacée et de compter de 20 à 30. Ne pas sécher. Enfiler tel quel son pyjama.

Troubles de la vésicule biliaire

Petite liqueur du Suédois
Les troubles de la vésicule sont souvent une conséquence d'une nourriture trop grasse et trop riche ; ils peuvent être traités efficacement par la petite liqueur du Suédois. Prendre matin et soir une cuillerée à soupe de liqueur diluée dans un peu d'eau ou de tisane.

Compresses à la petite liqueur du Suédois
En cas de douleurs tenaces on met pendant la nuit une compresse à la liqueur du Suédois. Enduire au préalable la peau généreusement de saindoux ou bien de pommade au souci, afin de ne pas la dégraisser par l'alcool, puis imbiber un grand coton ou un morceau de cellulose et le mettre sur la partie douloureuse. Fixer la compresse avec une bande ou un linge.

Troubles de la vessie

Aigremoine
Verser une tasse d'eau bouillante sur une cuillerée à café bombée d'aigremoine et laisser infuser pendant 30 secondes puis filtrer. Boire par gorgées 3 tasses réparties sur la journée.

Solidage
Verser une tasse d'eau bouillante sur une cuillerée à café bombée de solidage et laisser infuser 30 secondes. Filtrer et boire 3 à 4 tasses par jour.

Mélange
Verser une tasse d'eau bouillante sur une cuillerée à café bombée de thym et de plantain à part égales et laisser infuser 30 secondes et boire par gorgées.

Troubles de la vue

Gui
Les troubles de la vue sont souvent la conséquence d'une tension artérielle anormale qui se régularise grâce à la tisane de gui.

Faire infuser pendant 12 heures une cuillerée à café bombée de gui dans une tasse d'eau froide. Puis réchauffer légèrement cette infusion, filtrer et boire par gorgées 3 tasses de tisane par jour. Par commodité verser la tisane dans un thermos préalablement rincé à l'eau chaude.

Bain de siège à la prêle
Il peut arriver que de jeunes mères aient des troubles de la vue après un accouchement difficile. Cela peut être du à une sollicitation trop grande des reins pendant l'accouchement. Dans ce cas les bains de siège à la prêle sont efficaces, parce qu'ils stimulent la circulation sanguine du rein et diminuent la pression de l'œil. Après quelques bains de siège les troubles de la vue disparaissent.

Faire macérer pendant 12 heures 100 g de prêle dans de l'eau froide. Utiliser pour ce faire la haute prêle des prés marécageux et des alpages. Puis réchauffer cette macération et l'ajouter à l'eau du bain. Les reins de la personne doivent être recouverts d'eau. Durée du bain : 20 minutes. Ne pas se sécher à la sortie mais enfiler un peignoir et transpirer encore pendant une heure au lit.

Varices

Pommade à l'aigremoine

Appliquer la pommade quotidiennement sur les mollets marqués par les varices.

Chauffer dans une poêle 250 g de saindoux pur et verser 2 bonnes poignées d'aigremoine coupée en petits morceaux (feuilles, fleurs et tige). Donner un tour de bouillon en remuant énergiquement puis laisser refroidir à couvert pendant la nuit. Le lendemain réchauffer légèrement le tout et passer à travers un linge propre en pressant bien les plantes et mettre la pommade ainsi obtenue dans des pots.

Les résidus (tiges, feuilles et fleurs restées dans le linge) peuvent être utilisés immédiatement comme cataplasme qu'on posera sur la jambe. Enduire tous les jours les jambes généreusement de pommade.

Bain de siège à la consoude

Faire macérer 200 g de feuilles de consoude séchées dans 5 litres d'eau froide pendant 12 heures. Puis réchauffer la macération, filtrer et ajouter à l'eau du bain. Les reins de la personne doivent être recouverts d'eau. Durée du bain : 20 minutes. Ne pas se sécher en sortant mais enfiler un peignoir et transpirer encore pendant une heure au lit.

Enveloppements au lamier blanc

Des enveloppements à la décoction de lamier sont un autre remède de la pharmacie du bon Dieu contre les varices douloureuses de la jambe.

Verser ½ litre d'eau bouillante sur 3 cuillerées à café bombées de lamier et laisser infuser pendant 30 secondes. Utiliser cette décoction chaude pour mouiller des linges qui envelopperont les jambes.

Pommade au souci

La pommade au souci tout comme celle à l'aigremoine est un remède efficace contre les varices.

Dans une poêle faire chauffer 250 g de saindoux pur et verser 2 bonnes poignées de soucis (fleurs, feuilles et tiges) dans la graisse chaude. Donner un tour de bouillon en remuant énergiquement puis retirer du feu. Laisser refroidir pendant la nuit puis le lendemain réchauffer légèrement le tout et passer à travers un linge propre en pressant bien les plantes. La pommade ainsi obtenue sera mise en pots avec couvercle. A partir des résidus qui se trouvent dans le linge on peut faire des cataplasmes.

On étale généreusement la pommade au souci sur une compresse qu'on fixe autour de la jambe et qu'on renouvelle quotidiennement.

Verrues

Teinture d'arnica

Pour préparer de la teinture d'arnica remplir au 2/3 une bouteille de pétales frais qu'on enlève du calice vert de l'arnica. Verser par-dessus de l'alcool de grains à 38-40% et laisser reposer au chaud pendant 15 jours au moins. Filtrer une partie de la teinture et laisser l'autre partie sur les pétales. On pourra de nouveau compléter par de l'alcool. Appliquer cette teinture sur la verrue au moyen d'un coton en appuyant fortement.

Jus de chélidoine

Le jus de chélidoine frais est également très efficace.

Exprimer le jus de la chélidoine (feuilles fleurs et tiges fraîchement cueillies puis lavées) dans un presse fruits. Appliquer ce jus frais sur les verrues.

Jus de souci

Le jus frais de souci éloigne verrues et gale.

Laver des feuilles, fleurs et tiges fraîches de souci puis exprimer leur jus dans un presse fruits. Appliquer le jus frais sur la verrue.

Petite liqueur du Suédois

Mettre quelques gouttes de petite liqueur du Suédois sur un coton et tamponner la verrue quotidiennement jusqu'à disparition.

Vers

Ail des ours

Grâce à ses vertus thérapeutiques sur notre système gastro-intestinal l'ail des ours élimine les vers de notre intestin.

V

Au printemps ramasser des feuilles d'ail des ours, les laver et les couper en petits morceaux puis les manger crues. Les utiliser comme le persil sur les aliments pour les améliorer et les décorer de verdure. On peut aussi en faire une salade ou bien les consommer cuits comme les épinards.

Teinture d'ail des ours
Afin de bénéficier des bienfaits de l'ail des ours tout au long de l'année, on prépare de la teinture d'ail des ours.

Remplir une bouteille de feuilles ou de bulbes coupées en petits morceaux puis les recouvrir d'alcool de grains à 38-40%. Laisser la bouteille au chaud pendant 15 jours au moins. De cette teinture ainsi obtenue on prendra 10 à 15 gouttes 4 fois par jour dans un peu d'eau.

Graines de courge
Les graines de courge sont un vieux remède contre les vers. Les enfants prendront quotidiennement 10 à 15 graines de courge pelées et es adultes 20 à 30. En les pelant il faut faire attention de laisser intacte la fine peau interne qui doit être mangée ; les graines doivent être mâchées soigneusement. Une heure plus tard prendre une demi cuillerée à café d'huile de ricin.

En cas de ténia la quantité doit être augmentée. En plus d'un régime sévère il faut mâcher 80 à 100 graines de courge pelées qu'on divise en quatre portions. Une heure après chaque portion il faut prendre une demi cuillerée à soupe d'huile de ricin. Cette cure peut être renouvelée à tout moment sans effet secondaire.

Quant aux ascarides on les élimine en mangeant des carottes crues et des betteraves en buvant du jus de choucroute cru. L'élimination rapide des ascarides est assurée par l'ail, le raifort et les oignons cuits dans le lait qu'on boit par gorgées, aussi chaud que possible.

Oxalide
Verser une tasse d'eau bouillante sur une cuillerée à café d'oxalide et laisser infuser pendant 30 secondes. Filtrer et boire par gorgées une tasse par jour.

Souci
Verser une tasse d'eau bouillante sur une cuillerée à café de feuilles de soucis fraîches et laisser infuser pendant 30 secondes. Filtrer et boire par gorgées une tasse par jour.

Petite liqueur du Suédois
Avec les tisanes mentionnées ci-dessus on prendra quotidiennement 3 cuillerées à café de petite liqueur du Suédois avant et après les repas.

Enduire le nombril de pommade au souci et poser dessus une petite compresse imbibée de petite liqueur du Suédois.

Vertiges

Ail des ours
Les vertiges ou une pression dans la tête sont souvent la conséquence d'une tension trop élevée ou d'une artériosclérose. L'ail des ours est un simple qui agit efficacement dans ces cas.

Au printemps rassembler les feuilles fraîches d'ail des ours, les laver et les couper puis les manger crues. Tout comme le persil on parsème d'ail les aliments sur lesquels on met généralement du persil ou de la ciboulette pour les améliorer ou les décorer. On peut aussi en faire une salade ou les cuire comme des épinards.

Teinture d'ail des ours
Afin de pouvoir bénéficier des bienfaits de l'ail des ours pendant toute l'année – car une fois séchées les simples perdent leurs vertus thérapeutiques – on prépare une teinture d'ail des ours. Remplir une bouteille de feuilles ou de bulbes d'ail des ours coupées en petits morceaux et les recouvrir d'alcool de grains à 38-40%. Laisser reposer au chaud pendant 15 jours minimum. Prendre 10 à 15 gouttes par jour de cette teinture diluées dans un peu d'eau.

Achillée millefeuille
Verser une tasse d'eau bouillante sur une cuillerée à café d'achillée millefeuille et laisser infuser pendant 30 secondes. Filtrer et boire par gorgées 1 à 2 tasses par jour.

Aubépine
Verser une tasse d'eau bouillante sur une cuillerée à café bombée d'aubépine (on utilise les feuilles et les fleurs) et laisser infuser pendant 30 secondes. Filtrer et boire quotidiennement 2 tasses réparties sur la journée.

Teinture d'aubépine
Remplir une bouteille de baies et de fleurs fraîches d'aubépine et verser par-dessus de l'alcool de grains à 38-40%. Laisser reposer au chaud pendant 15 jours au moins. Prendre tous les jours 4 à 10 gouttes par jour.

Gui
Faire macérer pendant 12 heures une cuillerée à café bombée de gui dans une tasse d'eau froide. Puis chauffer cette macération et filtrer. Boire par gorgées 3 tasses par jour. Par commodité on prépare sa ration journalière dans une bouteille thermos.

Véronique
Verser une tasse d'eau bouillante sur une cuillerée à café bombée de véronique et laisser infuser 30 secondes. Filtrer et boire une tasse avant le coucher.

Petite liqueur du Suédois
La petite liqueur du Suédois est efficace dans les vertiges que ce soit en usage interne ou externe. Prendre 3 cuillerées à café par jour de liqueur diluée dans un peu d'eau ou de tisane.

En usage externe il suffit parfois de respirer la bouteille débouchée. On peut également la mettre sur une petite cuiller et en aspirer les gouttes lentement par le nez.

Diluer un peu de liqueur dans de l'eau et humidifier un linge qu'on posera sur le front ou bien avec lequel on hydratera les cervicales.

Remède des familles
Mouiller une petite serviette éponge avec de l'eau froide – elle ne doit pas dégouliner – et la poser sur le cœur pendant la nuit. Par-dessus on mettra un plastique et une autre serviette sèche pour maintenir la chaleur.

Vésicules linguales

Petite liqueur du Suédois
Les petites vésicules sur la langue qui sont souvent la conséquence d'avoir mangé trop chaud, sont traitées avec de la liqueur du Suédois. On en prend une cuillerée à soupe 3 fois par jour, diluée dans un peu d'eau ou de tisane et on la garde quelques instants en bouche avant de l'avaler.

Visage (allergie)

Ablutions à la mauve
Faire infuser 4 cuillerées à café bombées de mauve dans un litre d'eau froide pendant 12 heures. Puis réchauffer l'infusion et la filtrer. Laver le visage avec cette infusion tiède plusieurs fois par jour.

Visage (soins du visage)

Huile de millepertuis
Une peau rêche se soigne avec succès par de l'huile de millepertuis. Remplir une bouteille de fleurs de millepertuis puis verser par-dessus de l'huile en recouvrant complètement les fleurs. Mettre à reposer pendant 3 semaines au moins au chaud, jusqu'à ce que l'huile devienne rouge. Filtrer alors à travers un linge propre en lin en pressant les fleurs, puis en remplir des petits flacons teintés.

Appliquer quotidiennement cette huile de millepertuis sur le visage et bientôt la peau redeviendra douce.

Ablutions au gaillet
Une peau flétrie redeviendra ferme et tendue par des ablutions au gaillet. Ebouillanter une cuillerée à café bombée de gaillet par tasse et laisser infuser 30 secondes. Filtrer et laver le visage plusieurs fois par jour avec cette infusion.

Vomissements

Petite liqueur du Suédois
Prendre quotidiennement 3 cuillerées à café de petite liqueur du Suédois diluée dans une peu de tisane ou d'eau. Compter une cuillerée à café pour une demi-tasse de tisane qu'on prend une demi-heure avant et après chaque repas.

Compresses à la petite liqueur du Suédois
Appliquer généreusement de la pommade au souci sur la région de l'estomac, afin que l'alcool de la liqueur ne dégraisse pas la peau, puis mettre sur l'épigastre un morceau d'ouate ou de cellulose imbibé de petite liqueur du Suédois. Fixer le tout à l'aide d'une bande ou d'un linge d'enveloppement et laisser en place pendant 2 à 4 heures selon que la compresse est bien supportée.

Pommade au souci
Chauffer dans une poêle 250 g de saindoux pur et verser une bonne poignée de soucis (fleurs, feuilles et tiges) dans la graisse chaude. Donner un tour de bouillon en remuant énergiquement puis retirer du feu. Laisser reposer à couvert pendant la nuit. Le lendemain réchauffer légèrement la poêle et verser son contenu à travers un linge propre en lin en pressant bien toutes les plantes. Avec la pommade ainsi obtenue remplir des verres à couvercle.

Vue (faible)

Jus d'acore odorant
Laver à la brosse des racines fraîches d'acore odorant et en extraire le jus dans une centrifugeuse. Etaler souvent ce jus frais sur les paupières fermées en le laissant agir quelques minutes, puis laver les paupières à l'eau froide. Après quelques temps on constatera une amélioration de la vue.

Teinture d'arnica
Si on met quotidiennement de la teinture d'arnica sur les paupières fermées et le coin des yeux, la vue s'en trouvera améliorée.

Arracher les pétales d'arnica de son calice vert et en remplir une bouteille au 2/3 puis les recouvrir complètement d'alcool de grains à 38-40%. Laisser la bouteille au chaud pendant 15 jours minimum puis prélever une partie de la teinture et laisser le reste sur les pétales. On pourra ainsi remettre de l'alcool sur les plantes. La teinture d'arnica à 75% disponible en pharmacie doit être diluée de moitié à l'eau bouillie et refroidie pour éviter toute irritation et blessure de la peau.

Jus de chélidoine
Le jus de chélidoine frais renforce notre vue. Prendre une feuille fraîche de chélidoine qu'on lave et dont on écrase le pédoncule entre les doigts qu'on a légèrement humidifiés. Récupérer le jus obtenu et l'étaler sur les paupières et le coin des yeux.

Attention : le jus épais des pédoncules ne doit pas être utilisé pour un traitement des yeux !

Compresse de chélidoine
Pour soigner une vue faible il est recommandé de mettre sur les yeux une compresse de jus de feuilles de chélidoine, fraîches et lavées, qu'on laissera pendant la nuit en la fixant avec un bandage.

Souci
Verser une tasse d'eau bouillante sur une cuillerée à café bombée de soucis et laisser infuser pendant 30 secondes, filtrer et mettre dans un godet oculaire disponible dans toutes les pharmacies. Rincer souvent les yeux avec cette infusion.

Petite liqueur du Suédois
Pour améliorer la vue on met tous les jours un linge imbibé de liqueur diluée pendant une heure sur les yeux. Parallèlement on étalera matin et soir sur les paupières de la petite liqueur du Suédois. On passe son doigt de la racine du nez au coin de l'œil.

Yeux

voir douleurs des yeux

IV.

La foi peut soulever des montagnes

Les maladies suivantes ne peuvent être diagnostiquées que par un médecin et ne doivent l'être que par lui. Dans de nombreux cas on assistera à des rapports conflictuels entre la médecine classique et la confiance accordée aux vertus thérapeutiques des simples du jardin de Dieu. Un médecin compréhensif ne vous défendra jamais l'application des plantes médicinales, parce qu'il sait qu'elles soutiennent son traitement.

Comme patient tout être humain a le droit d'exiger que sa santé soit au centre de tous les efforts déployés à son égard. Un patient ne doit pas se sentir coupable lorsqu'il s'agit du traitement de sa maladie.

Tout médecin devrait être heureux de ne pas porter toute la responsabilité et de pouvoir parler avec son patient des problèmes et des solutions le concernant. La décision vous appartient à vous seul ! Même si ce n'est pas toujours évident, comme avant une intervention chirurgicale à laquelle vous devez donner votre accord par écrit. Mais ne me faites pas dire ce que je n'ai pas dit. Ces lignes doivent contribuer à changer quelque chose qui m'a frappé au travers des nombreuses lettres que j'ai reçues, à savoir l'utilisation cachée de plantes médicinales, de peur de la réaction du médecin traitant. Un homme m'a écrit un jour : « Je n'ai rien dit à mes médecins. Ils n'ont qu'à continuer à croire qu'en essayant différents traitements ils ont réussi à trouver la bonne voie. De toutes les façons ils ne me croiraient pas, si je leur disais que je dois ma guérison aux plantes médicinales ! »

Pourquoi ne devrait-on pas se confier à eux ? Puisqu'ils sont concernés par le bien-être des patients ! Les critiques d'où qu'elles viennent, me reprocheront certainement de donner de faux espoirs à des gens très malades, des cas désespérés, que la médecine a condamnés et de dire qu'il existe des solutions même pour le cancer, la sclérose en plaque ou l'inguérissable psoriasis, pour ne citer que quelques exemples de maladies graves. Ce reproche je le réfute en toute bonne conscience. Ma foi et mon expérience m'ont appris que même dans des situations désespérées, il existe encore de la ressource. J'ignore pourquoi les plantes médicinales nous aident et j'ignore tout autant si la foi est plus importante que les simples. En revanche ce dont je suis sûre, c'est que sans la foi en Dieu et sa toute puissance, nous sommes perdus, que nous soyons malades ou bien portants.

Un malade atteint d'un cancer, dont les médecins ont arrêté le traitement et l'ont renvoyé à la maison pour y mourir, va se plier à son destin et ses jours seront comptés. Par contre un malade qui reprend courage, qui ne se laisse pas abattre par cette situation de désespoir et prend son destin à bras le corps, peut vaincre la maladie. Ceci a été confirmé par une étude du neuro-physiologiste américain, le Dr. Herbert Spector. Pendant une dizaine d'années il a étudié le cancer du sein et il est venu à la conclusion suivante : Les femmes qui n'ont pas accepté leur maladie comme une fatalité et ont lutté contre elle, vivaient encore à 80% après 10 ans, en revanche celles qui s'étaient résignées et avaient renoncé à se battre, n'étaient plus que 10% à vivre 10 ans plus tard.

La foi peut déplacer des montagnes, nous connaissons bien cette phrase mais peu de gens savent combien cette simple phrase est pleine de consolation, d'espoir et de courage. Puisse-t-elle en union avec les plantes médicinales du jardin de Dieu, montrer à tous les hommes le chemin pour sortir de cette vallée de larmes qu'est le désespoir.

Abcès

Berce

Ecraser sur une planche à l'aide du rouleau à pâtisserie des feuilles fraîches de berce lavées. Etaler cette bouillie sur la plaie et la recouvrir d'un linge chaud.

On peut aussi poser des feuilles fraîches entières et préalablement lavées sur l'abcès.

Pommade au souci

Chauffer dans une poêle 250 g de saindoux pur et jeter une bonne poignée de soucis (fleurs, feuilles et tiges) dans la graisse chaude. Donner un tour de bouillon en remuant énergiquement puis retirer du feu. Laisser refroidir pendant la nuit à couvert. Le lendemain réchauffer légèrement le tout et passer à travers un linge en pressant bien les plantes. La pommade ainsi obtenue devra être mise en verres à couvercle.

Utiliser cette pommade au souci pour l'étaler sur les abcès.

Cataplasmes à la prêle des champs

Mettre 2 bonnes poignées de prêle dans une passoire qu'on va suspendre au-dessus d'une casserole d'eau bouillante. La vapeur montante va réchauffer la prêle. Verser le contenu de la passoire sur un linge propre et poser ce cataplasme sur l'abcès. Laisser agir pendant quelques heures voire la nuit.

Petite liqueur du Suédois

Etaler plusieurs fois par jour de la liqueur non diluée sur l'abcès.

Remède des familles

Verser un fond de lait dans une casserole et y ajouter 100 g de fromage blanc puis réchauffer le tout en remuant énergiquement. Etaler ce fromage chaud (non brûlant) sur un linge propre en lin et le poser en cataplasme sur l'abcès pendant toute la nuit.

Acidité gastrique

Acore odorant

Si on souffre de trop ou de trop peu d'acidité gastrique la racine d'acore odorant est efficace.

Faire infuser pendant 12 heures une cuillerée à café rase de racines d'acore dans une tasse d'eau froide. Puis réchauffer l'infusion et filtrer. Boire une gorgée de tisane avant et après les repas, ce qui équivaut à 6 gorgées soit une tasse. Ne pas en boire plus ! Par commodité on prépare sa ration journalière dans une thermos rincée à l'eau chaude.

Adénite

Huile de millepertuis

Remplir une bouteille de fleurs et de bourgeons frais de millepertuis et verser par-dessus de l'huile en recouvrant complètement les plantes puis laisser reposer pendant 3 semaines au chaud. Peu à peu l'huile prendra une couleur rougeâtre.

Etaler cette huile sur les ganglions enflés.

Pissenlit

Cueillir des fleurs de pissenlit avec leur tige, les laver et enlever les têtes et manger 10 à 12 tiges crues par jour pendant 3 à 4 semaines.

Souci

Laver les ganglions enflés avec une solution de fleurs de soucis.

Verser ½ litre d'eau bouillante sur une cuillerée à soupe bombée de soucis et laisser infuser pendant ½ heure. Filtrer et faire des ablutions avec cette infusion.

Adénome

Cataplasme à la prêle des champs

Mettre 2 bonnes poignées de prêle dans une passoire qu'on pose sur une casserole d'eau bouillante. Par la vapeur montante (ne pas tremper les simples dans l'eau) la prêle va se réchauffer. Puis verser ces herbes chaudes dans un linge propre et le poser sur l'endroit où s'est formé un adénome. Renouveler ce cataplasme 3 fois par jour. On peut réutiliser et réchauffer les mêmes herbes. Faire le premier cataplasme le matin après le petit déjeuner ; le patient devrait garder le lit et le laisser pendant 2 heures. L'après midi on renouvelle le cataplasme en le laissant à nouveau 2 heures, toujours au lit. Le troisième enfin sera mis avant le coucher et sera gardé pendant toute la nuit. Il est très important d'entourer le cataplasme d'un linge qui garde la chaleur. En outre le patient doit être bien emmitouflé pour ne pas perdre l'effet des vapeurs de prêle.

Prêle des champs

Parallèlement aux cataplasmes de prêle on prendra quotidiennement une tasse de tisane de prêle le matin à jeun et le soir une demi- heure avant le repas.

Verser une tasse d'eau bouillante sur une cuillerée à café bombée de prêle et laisser infuser 30 secondes puis filtrer et boire par gorgées.

Mélange

En plus des cataplasmes et de la tisane à la prêle on boit au cours de la journée 1,5 à 2 litres du mélange suivant : 100 g d'orties, 300 g de soucis, 100 g d'achillée millefeuille. Bien mélanger les simples et verser une tasse d'eau bouillante sur une cuillerée à café bombée de ce mélange. Laisser infuser 30 secondes et filtrer. Boire par gorgées. Dans la mesure où on en a, on peut y verser 3 à 5 gouttes de jus d'oxalide par tasse. On obtient le jus à partir d'oxalide fraîche au moyen d'un presse fruits.

Enveloppement à la petite liqueur du Suédois

L'après-midi entre les deux cataplasmes à la prêle, on applique une compresse de petite liqueur du Suédois, et laisser agir pendant 4 heures.

Il faut d'abord enduire la peau de pommade au souci pour que l'alcool contenu dans la liqueur ne la dégraisse pas. Puis appliquer un coton de la taille voulue imbibé de liqueur et recouvrir d'une couche d'ouate sèche pour maintenir la chaleur ainsi que d'un plastique de protection. Fixer l'enveloppement par un linge propre. Avec cet enveloppement à la petite liqueur du Suédois le patient peut se déplacer à la maison et n'a pas besoin de garder le lit.

Adénopathie

Acore odorant

Faire infuser une cuillerée à café rase d'acore odorant dans une tasse d'eau froide pendant 12 heures. Réchauffer légèrement l'infusion et filtrer. Boire une seule gorgée avant et après chaque repas.

Gui

Faire infuser une cuillerée à café bombée de gui dans une tasse d'eau froide pendant 12 heures. Puis réchauffer légèrement l'infusion et filtrer. Boire par gorgées jusqu'à 3 tasses par jour. Par commodité on prépare sa ration journalière dans une bouteille isotherme rincée préalablement à l'eau chaude.

Plantain

Des adénopathies malignes se soignent avec de la bouillie de plantain lancéolé ou de grand plantain.

Ecraser sur une planche des feuilles lavées de plantain lancéolé ou de grand plantain à l'aide du rouleau à pâtisserie et étaler cette bouillie sur les ganglions malades.

Sauge

Verser une tasse d'eau bouillante sur une cuillerée à café bombée de sauge et laisser infuser pendant 30 secondes. Filtrer et boire par gorgées 2 tasses par jour.

Allergie

Ablutions à la mauve

On guérit les allergies cutanées avec des ablutions à la mauve.

Faire infuser pendant 12 heures 2 cuillerées à café bombées de mauve dans ½ litre d'eau froide. Puis réchauffer légèrement l'infusion et filtrer. Laver plusieurs fois par jour avec cette infusion les endroits de la peau concernés par l'allergie.

Ortie
Verser une tasse d'eau bouillante sur une cuillerée à café bombée d'orties et laisser infuser 30 secondes. Filtrer et boire par gorgées jusqu'à 4 tasses par jour.

Allergie faciale

Ablutions à la mauve
Les allergies faciales qui brûlent et démangent se traitent par des ablutions à la mauve.

Faire macérer pendant 12 heures 2 poignées de mauve dans un seau de 5 l d'eau froide. Puis réchauffer légèrement cette macération et filtrer. Laver quotidiennement le visage avec cette décoction tiède.

Amputation - douleurs de membres fantômes

Consoude
Mélanger une tasse d'eau chaude avec une cuillerée à soupe de consoude et quelques gouttes d'huile pour obtenir une sorte de bouillie, qu'on étalera sur un linge propre et qu'on posera comme cataplasme sur le moignon. Lorsque la bouillie est refroidie il faut renouveler le cataplasme.

Iris
Déterrer des racines d'iris en octobre et les laver soigneusement à la brosse puis les suspendre pour les sécher. Les moudre dans un moulin à café pour les réduire en poudre.

Faire infuser pendant 12 heures une cuillerée à café de cette poudre dans ½ litre d'eau froide puis réchauffer l'infusion, la filtrer et boire par gorgées dans la journée. Par commodité on versera la ration journalière dans une bouteille isotherme rincée à l'eau chaude.

Teinture d'oignon
La teinture d'oignon est efficace dans les douleurs fantômes. Elle est disponible dans les maisons de régime et chez les herboristes mais elle est facile à préparer :

Peler et couper en rouelles les oignons puis en emplir une bouteille et verser par-dessus de l'alcool de grains à 38-40%. Laisser la bouteille bouchée au chaud pendant 15 jours au moins. Etaler plusieurs fois cette teinture sur les moignons.

Bain au thym
On devrait immerger le moignon 3 fois par semaine dans un bain de thym.

Faire macérer pendant 12 heures dans un seau de 5 l d'eau froide une bonne poignée de thym puis réchauffer légèrement la macération. Filtrer et ajouter à l'eau du bain. Durée du bain : 20 minutes.

Coussin au thym
Un coussin au thym et au lycopode est à conseiller pendant la nuit. Remplir une housse de coussin de 150 g de thym et de 100 g de lycopode. Réchauffer le coussin au four et le poser pendant la nuit sur le moignon.

Amygdalite

Mauve
Faire infuser pendant 12 heures une cuillerée à café bombée de mauve dans une tasse d'eau froide puis réchauffer cette infusion et filtrer. On boit 2 à 3 tasses de mauve réparties sur la journée. Par commodité on prépare sa ration journalière dans une bouteille isotherme rincée à l'eau chaude.

Prêle des champs
Verser une tasse d'eau bouillante sur une cuillerée à café bombée de prêle et laisser infuser pendant 30 secondes. Filtrer et gargariser plusieurs fois par jour avec cette infusion.

Sauge
Verser une tasse d'eau bouillante sur une cuillerée à café bombée de sauge et laisser infuser 30 secondes. Filtrer et gargariser plusieurs fois par jour avec l'infusion dont on peut de temps en temps avaler une gorgée.

Anémie

Ortie

Grâce à ses vertus hématopoïétiques, l'ortie est efficace en cas d'anémie.

Verser une tasse d'eau bouillante sur une cuillerée à café bombée d'orties et laisser infuser 30 secondes, filtrer et boire par gorgées jusqu'à 4 tasses par jour.

Angine

Aigremoine

Ebouillanter une cuillerée à café d'aigremoine par tasse et laisser infuser 30 secondes. Filtrer et boire par gorgées quotidiennement 2 tasses de tisane.

Angine de poitrine

Teinture d'arnica

En cas de rétrécissement des vaisseaux cardiaques on masse la région du cœur à l'essence d'arnica ce qui apporte immédiatement un soulagement.

Remplir au 2/3 une bouteille de pétales d'arnica que l'on a arrachés de leur calice vert. Verser par-dessus de l'alcool de grains à 38-40% et laisser reposer au chaud pendant 15 jours au moins. On filtre une partie de la teinture et on laisse le reste sur les pétales sur lesquels on pourra reverser de l'alcool.

Si on utilise de la teinture d'arnica à 75% de la pharmacie, il faut la diluer de moitié avec de l'eau bouillie et refroidie pour éviter toute irritation et blessure. A l'état pur elle pourrait provoquer des brûlures de la peau.

Achillée millefeuille

Verser une tasse d'eau bouillante sur une cuillerée à café bombée d'achillée et laisser infuser pendant 30 secondes. Filtrer et boire 2 tasses par jour.

Aubépine

Verser une tasse d'eau bouillante sur une cuillerée à café bombée d'aubépine (on utilise les feuilles et les fleurs) puis laisser infuser 30 secondes. Filtrer et boire par gorgées 2 tasses de tisane réparties sur la journée.

Teinture d'aubépine

Mettre des fleurs et des baies fraîches d'aubépine à parts égales dans une bouteille puis verser par-dessus de l'alcool de grains à 38-40% puis laisser au chaud pendant 15 jours au moins. Prendre quotidiennement 4 à 10 gouttes par jour de cette teinture.

Vin des cardiaques

Jeter dans un litre de vin pur 10 tiges fraîches de persil avec feuilles, 1 à 2 cuillerée à soupe de vinaigre de vin et laisser mijoter sur le feu pendant 10 minutes. Filtrer ce vin et le mélanger à 300 g de miel d'abeille pur. Prendre 2 à 3 cuillerées à soupe de ce vin par jour. Si on hésite entre le vin blanc ou le vin rouge on se laissera guider par son goût personnel.

Petite liqueur du Suédois

Masser plusieurs fois par jour la région du cœur avec de la petite liqueur du Suédois non diluée.

Angiocardiopathie

Ail des ours

En cas de troubles coronariens, on applique du jus frais d'ail des ours sur la partie du cœur. On extrait le jus des feuilles fraîches lavées.

Aubépine

Verser une tasse d'eau bouillante sur une cuillerée à café bombée d'aubépine (on utilise les feuilles et les fleurs) et laisser infuser 30 secondes. Filtrer et boire par gorgées 2 tasses de tisane réparties sur la journée.

Teinture d'aubépine

Remplir une bouteille de fleurs et de baies d'aubépine à parts égales et verser par-dessus de l'alcool de grains à 38-40%. Laisser reposer au chaud pendant 15 jours au moins. Prendre 4 à 10 gouttes de cette teinture par jour.

Angiosténose

Teinture d'arnica

Dans les cas d'angiosténose et de troubles cardiaques d'origine nerveuse, on masse la région du coeur avec de la teinture d'arnica. Le patient sentira une amélioration immédiate.

Arracher les pétales du calice vert de l'arnica et en remplir une bouteille au 2/3. Verser pardessus de l'alcool de grains à 38-40% et laisser pendant 15 jours au moins au chaud. Filtrer une partie de la teinture et laisser le reste sur les pétales. Après l'avoir transvasée dans des bouteilles plus petites on remettra de l'alcool dans la grande bouteille.

La teinture d'arnica à 75% disponible en pharmacie doit être diluée de moitié avec de l'eau bouillie et refroidie pour éviter toute inflammation et irritation de la peau. Cette teinture à l'état pur pourrait provoquer des brûlures.

Ortie

Ebouillanter 4 cuillerées à café bombées d'orties avec un litre d'eau et laisser infuser 30 secondes puis filtrer et laver en massant la région du cœur avec cette décoction.

Antéversion de l'intestin

Alchémille

Verser une tasse d'eau bouillante sur une cuillerée à café bombée d'alchémille et laisser infuser 30 secondes puis filtrer. Boire par gorgées 4 tasses par jour.

Teinture de capselle

Laver et couper menu de la capselle fraîchement cueillie (on utilise toute la plante même la racine) puis mettre dans une bouteille et recouvrir d'alcool de grains à 38-40%. Laisser reposer au chaud pendant 15 jours au moins. Appliquer la teinture obtenue quotidiennement sur la région anale.

En usage interne prendre 3 fois par jour 10 gouttes de teinture de capselle dans de la tisane d'alchémille.

Anurésie

Vin de camomille

Verser dans un litre de vin blanc sec 4 cuillerées à café bombées de camomille puis porter à ébullition sans laisser bouillir et laisser reposer 10 minutes. Filtrer et mettre en bouteille. Boire de ce vin à la camomille un verre matin et soir après les repas. Il ne faudrait pas boire ce vin trop froid.

Gaillet

Verser une tasse d'eau bouillante sur une cuillerée à café bombée de gaillet et laisser infuser 30 secondes. Filtrer et boire par gorgées jusqu'à 3 tasses par jour.

Lamier blanc

Verser une tasse d'eau bouillante sur une cuillerée à café bombée de lamier et laisser infuser 30 secondes. Filtrer et boire par gorgées une tasse après le petit déjeuner.

Ortie

Verser une tasse d'eau bouillante sur une cuillerée à café bombée d'orties et laisser infuser 30 secondes. Filtrer et boire par gorgées jusqu'à 4 tasses par jour.

Bain de vapeur à la prêle

Ebouillanter 4 cuillerées à café de prêle avec un litre d'eau dans un bidet. S'asseoir en peignoir audessus des vapeurs qui s'échappent de la prêle et les laisser agir 10 minutes sur la vessie. On peut également mettre les plantes ébouillantées sur un linge et le poser en cataplasme sur la vessie.

Thym

Verser une tasse d'eau bouillante sur une cuillerée à café bombée de thym et laisser infuser pendant 30 secondes. Filtrer et boire 2 tasses de tisane par jour.

Artériosclérose

Teinture d'ail des ours

Prendre quotidiennement 10 à 12 gouttes de teinture d'ail des ours diluée dans un peu d'eau est une mesure préventive contre l'artériosclérose.

Remplir une bouteille de feuilles ou de bulbes d'ail des ours coupées en petits morceaux et verser par-dessus de l'alcool de grains à 38-40% puis laisser reposer au chaud pendant 15 jours au moins.

Aubépine
Verser une tasse d'eau bouillante sur une cuillerée à café bombée d'aubépine (on utilise les fleurs et les feuilles) et laisser infuser pendant 30 secondes. Filtrer et boire par gorgées 2 tasses de tisane réparties sur la journée.

Teinture d'aubépine
Remplir une bouteille de baies et de fleurs d'aubépine fraîches à parts égales et verser par-dessus de l'alcool de grains à 38-40%. Laisser reposer au chaud pendant 15 jours au moins. Prendre 4 à 10 gouttes par jour de cette teinture ainsi obtenue.

Gui
Faire infuser pendant 12 heures une cuillerée à café bombée de gui dans une tasse d'eau froide. Puis réchauffer l'infusion et filtrer. Tout au long de la journée on prendra préventivement 2 à 3 tasses de tisane. Par commodité on remplira sa ration journalière dans une bouteille thermos rincée à l'eau chaude.

Véronique
Verser ne tasse d'eau bouillante sur une cuillerée à café bombée de véronique et laisser infuser 30 secondes. Filtrer et boire par gorgées une à 2 tasses par jour. Chaque année on devrait prendre de la tisane de véronique fraîche pendant un certain temps pour prévenir l'artériosclérose.

Mélange
Faire un mélange de véronique et de prêle à parts égales et boire cette tisane en prévention de l'artériosclérose.

Verser une tasse d'eau bouillante sur une cuillerée à café bombée de ce mélange de simples et laisser infuser pendant 30 secondes. Filtrer et boire par gorgées 1 à 2 tasses par jour.

On peut boire cette tisane pendant toute l'année soit une tasse quotidienne à titre préventif.

Arthrite

Teinture de consoude
Des frictions régulières de teinture de consoude atténuent les douleurs. Laver les racines de consoude à la brosse et les couper en petits morceaux. Remplir une bouteille de ces racines et verser par-dessus de l'alcool à 38-40%. Laisser au chaud pendant 15 jours au moins. Utiliser cette teinture pour les frictions.

Cataplasme aux feuilles
Repasser au fer des feuilles de choux vert ou blanc et les poser sur les membres douloureux. Fixer par une bande pour maintenir la chaleur.

Une bouillie de feuilles de lycopode fraîche est encore plus efficace. Laver les feuilles fraîches et les écraser avec un rouleau à pâtisserie sur une planche en bois. Etaler la bouillie sur l'endroit douloureux et entourer d'un linge. Laisser agir toute la nuit.

Ortie
Réparties sur la journée on boira entre 2 tasses de prêle 4 tasses de tisane d'ortie.

Verser une tasse d'eau bouillante sur une cuillerée à café bombée d'orties et laisser infuser 30 secondes puis filtrer et boire par gorgées.

Prêle des champs
Boire le matin une demi heure avant le petit déjeuner et le soir une demi heure avant le dîner une tasse de tisane à la prêle.

Verse une tasse d'eau bouillante sur une cuillerée à café bombée de prêle et laisser infuser pendant 30 secondes. Filtrer et boire par gorgée.

Bain de siège à la prêle
Il faudrait prendre un bain de siège à la prêle par mois.

Faire macérer pendant 12 heures 100 g de prêle dans 5 litres d'eau froide. Puis réchauffer cette macération, filtrer et l'ajouter à l'eau du bain. La baignoire doit contenir suffisamment d'eau de façon à ce que les reins du malade soient recouverts. Durée du bain : 20 minutes. Ne pas se sécher en sortant mais s'enrouler dans un peignoir et transpirer dans un lit encore pendant une heure.

Pommade au souci
La pommade au souci qui doit être appliquée avant la petite liqueur du Suédois se prépare de la façon suivante :

Faire chauffer dans une poêle 250 g de saindoux pur et jeter dans la graisse chaude 2 bonnes poignées de soucis (fleurs, feuilles et tiges). Donner un tour de bouillon en remuant énergiquement puis retirer et laisser reposer la nuit. Le lendemain réchauffer légèrement le tout et passer à travers un linge propre en pressant bien les plantes et avec la pommade ainsi obtenue remplir des pots à couvercle.

Petite liqueur du Suédois
Avec les 4 tasses de tisane d'ortie on boira 3 fois par jour une demi tasse de tisane où on aura mis une cuillerée à soupe de liqueur. La demi tasse sera bue avant et après chaque repas.

Compresses à la petite liqueur du Suédois
Les endroits douloureux seront traités quotidiennement avec des compresses à la petite liqueur du Suédois qu'on laissera agir pendant 4 heures. Enduire d'abord de pommade au souci afin que l'alcool de la petite liqueur du Suédois ne dégraisse pas la peau. On imbibe un coton plus ou moins grand de liqueur et on le met sur la partie malade. Pour maintenir la chaleur on le couvre d'un coton sec puis d'un plastique pour protéger les vêtements, le tout entouré d'un linge propre. Après avoir enlevé la compresse on met du talc pour éviter d'éventuelles démangeaisons.

Arthrose

voir arthrite

Articulations enflées

Teinture de consoude
Les enflures régressent si on applique régulièrement de la teinture de consoude.

Laver à la brosse des racines de consoude et les couper en petits morceaux puis en remplir une bouteille. Verser par-dessus de l'alcool de grains à 38-40% et laisser reposer au chaud pendant 15 jours minimum. Appliquer cette teinture sur les articulations enflées.

Articulations (Troubles des)

Lycopode
Verser une tasse d'eau bouillante sur une cuillerée à café rase de lycopode et laisser infuser pendant 30 secondes. Filtrer et boire par gorgées une tasse à jeun le matin.

Asthme

Pommade au souci
Chauffer dans une poêle 250 g de saindoux pur et jeter une bonne poignée de soucis (feuilles, fleurs et tiges) dans la graisse chaude. Donner un tour de bouillon en remuant énergiquement et retirer du feu. Laisser refroidir pendant la nuit puis le lendemain réchauffer légèrement et passer le tout à travers un linge propre en pressant bien les feuilles, les fleurs et les tiges. La pommade ainsi obtenue sera mise en pot à couvercle.

Jus de tussilage
Presser des feuilles fraîches de tussilage dans un presse-fruits et prendre quotidiennement 2 à 3 cuillerées à café de ce jus frais dans une tasse de bouillon ou de lait chaud.

Petite liqueur du Suédois
D'après mon expérience l'asthme est à mettre en rapport avec un dysfonctionnement du foie. L'organe est gonflé et exerce une pression sur les autres organes en provoquant des troubles asthmatiformes. Je conseille de ce fait de faire une compresse de petite liqueur du Suédois sur le foie.

Enduire d'abord la peau de pommade au souci, pour que l'alcool de la liqueur ne dégraisse pas la peau. Puis mettre quelques gouttes de petite liqueur du Suédois sur une compresse et la recouvrir d'une compresse sèche et d'un plastique, enfin fixer par un linge sec pour garder la chaleur. Selon qu'on le supporte cet enveloppement devrait être laissé en place pendant 4 heures voire la nuit.

Asthme bronchique

Tussilage
Verser une tasse d'eau bouillante sur une cuillerée à café bombée de fleurs et de feuilles de tussilage et laisser infuser pendant 30 secondes puis filtrer. Boire par gorgées 2 à 3 tasses par jour.

Jus de tussilage
Au printemps extraire du jus de feuilles de tussilage fraîches, préalablement lavées, dans un presse-fruits. Prendre quotidiennement 2 à 3 cuillerées à café de ce jus dans une tasse de bouillon ou du lait chaud.

Mélange
Mélanger à parts égale du plantain lancéolé et du thym.

Mettre à bouillir une tasse d'eau froide avec une rondelle de citron et une cuillerée à café de sucre candi roux. Dès l'ébullition y verser une cuillerée à café du mélange de simples. Laisser infuser 30 secondes, filtrer et boire la tisane aussi chaude que possible par petites gorgées. On boit 4 à 5 tasses de tisane par jour, à chaque fois fraîchement préparée.

Asthme cardiaque

Lycopode
Verser une tasse d'eau bouillante sur une cuillerée à café bombée de lycopode et laisser infuser 30 secondes puis filtrer. Boire par gorgées une tasse matin et soir.

Petite liqueur du Suédois
Prendre avec cette tisane de lycopode une cuillerée à café de petite liqueur du Suédois par tasse. En usage externe on appliquera pendant la journée une compresse à la petite liqueur du Suédois sur le foie.

Appliquer d'abord de la pommade au souci sur la peau afin que l'alcool de la liqueur ne la dégraisse pas. Puis imbiber un morceau d'ouate de liqueur et l'appliquer sur la peau. Recouvrir d'une couche d'ouate sèche et d'un film plastique pour maintenir la chaleur. Fixer le tout avec une serviette chaude et laisser agir cet enveloppement pendant 4 heures.

Pommade au souci
Cette pommade est préparée à base de saindoux et de plantes.

Couper en petits morceaux 4 poignées de feuilles, fleurs et tiges de soucis fraîchement cueillis. Chauffer dans une poêle 250 g de saindoux pur et jeter les plantes dans la graisse chaude. Faire mousser rapidement en remuant bien, puis retirer du feu et laisser reposer à couvert pendant une journée. Réchauffer légèrement la poêle et filtrer son contenu à travers un linge en essorant bien les résidus de plantes. Mettre la pommade obtenue dans des petits pots à couvercle.

Cataplasme à la vapeur de prêle
Mettre à la place de la compresse à la petite liqueur du Suédois un cataplasme à la prêle.

Jeter une bonne poignée de prêle dans une passoire accrochée au-dessus d'une casserole avec de l'eau en ébullition. Par la chaleur ascendante la prêle va se réchauffer. Verser le contenu de la passoire dans un linge propre en lin et poser en cataplasme sur la région du foie. Fixer en entourant d'une serviette chaude.

Asthme pulmonaire

Mélange
Mélanger du thym et du plantain à parts égales. Porter à ébullition une tasse d'eau avec une tranche de citron et une cuillerée à café de sucre candi roux. Retirer du feu et y verser une cuillerée du mélange thym – plantain et laisser infuser 30 secondes puis filtrer. Boire très chaud et par gorgées. Cette tisane dont on doit boire 4 à 5

tasses par jour doit toujours être préparée extemporanément.

Atrophie des gencives

Mélange de plantes

Mélanger de l'écorce de chêne, de l'alchémille, de la sauge et de la renouée des oiseaux à parts égales.

Faire infuser pendant 12 heures 2 cuillerées à café bombées de ce mélange dans ½ litre d'eau froide puis réchauffer cette infusion et la filtrer. Remplir cette ration journalière de tisane dans une bouteille thermos rincée à l'eau chaude et faire des bains de bouche plusieurs fois par jour. En outre il est conseillé de garder une gorgée de cette tisane en bouche et d'en masser les gencives à l'aide d'une brosse à dents douce.

Atrophie musculaire

Alchémille

Verser une tasse d'eau bouillante sur une cuillerée à café bombée d'alchémille et laisser infuser pendant 30 secondes. Filtrer et boire par gorgées 4 tasses de tisane réparties sur la journée. On devrait utiliser de préférence des plantes fraîches.

Teinture de capselle

En usage externe on applique 3 fois par jour de la teinture de capselle sur le muscle atrophié. Remplir une bouteille de feuilles de capselle fraîche, lavées et coupées en petits morceaux puis recouvrir d'alcool de grains à 38-40% puis laisser reposer au chaud pendant 15 jours au moins. Appliquer quotidiennement cette teinture.

Huile de thym

En plus de la teinture de capselle l'huile de thym est également à conseiller dans les atrophies musculaires. Cueillir des fleurs de thym, en remplir une bouteille et recouvrir d'huile. Laisser reposer au soleil pendant 3 semaines. Se frictionner plusieurs fois par jour les membres avec cette huile en alternant avec de la teinture de capselle.

Atrophie de la vessie

Alchémille

Verser une tasse d'eau bouillante sur une cuillerée à café bombée d'alchémille et laisser infuser 30 secondes. Filtrer et boire par gorgées 4 tasses de tisane réparties sur la journée.

Teinture de capselle

Pour stimuler les muscles en application externe, se frictionner la région de la vessie avec de la teinture de capselle.

Cueillir de la capselle (on utilise les feuilles, les fleurs et les tiges) puis la laver et la couper en menus morceaux. Remplir une bouteille de ces herbes puis recouvrir complètement d'alcool de grains à 38-40%. Laisser reposer au chaud pendant 15 jours au moins. Frictionner la région de la vessie plusieurs fois par jour avec cette teinture de capselle.

Renouée des oiseaux

Faire infuser pendant 12 heures une cuillerée à café bombée de racines de renouée des oiseaux dans une tasse d'eau froide. Puis chauffer l'infusion et filtrer. Boire par gorgées 4 tasses de tisane réparties sur la journée. Par commodité verser la ration journalière dans une bouteille thermos rincée à l'eau chaude.

Bain de siège au gros sel

Le bain de siège au gros sel appartient à ces vieux remèdes de famille qui ont fait leur preuve.

Jeter une poignée de gros sel dans un bain agréablement tempéré et dont l'eau doit recouvrir les reins de la personne. Durée du bain : 20 minutes. Ne pas se sécher en sortant mais transpirer encore pendant une heure dans un lit.

Bains de siège

Les bains de siège à l'achillée, à la capselle ou à la prêle sont à conseiller dans les atrophies de la vessie.

Mettre à macérer pendant 12 heures 100 g de plantes dans un seau de 5 litres d'eau froide. Puis chauffer cette macération, filtrer et l'ajouter à l'eau du bain qui doit recouvrir les reins de la personne. Durée du bain : 20 minutes. Ne pas se sécher en sortant mais enfiler un peignoir et transpirer encore pendant une heure dans un lit.

Attaque cérébrale

Une attaque cérébrale ne vient pas sans signes précurseurs. Vertiges, peur irraisonnée, excitation intérieure, l'impression d'entendre des voix, tout cela sont des signes d'un risque d'accident vasculaire cérébral. A ce stade on devrait préventivement prendre des simples du jardin de Dieu.

Prévention
Bien entendu en cas de suspicion d'accident cérébral, il faut appeler le médecin immédiatement. En outre il faut supprimer absolument la cigarette, l'alcool et la caféine ! De l'air frais et une nourriture modérée vont être utiles également.

Gui
On devrait boire matin et soir une tasse de tisane de gui.
Faire infuser pendant 12 heures une cuillerée à café bombée de gui dans une tasse d'eau froide, puis réchauffer l'infusion, filtrer et boire par gorgées.

Sauge
Verser une tasse d'eau bouillante sur une cuillerée à café bombée de sauge et laisser infuser 30 secondes. Filtrer et boire par gorgées 2 tasses par jour.

Enveloppements à la petite liqueur du Suédois
Pendant la journée il faudrait faire pendant 4 heures des compresses à la petite liqueur du Suédois sur les reins. Appliquer d'abord de la pommade au souci, afin que l'alcool de la liqueur ne dégraisse pas la peau, puis imbiber un morceau de coton suffisamment grand de liqueur et l'appliquer sur les reins. Recouvrir d'une couche de coton sec et d'une feuille de plastique qui maintiendra la chaleur, puis entourer le tout à l'aide d'un linge chaud.

Pommade au souci
Chauffer dans une poêle 250 g de saindoux pur et verser dans la graisse chaude une bonne poignée de soucis (fleurs, feuilles et tiges). Donner un tour de bouillon en remuant énergiquement et retirer du feu. Laisser reposer la nuit à couvert, puis le lendemain réchauffer légèrement le tout et passer à travers un linge en pressant bien toutes les herbes médicinales, avant de mettre la pommade ainsi obtenue dans des verres à couvercle.

En outre je recommande de faire des compresses sur le cœur ; mouiller un linge propre d'eau froide puis après l'avoir essoré l'appliquer sur la région du cœur.

Mélange de simples
Mélanger à parts égales de la racine d'angélique, de l'ansérine, de la racine de pyrèthre, de la quintefeuille, des fleurs de lavande, de la marjolaine, de l'impératoire, de la benoîte, du romarin, de la sauge, de la violette et de l'hysope.

Verser une tasse de jus de pomme bouillant sur une cuillerée à café bombée de ce mélange et laisser infuser 30 secondes. Filtrer et boire par gorgées plusieurs tasses par jour. Cette tisane spéciale devrait être préparée extemporanément.

Traitement
Même après une attaque il n'y a pas lieu de se laisser aller. Dans le jardin de Dieu poussent de nombreuses plantes qui vont être efficaces et qui même en cas de paralysie partielle pourront vous aider.

Gui
Comme première mesure à prendre je conseillerais une cure de gui. Pendant six semaines il faut prendre de la tisane de gui en respectant les dosages suivants : les 3 premières semaines boire 3 tasses quotidiennes de tisane de gui, les 2 semaines suivantes 2 tasses par jour et la dernière semaine réduire la consommation à une tasse.

Laisser infuser pendant 12 heures une cuillerée à café bombée de gui dans une tasse d'eau froide puis réchauffer la décoction et filtrer. Préparer la tisane d'avance et la mettre dans une bouteille thermos ou bien réchauffer à chaque fois au bain-marie.

Mélange

Mélanger à parts égales de la véronique, du millepertuis, de la lavande, de la mélisse, du romarin et de la sauge.

Verser une tasse d'eau bouillante sur une cuillerée à café bombée de ce mélange et laisser infuser 30 secondes. Filtrer et boire une tasse le matin et une tasse l'après midi.

Petite liqueur du Suédois

On devrait quotidiennement stimuler la circulation du cerveau en appliquant une compresse de petite liqueur du Suédois sur l'occiput.

Imbiber un coton suffisamment grand de liqueur et l'appliquer pendant 2 heures sur l'arrière de la tête.

Frictions

Les membres touchés par la paralysie devraient être frictionnés plusieurs fois par jour avec une teinture à base de capselle, de millepertuis, d'achillée et de thym.

La préparation de la teinture vaut pour chaque plante.

Remplir une bouteille de fleurs fraîchement cueillies et verser par-dessus de l'alcool de grains à 38-40%. Laisser reposer au chaud pendant 15 jours minimum.

En plus des teintures je préconise des frictions à l'huile de millepertuis et de thym.

Pour leur préparation on verse de l'huile sur les plantes se trouvant dans une bouteille et on laisse reposer au chaud un peu plus longtemps que pour les teintures, à savoir 3 semaines. Frictionner le patient plusieurs fois par jour avec cette huile curative.

Bains

Alterner pendant la semaine avec des bains de siège à l'achillée et à la prêle ainsi que des bains complets au thym. Pour un bain de siège on fera macérer 100 g de simples dans 5 litres d'eau froide pendant 12 heures et pour un bain complet mettre 200 g. Puis réchauffer la macération, filtrer et ajouter à l'eau du bain. Un bain de siège doit couvrir les reins du patient alors qu'un bain complet ne doit pas couvrir le cœur. Durée des bains : 20 minutes Ne pas se sécher en sortant mais revêtir un peignoir et se mettre au lit pour transpirer encore pendant une heure.

Cataplasme aux feuilles

Laver des feuilles de consoude fraîchement cueillies et les ébouillanter. Egoutter et les placer dans un linge en lin qu'on posera en cataplasme sur les endroits paralysés du corps.
Un autre moyen efficace est de placer sous la tête pendant la nuit un coussin rempli de feuilles séchées de fougères sans les tiges.

Bosses

Teinture de soucis

Remplir complètement une bouteille de fleurs de soucis, si possible fraîchement cueillies, et verser par-dessus de l'alcool de grains à 38-40% puis laisser reposer au chaud pendant 15 jours minimum. Tremper dans cette teinture diluée à l'eau bouillie un linge propre qu'on appliquera sur la bosse.

Petite liqueur du Suédois

Mettre quelques gouttes de liqueur sur un coton et tamponner la bosse plusieurs fois par jour pour qu'elle reste hydratée.

Brûlures

Millepertuis

Remplir une bouteille de fleurs de millepertuis fraîchement cueillies et recouvrir complètement les plantes d'huile. Laisser la bouteille au chaud pendant 3 semaines au moins jusqu'à ce que l'huile prenne une couleur rougeâtre.

Appliquer précautionneusement cette huile sur les plaies dues aux brûlures. Là encore consulter le médecin immédiatement !

Pommade au souci
Dans une poêle chauffer 250 g de saindoux pur et jeter 2 bonnes poignées de soucis (feuilles, fleurs et tiges) dans la graisse chaude. Donner un tour de bouillon en remuant énergiquement et retirer du feu. Laisser refroidir à couvert pendant la nuit. Le lendemain réchauffer légèrement le tout et passer le contenu de la poêle à travers un linge propre en pressant bien les plantes. Mettre la pommade ainsi obtenue dans des pots à couvercle. Appliquer avec précaution cette pommade au souci sur la brûlure.

Petite liqueur du Suédois
Dans le vieux manuscrit du Dr. Samst il est dit que si on badigeonne constamment une plaie due à une brûlure avec de la petite liqueur du Suédois, la chaleur en sera éliminée et il se formera des petites vésicules qui présagent une guérison rapide.

Remède des familles
Casser un œuf, séparer le blanc du jaune et étaler le blanc sur une compresse qu'on posera sur la plaie. Après ce traitement d'urgence, consulter le médecin immédiatement.

Calculs biliaires

voir lithiase biliaire

Calculs de la vessie

Primevère
Ebouillanter une cuillerée à café bombée de primevère par tasse et laisser infuser pendant 30 secondes. Filtrer et ajouter un peu de miel avant de boire par gorgée une à deux tasses de tisane par jour.

Plantain
La semence du plantain lancéolé ou du grand plantain est depuis des lustres un remède avéré contre toute sortes de calculs. Il faudrait prendre 8 g de semences par jour dans une tasse de tisane de plantain lancéolé. Verser à cet effet une tasse d'eau bouillante sur une cuillerée à café bombée de plantain lancéolé et laisser infuser pendant 30 secondes puis filtrer et boire par gorgées en y ayant ajouté la semence.

Bain de siège à la prêle
En cas de calculs on constate une nette amélioration lorsque l'on prend des bains de siège à la prêle et en buvant en même temps une à deux tasses de tisane. De cette façon le flux urinaire se trouve stimulé. Se retenir d'uriner le plus longtemps possible avant de relâcher sous une forte pression. C'est ainsi que les calculs s'éliminent. Pour un bain de siège à la prêle on utilise 100 g de prêle qu'on fait macérer pendant 12 heures dans un seau de 5 litres d'eau froide. Puis chauffer la macération, filtrer et l'ajouter à l'eau du bain qui doit recouvrir les reins de la personne. Durée du bain : 20 minutes. Ne pas se sécher à la sortie mais enfiler un peignoir et transpirer encore pendant une heure dans un lit.

Pendant le bain il faudrait boire une à deux tasses de tisane de prêle. Verser une tasse d'eau bouillante sur une cuillerée à café bombée de prêle et laisser infuser 30 secondes. Filtrer et boire par gorgées.

Cancer

Comme nous l'avons déjà mentionné plus haut les vertus thérapeutiques de nos plantes médicinales ne se bornent pas seulement à guérir les maladies mais stimulent et renforcent aussi nos défenses immunitaires, de sorte qu'elles nous protègent des maladies. Ainsi on peut trouver certains simples qui se révèlent être anticancéreux et peuvent agir au niveau de la prévention.

Jus de gaillet
Des tumeurs de toutes sortes se traitent au jus frais de gaillet mélangé à du beurre et appliqué sur la partie malade. On lave le gaillet fraîchement cueilli et encore humide on en exprime le jus dans un presse-fruits.

Gui

Le gui est tout aussi efficace. Je préconise à tout un chacun une cure de six semaines par an de tisane de gui. Pendant 3 semaines boire 3 tasses par jour, pendant 2 semaines 2 tasses et la dernière semaine réduire sa consommation à une tasse de tisane de gui par jour.

Faire infuser pendant 12 heures une cuillerée à café bombée de gui dans une tasse d'eau froide. Puis réchauffer légèrement la décoction et filtrer. Par commodité on verse sa ration journalière de tisane de gui.

Prêle des champs

La prêle aussi a un pouvoir anticancéreux. Prendre une tasse de tisane de prêle par jour.

Verser une tasse d'eau bouillante sur une cuillerée à café bombée de prêle et laisser infuser 30 secondes puis filtrer. Boire par gorgées.

Même si on n'a pas réussi à protéger son organisme d'un cancer, il pousse dans le jardin de Dieu des plantes médicinales avec lesquelles on peut le vaincre.

Souci

En cas de cancer il est recommandé de boire de la tisane de souci pendant un certain temps.

Verser une tasse d'eau bouillante sur une cuillerée à café bombée de soucis et laisser infuser 30 secondes. Filtrer et boire par gorgées 3 à 4 tasses réparties sur la journée.

Avec le jus frais de souci récupéré dans un presse-fruits on traite le cancer de la peau en application externe.

Mélange

Le mélange de simples suivant a également une action anticancéreuse : 100 g d'orties, 100 g d'achillée et 300 g de soucis.

Verser dans 1,5 l d'eau bouillante 6 cuillerées à café de ce mélange et laisser infuser pendant 30 secondes. Filtrer puis verser dans une bouteille isotherme préalablement rincée à l'eau chaude. Boire toutes les 20 minutes une gorgée de cette tisane.

Petite liqueur du Suédois

Avec les tisanes précitées on prendra quotidiennement 3 cuillerées à soupe de petite liqueur du Suédois. On compte une cuillerée à soupe pour une demi tasse qu'on boira par moitié avant et après les repas.

Cancer du bas ventre

Mélange

En cas de cancer des ovaires et de l'utérus je conseille une tisane faite de 300 g de soucis et 300 g d'achillée.

Ebouillanter une cuillerée à café bombée de ce mélange par tasse et laisser infuser 30 secondes. Filtrer et boire par gorgées 6 à 8 tasses par jour.

Petite liqueur du Suédois

Avec le mélange ci-dessus prendre quotidiennement 3 cuillerées à soupe de petite liqueur du Suédois. On compte une cuillerée à soupe par demi-tasse qui sera bue par moitié avant et après les trois repas.

Enveloppement à la petite liqueur du Suédois

Si la maladie occasionne de fortes douleurs faire pendant la journée des enveloppements à la petite liqueur du Suédois durant 4 heures.

Enduire d'abord la peau de pommade au souci pour que l'alcool de la liqueur ne dégraisse pas la peau puis appliquer un morceau d'ouate où on a versé un peu de petite liqueur du Suédois, recouvrir d'un morceau d'ouate sec pour maintenir la chaleur puis d'un film plastique de protection et enfin un linge chaud pour fixer le tout. Laisser agir pendant 4 heures.

Pommade au souci

La pommade au souci destiné à protéger la peau se prépare de la manière suivante :

Chauffer dans une poêle 250 g de saindoux pur et verser une bonne poignée de soucis (feuilles, fleurs et tiges) dans la graisse chaude. Donner un tour de bouillon en remuant énergiquement puis retirer du feu. Laisser refroidir à couvert pendant la nuit. Le lendemain réchauffer légèrement la poêle puis verser son contenu à travers un linge propre en lin en pressant bien toutes les herbes. La pommade ainsi obtenue sera mise dans des verres à couvercle.

Cataplasme à la prêle

En cas de fortes douleurs faire en plus des enveloppements à la petite liqueur du Suédois des cataplasmes à la prêle.

Indépendamment de l'intensité des douleurs je conseille de faire 3 cataplasmes. Un le matin au lever (la patiente doit garder le lit) un autre l'après midi et le dernier le soir en vue de la nuit.

Jeter 2 bonnes poignées de prêle dans une passoire accrochée au-dessus d'une casserole avec de l'eau en ébullition. Grâce à la vapeur montante la prêle va se chauffer. Verser alors le contenu de la passoire sur un linge propre en lin et l'appliquer en cataplasme sur le bas ventre. Fixer l'enveloppement avec un linge chaud.

Bain de siège à l'achillée

En plus des autres applications décrites ci-dessus la patiente devrait prendre 3 fois par semaine un bain de siège à l'achillée, voire quotidiennement.

Faire macérer 100 g d'achillée dans un seau de 5 litres d'eau froide pendant 12 heures. Puis réchauffer cette macération, filtrer et l'ajouter à l'eau du bain de siège qui doit recouvrir les reins de la patiente. Durée du bain : 20 minutes. Ne pas se sécher à la sortie du bain mais enroulée dans un peignoir transpirer en encore pendant une heure au lit.

Cancer du côlon

Acore odorant

Faire infuser pendant 12 heures une cuillerée à café rase de racines d'acore dans une tasse d'eau froide puis réchauffer cette infusion et filtrer. Boire une gorgée de cette tisane avant et après chaque repas. On ne doit pas dépasser la dose d'une tasse par jour. Par commodité on verse sa ration journalière dans une bouteille thermos rincée à l'eau chaude.

Cataplasme à la prêle

Appliquer un cataplasme à la prêle pendant la nuit. Mettre 2 bonnes poignées de prêle dans une passoire que l'on accroche au-dessus d'une casserole avec de l'eau en ébullition. Grâce à la vapeur ascendante la prêle va se réchauffer. Verser le contenu de la passoire dans un linge propre en lin et l'appliquer en cataplasme sur le ventre. Entourer d'un linge chaud pour le fixer.

Pommade au souci

Chauffer dans une poêle 250 g de saindoux pur et verser une bonne poignée de soucis (feuilles, fleurs et tiges) dans la graisse chaude. Donner un tour de bouillon en remuant énergiquement et retirer du feu. Laisser refroidir pendant la nuit. Le lendemain réchauffer légèrement la poêle et verser son contenu à travers un linge propre en lin en pressant bien toutes les herbes. Mettre la pommade ainsi obtenue dans des verres à couvercle.

Mélange

Mélanger des orties, des soucis et de l'achillée à parts égales et boire de ce mélange 2 litres au moins répartis sur la journée.

Verser une tasse d'eau bouillante sur une cuillerée à café bombée de ce mélange et laisser infuser 30 secondes, filtrer et boire par gorgées.

Petite liqueur du Suédois

Avec le mélange ci-dessus prendre quotidiennement 3 cuillerées à soupe de petite liqueur du Suédois, à savoir une cuillerée à soupe pour une demi-tasse de tisane, prise une demi heure avant et après les repas.

Enveloppement à la petite liqueur du Suédois

Etaler sur tout le ventre de la pommade au souci afin que l'alcool contenu dans la liqueur ne dégraisse pas la peau.

Puis imbiber un gros morceau d'ouate de petite liqueur du Suédois et l'appliquer sur toute la région de l'intestin. Pour maintenir la chaleur recouvrir d'un second morceau d'ouate sec et d'un film plastique, enfin fixer le tout par un linge chaud et laisser agir pendant 4 heures.

Cancer de l'estomac

Mélange de tisanes
En cas de cancer de l'estomac il faut boire tous les jours 6 à 8 tasses de tisane d'ortie et de soucis à parts égales. Pour ce faire verser une tasse d'eau bouillante sur une cuillerée à café bombée de ce mélange et laisser infuser pendant 30 secondes, filtrer et boire par gorgées.

Mélange de jus de plantes
Mettre des orties, du pissenlit, de l'achillée et du plantain frais dans une centrifugeuse et en extraire le jus. Prendre toutes les heures une cuillerée à soupe de ce mélange de jus frais. Si cueillir l'un des simples est impossible pour des causes saisonnières, ne boire que le jus de ceux, qui sont à votre disposition.

Jus d'oxalide
Dans la tisane citée plus haut mettre 3 à 5 gouttes de jus frais d'oxalide, surtout si le cancer en est à son début.

L'oxalide fraîchement cueillie est lavée est mise encore humide dans le presse fruit.

Cataplasmes à la prêle
Pendant la nuit je recommande de faire des cataplasmes à la prêle.

Mettre 2 bonnes poignées de prêle dans une passoire accrochée au-dessus d'une casserole d'eau en ébullition. Grâce à la vapeur montante la prêle va se réchauffer. Verser alors le contenu de la passoire dans un linge propre en lin et poser le cataplasme sur la région de l'estomac. Fixer à l'aide d'un linge chaud et laisser agir pendant toute la nuit. Si le cancer est accompagné de fortes douleurs, je conseille de faire d'autres cataplasmes, le matin et l'après midi, qui resteront en place pendant 2 heures.

Pommade au souci
Chauffer dans une poêle 250 g de saindoux pur et verser une bonne poignée de soucis (feuilles, fleurs et tiges) dans la graisse chaude. Donner un tour de bouillon en remuant énergiquement et retirer du feu. Laisser refroidir à couvert pendant la nuit. Le lendemain réchauffer légèrement le tout et verser le contenu de la poêle à travers un linge propre en lin en pressant bien toutes les plantes. Puis mettre cette pommade obtenue dans des verres à couvercle.

Petite liqueur du Suédois
On devrait faire tous les jours pendant 4 heures des enveloppements à la petite liqueur du Suédois sur la région de l'estomac. Appliquer d'abord de la pommade au souci sur la peau pour que l'alcool contenu dans la liqueur ne la dégraisse pas. Puis verser un peu de liqueur sur un morceau d'ouate suffisamment grand et l'appliquer sur l'estomac. Couvrir par un linge sec pour maintenir la chaleur, puis un film plastique comme protection et enfin fixer le tout par une bande.

Cancer du foie

En cas de maladie maligne je conseille la cure suivante :

Acore odorant
Boire quotidiennement 6 gorgées de tisane de racines d'acore odorant.

Faire macérer pendant 12 heures une cuillerée à café rase de racines d'acore dans une tasse d'eau froide. Puis chauffer l'infusion et filtrer. Avant et après chaque repas prendre quotidiennement une gorgée de tisane. Par commodité préparer sa ration journalière dans une bouteille isotherme rincée à l'eau chaude.

Lycopode
Boire matin et soir avant les repas 1 tasse de tisane de lycopode.

Verser une tasse d'eau bouillante sur une cuillerée à café rase de lycopode et laisser infuser 30 secondes. Filtrer et boire par gorgées.

Ortie
En complément des tisanes de lycopode et d'acore odorant, on prend quotidiennement 2 à 3 tasses de tisane d'orties.

Verser une tasse d'eau bouillante sur une cuillerée à café bombée d'orties et laisser infuser 30 secondes. Filtrer et boire par gorgées.

Cataplasmes à la prêle
En plus de compresses à la petite liqueur du Suédois, qu'on applique pendant 4 heures par jour je conseille de faire des cataplasmes à la prêle. Il faudrait en faire un le matin pendant 2 heures, l'après midi pendant 2 heures et le troisième pendant toute la nuit.

Mettre 2 bonnes poignées de prêle dans une passoire accrochée au-dessus d'une casserole avec de l'eau en ébullition. Grâce à la vapeur montante la prêle va se réchauffer. Verser alors le contenu de la passoire sur un linge propre en lin et l'appliquer en cataplasme sur le foie. Fixer avec un linge chaud.

Ce traitement est également applicable en cas de cirrhose du foie.

Cancer de la langue

Gaillet
En principe on devrait utiliser du gaillet fraîchement cueilli. Le laver et le couper menu en vue d'une préparation de tisane.

Verser une tasse d'eau bouillante sur une cuillerée à café bombée de gaillet et laisser infuser 30 secondes puis filtrer. Boire 6 à 8 tasses de tisane par jour. Par commodité préparer sa ration journalière dans une bouteille isotherme rincée à l'eau chaude.

Faire des gargarismes tout au long de la journée avec cette tisane au gaillet, aussi profondément que possible. De temps en temps on peut en avaler une gorgée.

Cancer du larynx

Mauve
Faire infuser pendant 12 heures une cuillerée à café bombée de mauve dans une tasse d'eau froide puis réchauffer cette infusion et filtrer. On boit 4 tasses de tisane de mauve par jour. Par commodité on verse sa ration journalière dans une bouteille thermos rincée à l'eau chaude.

En plus de l'usage interne on prépare 6 tasses supplémentaires de tisane de mauve avec laquelle on fait des gargarismes.

Dans la mesure du possible on devrait toujours utiliser des feuilles fraîches de mauve car leurs vertus thérapeutiques sont bien plus grandes que celles de la mauve séchée.

Avec les herbes utilisées pour la tisane on prépare une bouillie qui sera posée en cataplasme sur la gorge pendant la nuit, entouré d'un linge chaud. Pour ce faire chauffer les feuilles dans un peu d'eau, puis mélanger à de la farine d'orge et étaler la bouillie de feuilles sur un linge propre.

Cancer des os

Achillée millefeuille
Verser une tasse d'eau bouillante sur une cuillerée à café bombée d'achillée et laisser infuser 30 secondes. Filtrer et boire par gorgées 4 tasses de tisane par jour.

Ortie
Ebouillanter une cuillerée à café bombée d'orties par tasse et laisser infuser 30 secondes. Filtrer et boire par gorgées 2 tasses par jour. Dans la mesure du possible utiliser des feuilles d'orties fraîches.

Souci
En plus des deux tisanes ci-dessus boire 2 tasses de tisane de soucis. Verser une tasse d'eau bouillante sur une cuillerée à café bombée de soucis et laisser infuser 30 secondes puis filtrer et boire par gorgées.

Petite liqueur du Suédois
Avec les tisanes mentionnées ci-dessus on prend 3 cuillerées à soupe de petite liqueur du Suédois. On compte une cuillerée à soupe par demi tasse de tisane, qui sera bue par moitié avant et après chaque repas.

On peut également utiliser la petite liqueur du Suédois en frictions.

Teinture de consoude

En usage externe on utilise la teinture de consoude avec laquelle on frictionne les parties malades.

Laver à la brosse des racines de consoude puis les couper en petits morceaux et en remplir complètement une bouteille. Verser par-dessus de l'alcool de grains à 38-40% et laisser la bouteille au chaud pendant 15 jours au moins.

Teinture d'achillée millefeuille

En application externe je recommande la teinture d'achillée dont on fera des frictions plusieurs fois par jour.

Remplir une bouteille de fleurs d'achillée fraîches et verser par-dessus de l'alcool de grains à 38-40% et laisser la bouteille au chaud pendant 15 jours au mons. Frictionner les parties malades avec cette teinture.

Cancer de la peau

Teinture de calendula

En outre je recommande de faire des enveloppements à la teinture de calendula. Mettre une poignée de souci dans ne bouteille puis recouvrir complètement les plantes d'alcool à 38-40% et laisser au chaud pendant 15 jours au moins. La teinture ainsi obtenue doit être diluée à l'eau bouillie refroidie. Mouiller un linge avec cette teinture et en faire des enveloppements sur la peau malade.

Jus de chélidoine

Le Jus de chélidoine frais est efficace dans les affections malignes de la peau.

Laver des fleurs et des tiges de chélidoine fraîche et les mettre encore humides dans un presse fruits pour en exprimer le jus. Appliquer ce jus frais de chélidoine sur la peau touchée par la maladie.

Pommade au gaillet

Laver du gaillet fraîchement cueillis et encore humide mettre dans un presse fruits pour en exprimer le jus qu'on mélangera à du beurre pour l'étaler en pommade sur la peau malade.

Jus de souci

Après les avoir lavées mettre des fleurs, feuilles et tiges de souci frais dans une centrifugeuse pour en exprimer le jus. Badigeonner la peau malade plusieurs fois par jour avec ce jus frais.

En application interne je préconise de prendre 2 tasses de tisane de soucis par jour. Verser une tasse d'eau bouillante sur une cuillerée à café bombée de véronique et de souci et laisser infuser 30 secondes. Filtrer et boire par gorgées.

Cancer du poumon

Achillée millefeuille

Verser une tasse d'eau bouillante sur une cuillerée à café bombée d'achillée et laisser infuser pendant 30 secondes. Filtrer et boire par gorgées 2 à 3 tasses de tisane réparties sur la journée.

Acore odorant

Au cours de la journée mâcher des petits morceaux de racines d'acore. Avaler le jus des racines qui est un peu amer avec de la tisane d'achillée et recracher les résidus.

Cataplasme à la prêle

Mettre 2 bonnes poignées de prêle dans une passoire accrochée sur une casserole avec de l'eau en ébullition. La vapeur ascendante va chauffer la prêle. Verser le contenu de la passoire dans un linge propre en lin et le poser en cataplasme sur les poumons. Fixer l'enveloppement avec un linge chaud et le garder pendant toute la nuit.

Cancer du rein

Jus de chélidoine

Extraire le jus de chélidoine fraîche et lavée dans une centrifugeuse. Boire ¼ de tasse de jus frais de chélidoine dilué avec la même quantité d'eau.

Epilobe à petites fleurs

Verser une tasse d'eau bouillante sur une cuillerée à café bombée d'épilobe et laisser infuser 30 secondes. Filtrer et boire par gorgées 2 tasses par jour. L'une le matin à jeun et l'autre une demi-heure avant le dîner.

Ortie
Verser une tasse d'eau bouillante sur une cuillerée à café bombée d'orties et laisser infuser 30 secondes. Filtrer et boire jusqu'à 4 tasses de tisane d'ortie par jour.

Plantain
Verser une tasse d'eau bouillante sur une cuillerée à café bombée de plantain lancéolé ou de grand plantain et laisser infuser 30 secondes. Filtrer et boire par gorgées 2 à 3 tasses par jour.

Renouée des oiseaux
Porter à ébullition un litre de lait puis hors du feu y jeter une cuillerée à café bombée de renouée des oiseaux en laissant infuser 30 secondes. Filtrer et boire 3 à 4 tasses par jour par gorgées et aussi chaud que possible.

Bain de siège à la prêle
Faire macérer pendant 12 heures 100 g de prêle dans un seau de 5 litres d'eau froide. Chauffer cette macération puis une fois filtrée, l'ajouter à l'eau du bain qui doit recouvrir les reins de la personne. Durée du bain : 20 minutes. Ne pas se sécher à la sortie mais enfiler un peignoir et transpirer encore une heure dans un lit.

Cataplasme à la prêle
Poser un cataplasme à la prêle pendant la nuit. Mettre 2 bonnes poignées de prêle dans une passoire accrochée au-dessus d'une casserole d'eau en ébullition. Grâce à la vapeur ascendante la prêle va chauffer. Verser alors le contenu de la passoire dans un linge propre en lin et poser ce cataplasme sur les reins. Fixer tout autour un linge chaud et laisser agir toute la nuit.

Mélange de plantes
Mélanger à parts égale de la solidage, du gaillet et du lamier blanc. Verser une tasse d'eau bouillante sur une cuillerée à café bombée de ce mélange et laisser infuser pendant 30 secondes. Filtrer et boire par gorgées 3 à 4 tasses par jour.

Pommade au souci
Chauffer dans une poêle 250 g de saindoux pur et verser une bonne poignée de soucis (feuilles, fleurs et tiges) dans la graisse chaude. Donner un tour de bouillon en remuant énergiquement puis retirer du feu. Laisser refroidir à couvert pendant la nuit. Le lendemain réchauffer rapidement la poêle et verser son contenu à travers un linge propre en lin en pressant bien toutes les herbes. Mettre la pommade obtenue dans des verres à couvercle.

Petite liqueur du Suédois
Prendre avec les tisanes indiquées ci-dessus 3 fois par jour une cuillerée à café de petite liqueur du Suédois, soit une cuillerée pour une demi-tasse qui sera bue par moitié avant et après les repas.

Enveloppement à la petite liqueur du Suédois
En usage externe on fait des enveloppements à la petite liqueur du Suédois sur les reins. Appliquer d'abord de la pommade au souci sur la peau pour que l'alcool de la liqueur ne la dégraisse pas. Puis mouiller de liqueur un morceau d'ouate suffisamment grand et le poser sur les reins. Recouvrir d'un coton sec pour maintenir la chaleur ainsi que d'un film plastifié de protection. Fixer l'enveloppement avec un linge chaud et laisser agir pendant 4 heures.

Cancer du sein

Les remèdes et conseils suivants devraient être appliqués avant et après une opération. Plus on introduira tôt les plantes médicinales du jardin de Dieu, plus on évitera l'amputation. Car avec toutes les conséquences terribles qu'une amputation entraîne, la femme risque aussi d'avoir des problèmes psychologiques. A moins d'avoir une personnalité très forte peu de femmes supportent la perte de leurs attributs féminins. Beaucoup d'entre elles se sentent diminuées après l'ablation d'un sein, voire exclues de notre société et se réfugient dans une isolation où elles s'étiolent psychiquement et affectivement.

Au moindre signe de nodule ou d'induration, bien avant que le résultat de laboratoire ne soit connu, il faudrait entreprendre les cures de plantes médicinales suivantes :

Cataplasmes à la prêle
Mettre dans une passoire 2 bonnes poignées de prêle et la placer sur un récipient où bout de l'eau. Grâce aux vapeurs qui montent la prêle va se réchauffer. Verser les plantes sur un linge et le poser en cataplasme sur le sein douloureux. On fixe le linge avec un autre linge chaud et on laisse pendant plusieurs heures voire la nuit.

Pommade au souci
En usage externe on utilise la pommade au souci dont on enduit le sein plusieurs fois par jour. S'il y a déjà eu intervention chirurgicale, on étale la pommade sur la cicatrice jusqu'au-delà de l'aisselle. Pour lisser la peau on utilise les résidus d'herbes récupérés lors de la fabrication de la pommade, on les réchauffe et les met en cataplasme 4 à 5 fois par jour.

Dans une poêle on chauffe 250 g de saindoux frais et on jette 2 bonnes poignées de soucis (feuilles, fleurs et tiges) dans la graisse chaude en remuant énergiquement. Puis on retire du feu et on laisse reposer à couvert pendant la nuit. Le lendemain on réchauffe légèrement la poêle et on passe son contenu à travers un linge propre en pressant bien feuilles, fleurs et tiges. Enfin on remplit des pots à couvercle de cette pommade obtenue.

Mélange
Mélanger 100 g d'orties, 300 g de soucis et 100 g d'achillée.

Verser une tasse d'eau bouillante sur une cuillerée à café bombée de ce mélange et laisser infuser 30 secondes puis filtrer. Boire par gorgées 6 à 8 tasses par jour. Par commodité on prépare sa ration journalière en remplissant une bouteille isotherme de tisane.

Petite liqueur du Suédois
Avec la tisane ci-dessus on prendra quotidiennement 3 cuillerées à soupe de petite liqueur du Suédois. On compte une cuillerée à soupe sur une demi tasse de tisane, qu'on boira par moitié une demi-heure avant et après les trois repas.

En cas de douleurs on alterne des compresses de petite liqueur du Suédois et de prêle.

Enveloppement à la petite liqueur du Suédois
Avant de mettre la compresse, appliquer de la pommade au souci, afin de ne pas dégraisser la peau. Puis verser de la liqueur sur un morceau de coton plus ou moins grand et faire un enveloppement en le recouvrant d'un autre coton sec, couvrir le tout d'une feuille de plastique pour protéger les vêtements. Envelopper et fixer au moyen d'un linge sec. On laisse agir cette enveloppement entre 2 et 4 heures, voire la nuit.

Cancer des testicules – testicules enflés

Lycopode
Verser une tasse d'eau bouillante sur une cuillerée à café rase de lycopode et laisser infuser 30 secondes. Filtrer et boire par gorgées une tasse par jour à jeun.

Huile de marjolaine
Remplir une bouteille de marjolaine et recouvrir d'huile. Laisser reposer au chaud pendant 3 semaines. S'enduire quotidiennement d'huile de marjolaine.

Huile de millepertuis
Remplir une bouteille de fleurs et de bourgeons frais de millepertuis puis recouvrir complètement d'huile. Laisser reposer au chaud pendant 3 semaines. L'huile va prendre une couleur rouge. S'enduire également d'huile de millepertuis.

Pommade au souci
Chauffer dans une poêle 250 g de saindoux pur et verser 2 bonnes poignées de soucis (feuilles, fleurs et tiges) dans la graisse chaude. Donner un tour de bouillon en remuant énergiquement puis retirer du feu. Laisser refroidir pendant la nuit puis le lendemain réchauffer la poêle rapi-

dement et verser son contenu à travers un linge propre en lin en pressant bien toutes les herbes. Mettre la pommade obtenue dans des verres à couvercle. Appliquer cette pommade sur les testicules.

Cataplasmes à la vapeur de prêle
Mettre 2 bonnes poignées de prêle dans une passoire accrochée sur une casserole avec de l'eau en ébullition. Par la vapeur ascendante la prêle va se réchauffer. Verser alors le contenu de la passoire dans un linge propre et appliquer en cataplasme sur les testicules. Fixer le tout avec un linge chaud et laisser agir plusieurs heures voire toute la nuit.

Application de feuilles fraîches
Laver des feuilles fraîches de gaillet, de pétasite, de plantain lancéolé ou de grand plantain, ou bien encore des tiges et des feuilles de soucis puis les écraser avec un rouleau à pâtisserie sur une planche. Appliquer cette bouillie d'herbes fraîche sur la partie concernée. Il faudrait utiliser toutes les plantes qui sont indiquées, jusqu'à ce que le patient ait trouvé celle qui lui procure amélioration et bien-être.

Compresses à la petite liqueur du Suédois
Avant de mettre une compresse à la petite liqueur du Suédois il faut appliquer de la pommade au souci sur les testicules afin que l'alcool contenu dans la liqueur ne dégraisse pas la peau. Imbiber un coton de la taille voulue et l'appliquer ; puis recouvrir d'une couche de coton sec et d'un film plastifié de protection puis fixer le tout avec un linge chaud. Laisser la compresse selon qu'elle est tolérée 2 à 4 heures voire la nuit.

Cancer de la thyroïde

Gaillet
Verser une tasse d'eau bouillante sur une cuillerée à café bombée de gaillet et laisser infuser 30 secondes. Filtrer et gargariser plusieurs fois avec cette tisane de gaillet.

Mauve
Faire infuser une cuillerée à café bombée de mauve dans une tasse d'eau froide pendant 12 heures. Puis réchauffer cette décoction, la filtrer et gargariser plusieurs fois par jour.

Mélange
Mélanger à parts égales de l'ortie, du souci et de l'achillée. Puis verser une tasse d'eau bouillante sur une cuillerée à café bombée de ce mélange de simples et laisser infuser 30 secondes. Filtrer et boire par gorgées 6 à 8 tasses par jour.

Petite liqueur du Suédois
Avec la tisane ci-dessus on prendra 3 cuillerées à café de liqueur. Compter une cuillerée à café par demi-tasse, qui doit être prise par moitié avant et après les trois repas.

Cataplasmes et enveloppements
Laver de la mauve ou du gaillet fraîchement cueillis et les écraser sur une planche avec un rouleau à pâtisserie. Etaler cette bouillie d'herbes sur un morceau de lin et l'appliquer sur le cou pendant la nuit.

Si on n'a pas de plantes fraîches à sa disposition, on utilisera les plantes séchées qui ont servi à faire la tisane, en les réchauffant encore une fois dans de l'eau chaude et en les mélangeant à de la farine d'orge pour obtenir une purée d'herbes chaudes. L'étaler sur un linge et l'appliquer en cataplasme sur le cou.

Pendant la journée on laissera en place un enveloppement à la petite liqueur du Suédois. D'abord il faut enduire le cou de pommade au souci, afin que l'alcool de la liqueur ne dégraisse pas la peau. Puis verser un peu de liqueur sur un coton adéquat et l'appliquer sur le cou en le recouvrant d'un autre coton sec, d'une feuille de plastique et d'un linge sec pour garder la chaleur.

Pommade au souci
Chauffer dans une poêle 250 g de saindoux pur et verser dans la graisse chaude une poignée de soucis (feuilles, fleurs et tiges). Donner un tour de bouillon en remuant énergiquement puis re-

tirer du feu. Laisser refroidir pendant la nuit. Le lendemain réchauffer légèrement le tout et passer le contenu de la poêle à travers un linge en pressant bien les herbes. Avec cette pommade ainsi obtenue remplir des verres à couvercle.

Cataplasmes à la prêle
Outre les compresses à la petite liqueur du Suédois, faire également des cataplasmes à la prêle pendant 2 heures au cours de la journée.

Mettre 2 bonnes poignées de prêle dans une passoire qu'on accrochera au-dessus d'un récipient d'eau en ébullition. La vapeur montante réchauffera les herbes qu'on versera sur un linge chaud et qu'on appliquera en cataplasme autour du cou du malade qui devrait rester couché.

Cancer de la vessie

Epilobe à petites fleurs
Cela tient du miracle si je vous dis que l'épilobe à elle seule est en mesure de guérir le cancer de la vessie.

Deux tasses de tisane, l'une le matin à jeun et la seconde une demi-heure avant le repas du soir, peuvent suffire à lutter avec succès contre cette maladie grave.

Verser une tasse d'eau bouillante sur une cuillerée à café bombée d'épilobe et laisser infuser, filtrer et boire par gorgées.

Cardiectasie

Aigremoine
Verser une tasse d'eau bouillante sur une cuillerée à café bombée d'aigremoine et laisser infuser 30 secondes. Filtrer et boire par gorgées 3 tasses de tisane par jour.

Carence en fer

Ortie
Une tisane à partir d'orties fraîches augmente la teneur en fer dans notre organisme.

Verser une tasse d'eau bouillante sur une poignée d'orties fraîches et laisser infuser 30 secondes puis filtrer. Boire par gorgées 2 à 3 tasses de tisane par jour.

Cataracte

La cataracte et le glaucome sont d'après moi plus qu'une maladie des yeux. Dans de nombreux cas l'origine semble être rénale.

Euphraise
Verser une tasse d'eau bouillante sur une demi cuillerée (maximum) d'euphraise et laisser infuser 30 secondes puis avec cette tisane d'euphraise une fois refroidie, baigner les yeux avec un godet oculaire (disponible en pharmacie). Si on ne supporte pas ces bains, il faut faire des compresses d'euphraise en trempant un petit linge propre dans la tisane d'euphraise et en le plaçant sur les paupières.

La tisane destinée à ces compresses doit être renouvelée à chaque fois.

Mélange de tisanes
Mélanger à parts égales de l'ortie, de la véronique, du souci et de la prêle.

Verser une tasse d'eau bouillante sur une cuillerée à café bombée de ce mélange de plantes et laisser infuser 30 secondes. Filtrer et boire par gorgées 2 à 3 tasses réparties sur la journée.

Dans la mesure du possible utiliser des plantes fraîches et non séchées.

Petite liqueur du Suédois
Avec la tisane ci-dessus on prendra quotidiennement 3 cuillerées à café de liqueur ; on compte une cuillerée à café pour une demi tasse de tisane, qui sera prise par moitié avant et après les 3 repas.

En usage externe on utilise la petite liqueur du Suédois de façon suivante :

Humidifier les doigts de liqueur et les passer plusieurs fois par jour sur les paupières fermées ainsi que sur le coin des yeux.

Jus de chélidoine
Le jus épais des tiges de chélidoine ne doit pas être utilisé pour le traitement des yeux. En revanche on prendra une feuille de chélidoine fraîchement cueillie et après l'avoir lavée on en écrasera le pédoncule entre les doigts humides et on passera plusieurs fois par jour le jus sur les paupières.

La nuit je conseille de garder sur les yeux une feuille fraîche et lavée de chélidoine qu'on fixera avec un linge chaud.

Bain de siège à la prêle
Surtout en cas de glaucome, dont l'origine est souvent un dysfonctionnement rénal il est conseillé de prendre des bans de siège à la prêle. Faire macérer dans un seau de 5 litres d'eau froide de 100 g de prêle pendant 12 heures. Puis réchauffer la macération, filtrer et l'ajouter à l'eau du bain. Les reins du patient doivent être recouverts d'eau. Durée du bain : 20 minutes. Ne pas se sécher à la sortie mais enfiler un peignoir et se coucher pour transpirer encore pendant une heure.

Bain de vapeur
Mélanger 10 g d'euphraise, 20 g de valériane, 10 g de verveine, 30 g de fleurs de sureau et 20 g de camomille.

Verser ½ litre de vin blanc bouillant sur 5 cuillerées à soupe rases de ce mélange.

Pencher la tête au-dessus du récipient les yeux fermés et laisser agir les vapeurs qui montent.

Remplir une bouteille de ce mélange de vin aux herbes ; il pourra être réutilisé encore deux fois en le réchauffant suffisamment mais sans le faire bouillir.

Catarrhe conjonctival

Chicorée sauvage
Mettre à infuser pendant 12 heures 2 cuillerées à café de racines de chicorée sauvage dans un demi-litre d'eau froide, puis chauffer et filtrer. Mouiller un linge propre avec cette infusion et l'appliquer ou bien faire des bains oculaires.

Catarrhe du larynx

Feuilles de noyer
Verser une tasse d'eau bouillante sur une cuillerée à café bombée de feuilles de noyer coupées en petits morceaux et laisser infuser 30 secondes puis filtrer et gargariser plusieurs fois par jour avec cette infusion.

Tussilage
Verser une tasse d'eau bouillante sur une cuillerée à café bombée de tussilage et laisser infuser 30 secondes puis filtrer et boire par gorgées 2 à 3 tasses par jour.

Les palais délicats peuvent sucrer la tisane avec un peu de miel.

Choc

Une contrariété, un stress, un souci ou un chagrin ont d'abord une incidence sur les reins. La solidage est dans ces cas d'une grande efficacité, en raison de son action sur les reins.

Verser une tasse d'eau bouillante sur une cuillerée à café bombée de solidage et laisser infuser 30 secondes. Filtrer et boire cette tisane par gorgées 2 à 3 tasses par jour.

Cholécystalgie

Cataplasme à la prêle
Le cataplasme à la prêle calme rapidement les douleurs de la vésicule qui peuvent être souvent très violentes.

Mettre 2 bonnes poignées de prêle dans une passoire accrochée au-dessus d'une casserole avec de l'eau en ébullition. La vapeur ascendante va chauffer la prêle. Verser alors le contenu de la passoire dans un linge propre en lin et l'appliquer sur la vésicule douloureuse. Fixer le cataplasme avec un linge chaud.

Enveloppement à la petite liqueur du Suédois
Dans des crises graves je recommande de faire des enveloppements à la petite liqueur du Suédois. Il

faut d'abord appliquer sur la peau de la pommade au souci, afin qu'elle ne se dégraisse pas, puis imbiber de liqueur un morceau d'ouate de la taille voulue et l'appliquer sur la vésicule. Pour maintenir la chaleur recouvrir d'une couche d'ouate et d'un film plastique. Fixer l'enveloppement avec un linge chaud et laisser agir pendant 4 heures.

Pommade au souci
Chauffer dans une poêle 250 g de saindoux pur et verser une bonne poignée de soucis (feuilles, fleurs et tiges) dans la graisse chaude. Donner un tour de bouillon en remuant énergiquement puis retirer du feu. Laisser refroidir à couvert pendant la nuit. Le lendemain réchauffer légèrement la poêle et verser son contenu dans un linge propre en lin en pressant bien toutes les herbes. Mettre la pommade ainsi obtenue dans des verres à couvercle.

Cholestérol

Véronique
Un taux de cholestérol trop élevé se stabilise avec la véronique.

Verser une tasse d'eau bouillante sur une cuillerée à café bombée de véronique et laisser infuser pendant 30 secondes. Filtrer et boire par gorgées 2 tasses par jour.

Cicatrice opératoire

Pommade au souci
Les grandes cicatrices opératoires sont en général accompagnées d'effets variés et désagréables. C'est surtout la tension de la peau pendant la cicatrisation qui est pénible. On peut y remédier en appliquant quotidiennement de la pommade au souci.

Chauffer dans une poêle 250 g de saindoux pur et jeter dans la graisse chaude une bonne poignée de soucis (fleurs, feuilles et tiges). Donner un tour de bouillon en remuant énergiquement puis retirer du feu. Le lendemain réchauffer légèrement le tout et passer le contenu de la poêle dans un linge propre en pressant bien les plantes. Mettre la pommade ainsi obtenue dans des pots à couvercle.

Petite liqueur du Suédois
En usage interne on obtient une nette amélioration avec la petite liqueur du Suédois en cas de plaies qui cicatrisent mal. Prendre quotidiennement 3 cuillerées à soupe de liqueur diluée dans un peu d'eau ou de tisane.

Cicatrices de varicelle

Petite liqueur du Suédois
Tamponner quotidiennement les cicatrices avec la liqueur du Suédois guérit les cicatrices de varicelles.

Cirrhose

voir maladie du foie

Colique

Ail des ours
Grâce à ses effets de désintoxication et de décrassage l'ail des ours agit très rapidement en cas de colique gastro-intestinale.

Ramasser au printemps les feuilles d'ail des ours et les manger crues après les avoir lavées et coupées en petits morceaux. Comme pour le persil on en parsème sur tous les aliments qu'on décore d'habitude de persil. En outre on peut aussi en faire une salade ou les cuire comme des épinards.

Acore odorant
Il en va de même pour l'acore odorant qui agit sur notre système gastro-intestinal. Faire infuser pendant 12 heures une cuillerée à café rase d'acore odorant dans une tasse d'eau froide. Puis chauffer l'infusion et filtrer. Boire une tasse de tisane par jour à savoir une gorgée avant et après les 3 repas. Ce qui équivaut à 6 gorgées par jour. Par commodité on verse la tisane dans une bouteille isotherme rincée préalablement à l'eau chaude.

Cataplasmes à la prêle
Mettre 2 bonnes poignées de prêle dans une passoire que l'on suspend au-dessus d'une casserole d'eau en ébullition. La prêle va se réchauffer par la vapeur. Verser les plantes dans un linge et poser le tout sur le ventre. On fixe le cataplasme à l'aide d'un linge chaud et on laisse agir pendant plusieurs heures voire la nuit.

Petite liqueur du Suédois
Lors d'une crise de colique il faut prendre 3 cuillerées à soupe de petite liqueur du Suédois par jour dans un peu d'eau ou de tisane.

Enveloppements à la petite liqueur du Suédois
Par expérience personnelle je sais qu'un enveloppement à la petite liqueur du Suédois est très efficace en cas de colique néphrétique. Il faut d'abord appliquer sur la peau de la pommade au souci pour que l'alcool de la liqueur ne dégraisse pas la peau. Puis imbiber un morceau de coton suffisamment grand de liqueur et le poser sur la région du rein. Pour maintenir la chaleur on recouvre d'un coton sec et d'un plastique. Entourer le tout d'un linge chaud et laisser agir pendant 4 heures.

Pommade au souci
Chauffer dans une poêle 250 g de saindoux pur et jeter une bonne poignée de soucis (feuilles, fleurs et tiges) dans la graisse chaude. Donner un tour de bouillon en remuant énergiquement et retirer du feu. Laisser reposer à couvert la nuit puis le lendemain réchauffer légèrement le tout et verser le contenu de la poêle à travers un linge propre en pressant bien les plantes. Remplir des verres à couvercle de cette pommade obtenue.

Coliques néphritiques

Lycopode
Boire le matin à jeun une tasse de tisane de lycopode.

Verser une tasse d'eau bouillante sur une cuillerée à café rase de lycopode et laisser infuser 30 secondes. Filtrer et boire par gorgées.

Maïs
Boire une tasse de barbes de maïs répartie sur la journée.

Verser une tasse d'eau bouillante sur une cuillerée à café bombée de barbes de maïs et laisser infuser 30 secondes. Filtrer et prendre toutes les 2 – 3 heures une cuillerée à soupe de tisane. Par commodité on verse la tisane dans une bouteille thermos rincée à l'eau chaude sinon il faudrait avant chaque gorgée réchauffer la tisane au bain marie.

Pommade au souci
Chauffer dans une poêle 250 g de saindoux pur et verser une bonne poignée de soucis (feuilles, fleurs et tiges) dans la graisse chaude. Donner un tour de bouillon en remuant énergiquement puis retirer du feu. Laisser refroidir à couvert pendant la nuit. Le lendemain réchauffer la poêle rapidement et verser son contenu à travers un linge propre en lin en pressant bien toutes les herbes. Mettre la pommade ainsi obtenue dans des verres à couvercle.

Petite liqueur du Suédois
Selon l'intensité des douleurs prendre 3 cuillerées à café ou à soupe de liqueur avec un peu d'eau ou de tisane.

Compresses à la petite liqueur du Suédois
En usage externe on utilise la petite liqueur du Suédois en enveloppements sur le rein malade. Appliquer d'abord de la pommade au souci sur la peau afin que l'alcool de la liqueur ne la dégraisse pas. Puis mouiller un morceau d'ouate assez grand de petite liqueur du Suédois et l'appliquer sur le rein. Recouvrir d'un coton sec pour maintenir la chaleur puis d'un film plastique de protection. Fixer le tout avec un linge chaud et laisser agir pendant 4 heures.

Colite

Mauve
Mettre à infuser 2 cuillerées à café bombées de mauve dans 2 tasses d'eau froide pendant 12

heures puis chauffer et filtrer. Boire cette tisane par gorgées au cours de la journée.

Souci
Verser une tasse d'eau bouillante sur une cuillerée à café bombée de soucis et laisser infuser 30 secondes. Filtrer et boire 2 tasses de tisane par jour.

Colonorragie

Capselle
Verser une tasse d'eau bouillante sur une cuillerée à café bombée de capselle et laisser infuser 30 secondes. Filtrer et boire par gorgées 2 à 3 tasses par jour.

Gui
Faire infuser pendant 12 heures une cuillerée à café bombée de gui dans une tasse d'eau froide. Puis réchauffer l'infusion et filtrer. Boire au cours de la journée 3 tasses de tisane. Par commodité on verse sa ration journalière dans une bouteille thermos rincée à l'eau chaude.

Solidage
Verser une tasse d'eau bouillante sur une cuillerée à café bombée de solidage et laisser infuser 30 secondes. Filtrer et selon l'intensité de l'hémorragie boire 2 à 4 tasses de tisane par jour.

Petite liqueur du Suédois
Selon l'intensité des saignements on prend 3 cuillerées à café ou à soupe de petite liqueur du Suédois par jour dans les tisanes citées ci-dessus. On compte une cuillerée à soupe pour une demi tasse de tisane, qu'on prend avant et après chaque repas.

Colopathie

Acore odorant
Faire infuser pendant 12 heures une cuillerée à café rase de racines d'acore odorant dans une tasse d'eau froide puis échauffer cette décoction à froid et filtrer. On ne boira que cette tasse de tisane répartie sur la journée. Comme elle se refroidit vite il faut réchauffer la tisane au bain marie après chaque gorgée.

Solidage
Ebouillanter une cuillerée à café bombée de solidage par tasse et laisser infuser 30 secondes. Filtrer et boire par gorgée 2 à 3 tasses par jour.

Souci
Verser une tasse d'eau bouillante sur une cuillerée à café bombée de soucis et laisser infuser 30 secondes. Filtrer et boire 3 à 4 tasses de tisane par jour.

Petite liqueur du Suédois
Avec les tisanes citées ci-dessus prendre une cuillerée à café de petite liqueur du Suédois.

Congestion

Achillée millefeuille
Verser une tasse d'eau bouillante sur une cuillerée à café bombée d'achillée et laisser infuser 30 secondes. Filtrer et boire par gorgées jusqu'à 3 tasses par jour.

Gui
Une tension irrégulière est souvent à l'origine d'une congestion au niveau de la tête. Le gui est un régulateur de tension et se révèlera efficace.

Faire infuser pendant 12 heures une cuillerée à café bombée de gui dans une tasse d'eau froide. Puis réchauffer l'in fusion et filtrer. Boire 3 tasses de tisane réparties sur la journée. Par commodité on la verse dans une bouteille isotherme rincée à l'eau chaude.

Conjonctivite

Camomille
En cas de conjonctivite je recommande de faire des compresses et des bains à la camomille.

Pour une compresse on verse ¼ de litre de lait sur une cuillerée à soupe bombée de camomille et on laisse infuser 30 secondes. Filtrer et mouiller une compresse avec le lait refroidi puis appliquer sur les paupières fermées.

Pour une ablution il faut verser une tasse d'eau bouillante sur une cuillerée à café bombée de camomille et laisser infuser 30 secondes. Filtrer, laisser tiédir puis laver les orbites en gardant les yeux fermés.

Contusions

Teinture d'arnica

En usage externe on soigne les contusions par des frictions à la teinture d'arnica.

Arracher les pétales d'arnica de leur calice vert et remplir une bouteille au 2/3. Recouvrir d'alcool de grains à 38-40% et laisser reposer au chaud pendant 15 jours au moins. Filtrer une partie de la teinture et laisser le reste sur les pétales de sorte qu'on pourra compléter encore une fois avec de l'alcool.

La teinture d'arnica à 75% disponible en pharmacie doit être diluée de moitié à l'eau bouillie et refroidie, pour éviter toute inflammation et irritation. Cette teinture à l'état pur pourrait entraîner des brûlures.

Berce

Laver des feuilles de berce fraîchement cueillies et les écraser sur une planche en bois avec le rouleau à pâtisserie. Etaler cette bouillie d'herbes sur la contusion et entourer d'un linge chaud. On peut aussi faire des applications de feuilles entières lavées.

Millepertuis

En usage interne on traite les contusions par la tisane de millepertuis. Verser une tasse d'eau bouillante sur une cuillerée à café bombée de millepertuis et laisser infuser pendant 30 secondes. Filtrer et boire par gorgées 2 à 3 tasses par jour.

Coqueluche

Plantain

Verser une tasse d'eau bouillante sur une cuillerée à café bombée de plantain lancéolé ou de grand plantain et laisser infuser 30 secondes. Filtrer et boire par gorgées 2 à 3 tasses par jour.

Thym

Mélanger à parts égales du plantain et du thym. Porter à ébullition une tasse d'eau froide avec une tranche de citron et une cuillerée à café de sucre candi roux puis retirer du feu et y jeter une cuillerée à café bombée du mélange plantain et thym. Laisser infuser 30 secondes puis filtrer et boire cette tisane par gorgées et aussi chaude que possible. On boit 4 à 5 tasses par jour. Il faut à chaque fois la préparer extemporanément.

Coxarthrose

voir arthrite

Crampes des pieds

Coussin de lycopode

Les crampes du pied et du mollet se soignent avec un coussin de lycopode. Remplir une housse de coussin avec 100 g à 200 g (selon la taille voulue) de lycopode séché puis poser le coussin sur l'endroit de la crampe.

Déchirure musculaire

Tussilage

Ecraser sur une planche des feuilles fraîchement cueillies de tussilage à l'aide d'un rouleau à pâtisserie et étaler la bouillie d'herbes sur la blessure.

Déformation articulaire

Teinture de consoude

Des frictions régulières de teinture de consoude atténuent les douleurs. Les racines de consoude doivent être lavées à la brosse puis coupées en petits morceaux. En remplir une bouteille et verser par-dessus de l'alcool de grains à 38-40% puis laisser reposer au chaud pendant 15 jours minimum. Frictionner quotidiennement les membres avec cette teinture.

Cataplasmes
Repasser à chaud des feuilles de choux verts ou blancs et les appliquer sur les articulations douloureuses. Cette couche de feuilles se fixe avec un linge chaud.

Une bouillie de feuilles d'ail des ours fraîches est encore plus efficace. Laver les feuilles et les écraser sur une planche en bois à l'aide du rouleau à pâtisserie. Appliquer sur le membre douloureux et entourer d'un linge chaud. Laisser pendant toute la nuit.

Ortie
Réparties sur la journée, on boit 4 tasses de tisane d'ortie alternées avec 2 tasses de tisane de prêle.

Verser une tasse d'eau bouillante sur une cuillerée à café bombée d'orties et laisser infuser 30 secondes. Filtrer et boire par gorgées.

Prêle des champs
Boire quotidiennement une tasse de tisane de prêle, une demi heure avant le petit déjeuner et une demi heure avant le dîner.

Verser une tasse d'eau bouillante sur une cuillerée à café bombée de prêle et laisser infuser 30 secondes. Filtrer et boire par gorgées.

Bain de siège à la prêle
Il faudrait prendre une fois par mois un bain de siège à la prêle.

Faire macérer 100 g de prêle dans 5 litres d'eau froide pendant 12 heures. Puis réchauffer la macération, filtrer et l'ajouter à l'eau du bain qui doit recouvrir les reins de la personne. Durée du bain : 20 minutes.

Ne pas se sécher en sortant du bain mais enfiler un peignoir et transpirer encore une heure dans un lit.

Pommade au souci
La pommade au souci que l'on applique avant les compresses de petite liqueur du Suédois se prépare de la façon suivante :

Faire chauffer 250 g de saindoux pur dans une poêle et jeter 2 bonnes poignées de soucis (feuilles, fleurs et tiges) dans la graisse chaude. Donner un tour de bouillon en remuant énergiquement puis retirer du feu. Laisser refroidir à couvert pendant la nuit. Le lendemain réchauffer légèrement la poêle et verser son contenu à travers un linge en lin propre en pressant bien toutes les herbes. Remplir des pots à couvercle de cette pommade ainsi obtenue.

Petite liqueur du Suédois
Avec les 4 tasses de tisane de prêle on en prendra 3 fois une demi tasse où il y aura une cuillerée à soupe de petite liqueur du Suédois. Cette demi tasse sera prise une demi heure avant et après chaque repas.

Enveloppements à la petite liqueur du Suédois
Quotidiennement on fera des compresses à la petite liqueur du Suédois sur les endroits douloureux en laissant agir pendant 4 heures. Appliquer d'abord de la pommade au souci pour que l'alcool ne dégraisse pas la peau, puis verser de la petite liqueur du Suédois sur un morceau d'ouate suffisamment grand et le poser sur la partie malade. Mettre par-dessus un coton sec pour maintenir la chaleur puis un film plastique de protection et enfin un linge propre pour fixer le tout.

Après avoir enlevé l'enveloppement, poudrer au talc pour éviter une éventuelle démangeaison.

Déformation des mains

Teinture d'arnica
En cas de déformation et de durcissement des mains les massages à la teinture d'arnica sont efficaces.

Arracher les pétales du calice vert de l'arnica et les remplir dans une bouteille au 2/3. Puis verser par-dessus de l'alcool de grains à 38-40% et laisser reposer la bouteille bouchée au soleil pendant 15 jours au moins. Filtrer une partie de la teinture et laisser l'autre partie sur les plantes où on reversera de l'alcool.

La teinture d'arnica à 75 % disponible en pharmacie doit être diluée de moitié à l'eau bouillie et refroidie pour éviter toute inflammation ou irritation. A l'état pure cette teinture pourrait provoquer des brûlures.

Huile d'arnica
Outre la teinture d'arnica on fait aussi des massages à l'huile d'arnica. Mettre des fleurs d'arnica dans une bouteille, les recouvrir d'huile et laisser la bouteille au chaud 3 semaines au moins.

Teinture de consoude
En plus de l'arnica il est conseillé de faire des frictions à la teinture de consoude.

Laver à la brosse les racines de consoude et les couper en petits morceaux puis les mettre dans une bouteille. Recouvrir d'alcool de grains à 38-40% et laisser reposer au chaud pendant 3 semaines au moins.

Pommade à la consoude
Chauffer dans une poêle 250 g de saindoux pur et jeter 6 racines de consoudes lavées et coupées menues dans la graisse chaude. Donner un tour de bouillon en remuant énergiquement puis retirer du feu. Laisser refroidir à couvert pendant la nuit. Le lendemain réchauffer légèrement la poêle et verser son contenu à travers un linge propre en pressant bien les résidus de racines. Remplir des verres à couvercle avec la pommade obtenue qu'on utilisera pour masser les mains déformées.

Bain à l'ortie
Un bain quotidien à l'ortie des mains, des pieds ou des articulations stimulera le processus de guérison.

Faire macérer 4 bonnes poignées de feuilles et de tiges d'orties fraîches dans un seau de 5 litres d'eau froide pendant 12 heures. Puis réchauffer la décoction et immerger les membres malades pendant 20 minutes. Les plantes restent dans l'eau du bain. Réchauffée, l'eau de ce bain partiel pourra être réutilisée 2 fois.

Petite liqueur du Suédois
En cas de déformations articulaires, de raideur ou d'atrophie des mains et des pieds, il faut prendre quotidiennement 3 cuillerées à soupe de petite liqueur du Suédois diluées dans un peu d'eau ou de tisane. Prendre la moitié d'une cuillerée à soupe avant et après chaque repas.

Délire

Les crises de délire tout comme les maladies nerveuses sont à mettre en relation avec un trouble rénal. La cure proposée ci-dessous promet d'être rapidement efficace.

Achillée millefeuille
Verser une tasse d'eau bouillante sur une cuillerée à café bombée d'achillée et laisser infuser pendant 30 secondes. Filtrer et boire par gorgées 2 à 3 tasses par jour.

Ortie
Outre la tisane d'achillée on prendra 4 tasses de tisane d'ortie réparties sur la journée.

Verser une tasse d'eau bouillante sur une cuillerée à café bombée d'orties et laisser infuser 30 secondes puis filtrer et boire par gorgées.

Prêle des champs
En plus des tisanes précitées il faudrait boire matin et soir une tasse de prêle.

Verser une tasse d'eau bouillante sur une cuillerée à café bombée de prêle et laisser infuser 30 secondes. Filtrer et boire par gorgées.

Bain de siège à la prêle
En usage externe je conseille de prendre des bains de siège à la prêle. Il faudrait si possible utiliser des plantes fraîches ainsi que la prêle haute à tige épaisse.

Faire macérer pendant 12 heures de la prêle fraîche ou bien 100 g de prêle séchée dans un seau de 5 litres d'eau froide. Puis réchauffer la macération, filtrer et l'ajouter à l'eau du bain qui doit recouvrir les reins du malade. Durée du bain : 20 minutes. Ne pas se sécher à la sortie du bain mais transpirer encore une heure au lit enveloppé dans un peignoir.

Dermatose

Les affections de la peau qui apparaissent soudain, deviennent purulentes et suintent, guérissent mal d'elles même et peuvent être traitées par une série de remèdes.

Ablutions
Dans un premier temps il faut laver les plaies alternativement avec des décoctions de mauve et de prêle.

Verser ½ litre d'eau bouillante sur 2 cuillerées à café bombées de prêle et laisser infuser 30 secondes. Filtrer et laisser tiédir l'infusion avant de laver la plaie.

En ce qui concerne la décoction de mauve, il faut faire infuser pendant 12 heures 2 cuillerées à café bombées de mauve dans ½ litre d'eau froide. Puis réchauffer cette décoction, filtrer et laver plusieurs fois la plaie avec elle.

Jus de chélidoine
Les contours de la plaie sont d'abord traités par du jus de chélidoine frais. On extrait le jus des feuilles, des tiges et des fleurs après les avoir lavées et mises encore humides dans la centrifugeuse. Etaler le jus sur les contours de la plaie et lorsqu'il a bien pénétré dans la peau, appliquer de la pommade au souci.

Pommade au souci
Cette pommade se compose de saindoux et de plantes.

Couper en petits morceaux 4 bonnes poignées de feuilles, fleurs et tiges de soucis. Chauffer dans une poêle 250 g de bon saindoux et jeter les plantes dans la graisse en laissant mousser un court instant. Remuer bien le tout et retirer du feu. Laisser reposer à couvert toute une journée. Puis réchauffer légèrement et passer à travers un linge en lin en pressant bien les résidus de plantes. Remplir des petits pots à couvercle avec la pommade obtenue.

Cataplasmes au plantain
Sur la plaie elle-même on appliquera une bouillie de feuilles de plantain lancéolé ou de grand plantain. Après les avoir lavées, écraser les feuilles fraîchement cueillies avec un rouleau à pâtisserie sur une planche. Si le malade ne supporte pas cette purée de feuilles, on rince la plaie avec des décoctions de mauve et de prêle puis on essaye une nouvelle fois d'appliquer la purée de feuilles, jusqu'à ce qu'elle se révèle bienfaisante et calmante. On peut aussi faire des enveloppements avec ces décoctions à la mauve et à la prêle les laissant pendant toute la nuit. On trempe un linge dans la décoction et on l'applique sur la plaie en l'entourant d'une serviette pour garder la chaleur.

Bains complets
En cas de plaies très étendues on remplace les ablutions par des bains complets à la prêle et à la mauve. Pour un bain complet on fait macérer pendant 12 heures 200 g de prêle ou de mauve dans 5 litres d'eau froide. Puis réchauffer la macération et l'ajouter à l'eau du bain qui ne doit pas recouvrir le cœur du patient. Durée du bain : 20 minutes. Ne pas se sécher à la sortie mais transpirer encore une heure au lit enveloppé dans un peignoir.

Plantain
En cas de plaies étendues sur tout le corps on enroule le patient dans un drap sur lequel on a étalé partiellement de la bouillie fraîche de plantain lancéolé ou de grand plantain.

Bain au thym
Les bains au thym accélèrent eux aussi la guérison des dermatoses.

Faire macérer pendant 12 heures 200 g de thym dans 5 litres d'eau froide. Puis réchauffer cette macération et l'ajouter à l'eau du bain qui ne doit pas recouvrir le cœur du patient. Durée du bain : 20 minutes. Ne pas se sécher en sortant mais transpirer encore une heure au lit emmitouflé dans un peignoir.

Mélange de tisanes
Parallèlement aux applications externes il faut boire quotidiennement 4 tasses de thé à titre dépuratif.

Mélanger à parts égales de l'ortie, de la véronique, du souci et de l'achillée.

Verser une tasse d'eau bouillante sur une cuillerée à café bombée de ce mélange et laisser infuser pendant 30 secondes. Filtrer et boire par gorgées 4 tasses par jour.

Mélange
On stimule la guérison des plaies avec cet autre mélange de simples, à savoir 100 g d'orties, 300 g de soucis et 300 g d'achillée.

Bien mélanger les plantes et ébouillanter une cuillerée à café bombée de ce mélange avec une tasse d'eau. Laisser infuser 30 secondes et filtrer. Filtrer et boire par gorgées 4 tasses de tisane réparties sur la journée.

Dermatoses chroniques

Ail des ours
Les vertus dépuratives de l'ail des ours agissent rapidement dans les affections chroniques. Cueillir au printemps les feuilles d'ail des ours et après les avoir lavées et coupées en petits morceaux les manger crues. Tout comme pour le persil on les parsème sur tous les aliments pour les améliorer et les décorer. On peut aussi en faire une salade ou bien les cuire comme des épinards.

Jus de gaillet
Cueillir puis laver du gaillet et en exprimer le jus dans un presse fruits. Appliquer plusieurs fois par jour du jus de gaillet sur la peau malade.

Véronique
En usage interne dans les maladies dermatologiques chroniques, je recommande de boire un mélange de véronique et de jeunes pousses d'orties fraîches. Verser une tasse d'eau bouillante sur une cuillerée à café bombée de ce mélange et laisser infuser pendant 30 secondes. Filtrer et boire par gorgées 2 tasses de tisane par jour.

Dermatose des jambes

Consoude officinale
Des cataplasmes chauds à la racine de consoude sont le seul remède efficace contre les dermatoses douloureuses des jambes.

Faire une bouillie à partir d'une cuillerée à soupe de farine de consoude, une tasse d'eau chaude et quelques gouttes d'huile. Etaler la bouillie chaude sur un linge puis le tout sur la partie enflammée de la jambe ; fixer le cataplasme à l'aide d'une bande et le renouveler lorsqu'il sera refroidi.

Descente de matrice

Bain de siège à l'achillée
Il faudrait prendre 3 fois par semaine un bain de siège à l'achillée.

Faire macérer 100 g d'achillée dans 5 litres d'eau pendant 12 heures. Puis réchauffer cette macération, filtrer et l'ajouter à l'eau du bain de siège qui doit recouvrir les reins de la patiente. Durée du bain : 20 minutes. Ne pas se sécher à la sortie mais transpirer encore une heure enroulée dans un peignoir dans un lit.

Alchémille
Verser une tasse d'eau bouillante sur une cuillerée à café bombée d'alchémille et laisser infuser 30 secondes. Filtrer et boire par gorgées 4 tasses de tisane réparties sur la journée.

Teinture de capselle
Dans une descente de matrice appliquer de la teinture de capselle sur le bas ventre à partir de la vulve en remontant.

Laver et couper menu des fleurs, feuilles et tiges de capselle fraîchement cueillies puis en remplir une bouteille de manière allégée. Verser par-dessus de l'alcool de grains à 38-40% et laisser la bouteille au chaud pendant 15 jours au moins.

Désencrassement (cure)

Ail des ours
Grâce à ses vertus dépuratives l'ail des ours s'impose dans une cure de décrassage.

Cueillir au printemps des feuilles d'ail des ours et après les avoir lavées et coupées en morceaux les manger crues. Les parsemer comme le persil sur les aliments pour les améliorer et les décorer. On peut aussi les manger en salade ou cuits comme des épinards.

Ortie
Les jeunes pousses d'orties sont également conseillées dans une cure de désintoxication.

Verser une tasse d'eau bouillante sur une poignée de pousses d'orties et laisser infuser 30 secondes. Filtrer et boire par gorgées 4 tasses par jour.

Diabète

La chose essentielle dans le traitement du diabète, une maladie du pancréas, c'est de respecter le régime prescrit par le médecin.

Acore odorant
Faire infuser pendant 12 heures une cuillerée à café bombée de racines d'acore dans une tasse d'eau froide. Chauffer cette infusion, filtrer et boire une gorgée avant et après les 3 repas. Ce qui équivaut à une seule tasse par jour et 6 gorgées. Avant de la boire la tisane doit être réchauffée au bain marie.

Teinture d'ail
Ecraser 5 grosses têtes d'ail avec lesquelles on remplit une bouteille d'un litre. Verser par-dessus de l'alcool de grains à 38-40% et laisser la bouteille au chaud pendant 15 jours au moins. Prendre de cette teinture une cuillerée à café par jour avant le petit déjeuner.

Gui
Faire infuser pendant 12 heures une cuillerée à café bombée de gui par tasse dans de l'eau froide. Puis réchauffer cette infusion, la filtrer et boire par gorgée. La cure suivante s'est révélée très efficace :

Pendant 4 semaines on boit 3 tasses par jour, dans les 2 semaines suivantes on en boit 2 et dans la dernière semaine une seule tasse de gui par jour.

Feuilles de myrtilles
Faire infuser pendant 12 heures 4 cuillerées à soupe bombées de feuilles de myrtilles, cueillies avant la maturité des fruits, dans 2 litres d'eau froide. Puis faire bouillir la décoction et réduire de moitié. On boira 4 tasses de tisane réparties sur la journée, aussi chaudes que possible.

Ortie
Les vertus hématopoïétiques et dépuratives de l'ortie ont un effet thérapeutique sur le pancréas qui est responsable du taux de sucre dans notre organisme.

Verser une tasse d'eau bouillante sur une cuillerée à café bombée d'orties et laisser infuser pendant 30 secondes. Filtrer et boire par gorgées jusqu'à 4 tasses par jour.

Pissenlit
Au printemps lorsque les prés commencent à verdir, on récolte les pissenlits avec leurs racines et après les avoir bien lavés on les mange en salade. Lorsque le pissenlit est en pleine floraison il est conseillé de faire une cure de 4 semaines. On cueille tous les jours 10 à 15 tiges de pissenlit avec leurs fleurs, on les lave et on ôte la fleur avant de manger les tiges crues.

Vin de poireaux
Couvrir d'un litre de vin blanc sec 500 g de poireaux coupés en petits morceaux et laisser reposer à couvert pendant 24 heures. Puis filtrer ce vin et le mettre dans une bouteille dont on boira une gorgée matin et soir. Les résidus de poireaux peuvent être mangés sur des tranches de pain.

Pommade au souci
Chauffer dans une poêle 250 g de saindoux pur et verser une bonne poignée de soucis (feuilles,

fleurs et tiges) dans la graisse chaude. Donner un tour de bouillon en remuant énergiquement puis retirer du feu. Laisser refroidir à couvert pendant la nuit. Le lendemain réchauffer légèrement le tout et passer le contenu de la poêle dans un linge propre en lin en pressant bien les plantes. La pommade ainsi obtenue est mise dans des pots à couvercle.

Sureau
Ebouillanter une cuillerée à café bombée de feuilles et de jeunes pousses de sureaux par tasse et laisser infuser 30 secondes. Filtrer et boire par gorgées 2 tasses réparties sur la journée.

Mélange
Un diabétique devrait boire quotidiennement 1,5 à 2 litres de la tisane suivante :

3 parts de quintefeuille, 2 parts de cosses vertes et séchées de haricots, une part de feuilles de mûres, une part de feuilles de myrtilles les feuilles de myrtilles doivent être cueillies avant la maturation des fruits). De ce mélange de simples prendre une cuillerée à café bombée par tasse et l'ébouillanter. Laisser infuser 30 secondes, filtrer et boire par gorgées.

Petite liqueur du Suédois
En cas de diabète prendre 3 fois par jour une cuillerée à café de liqueur avec un peu d'eau ou de tisane.

Enveloppements à la petite liqueur du Suédois
Une fois par mois il est conseillé de faire un enveloppement à la petite liqueur du Suédois pendant 4 heures sur le pancréas.

D'abord il faut enduire la peau de pommade au souci pour que l'alcool de la liqueur ne dégraisse pas la peau. Puis verser sur un grand morceau d'ouate de la petite liqueur du Suédois et l'appliquer sur le ventre. Poser un second morceau d'ouate sec par-dessus puis un film plastique pour protéger les vêtements et enfin un linge chaud tout autour pour fixer le tout.

Remède des familles
Des remèdes qu'on connaît depuis longtemps et qui sont susceptibles de faire chuter le taux de sucre dans le sang sont : le jus de choucroute, l'ail et les oignons sur du pain, les carottes crues, le céleri, les salsifis - préparés comme les asperges – du jus frais de concombre et du poireau cru. Les racines du pissenlit d'automne sont très recommandées aux diabétiques à cause de leur teneur en insuline.

Dialyse

Mélange de tisanes
Mélanger à parts égales de la solidage, du gaillet et du lamier blanc.

Verser une tasse d'eau bouillante sur une cuillerée à café bombée de ce mélange et laisser infuser 30 secondes. Filtrer et boire cette tisane selon les dosages indiqués par le médecin en augmentant toujours selon ses directives.

Dilatation pulmonaire

Aigremoine
La dilatation pulmonaire se guérit par l'aigremoine.

Verser une tasse d'eau bouillante sur une cuillerée à café bombée d'aigremoine et laisser infuser pendant 30 secondes. Filtrer et boire par gorgées 3 tasses par jour.

Discopathie

Bain à la consoude
En cas de discopathie il faudrait prendre assez souvent des bains à la consoude.

Faire macérer pendant 12 heures 500 g de feuilles de consoude fraîche ou 200 g de séchée dans un seau de 5 litres d'eau froide. Puis réchauffer la macération, la filtrer et l'ajouter à l'eau du bain qui ne doit pas dépasser le cœur du patient. Durée du : 20 minutes. Ne pas se sécher en sortant mais transpirer encore une heure emmitouflé dans un peignoir au lit.

Bain de siège à la prêle
Faire macérer pendant 12 heures 100 g de prêle dans un seau de 5 litres d'eau froide. Puis réchauffer la macération et l'ajouter à l'eau du bain de siège qui doit recouvrir les reins du patient. Durée du bain : 20 minutes. Ne pas se sécher mais se coucher pour transpirer encore pendant une heure, emmitouflé dans un peignoir.

Eczéma

Ortie
Verser une tasse d'eau bouillante sur une cuillerée à café bombée d'ortie et laisser infuser 30 secondes. Filtrer et boire par gorgées jusqu'à 4 tasses réparties sur la journée.

Mélange
Mélanger à parts égales de la véronique et des jeunes pousses d'ortie fraîches pour en faire une tisane.

Verser une tasse d'eau bouillante sur unc cuillerée à café bombée de ce mélange et laisser infuser pendant 30 secondes. Filtrer et boire par gorgées 2 tasses par jour.

Eléphantiasis

L'éléphantiasis est une maladie grave des ganglions lymphatiques où les bras et les jambes enflent énormément et deviennent durs et insensibles.

Efficaces dans ce cas sont les applications de plantes médicinales comme le gaillet frais, les feuilles de pétasite, les feuilles et les tiges du souci ou encore des applications de feuilles de plantain lancéolé et de grand plantain.

Laver les simples et les écraser encore humides au rouleau à pâtisserie sur une planche en bois. Appliquer cette bouillie de feuilles sur les ganglions et les membres atteints.

Berce
Une plante très efficace dans ces cas est la berce fraîchement cueillie et dont on écrase les feuilles lavées et encore humide avec le rouleau à pâtisserie sur une planche en bois. Laisser cette bouillie d'herbes appliquée sur les parties concernée pendant toute la nuit et recouvertes d'un linge propre pendant toute la nuit.

Bugrane
Faire macérer pendant 12 heures 2 cuillerées à café bombées de racines de bugrane coupées en petits morceaux dans une tasse d'eau froide, puis réchauffer cette macération et filtrer. Boire la moitié d'une tasse avant et après le petit déjeuner.

Bain complet à la mauve
Faire macérer pendant 12 heures 200 g de mauve dans un seau de 5 l d'eau froide. Puis réchauffer cette macération, la filtrer et l'ajouter à l'eau du bain qui ne doit pas dépasser le cœur de la personne. Durée du bain : 20 minutes. Ne pas se sécher en sortant mais revêtir un peignoir et transpirer encore pendant une heure dans un lit.

Jus d'oxalide
Cueillir des feuilles fraîches d'oxalide, les laver et en extraire le jus dans un presse fruits. Etaler ce jus frais quotidiennement sur les bras et les jambes enflés.

Sureau
Mettre à infuser pendant 12 heures une cuillerée à café rase d'écorce de sureau dans une tasse et demi d'eau froide. Puis réchauffer l'infusion et filtrer. Boire une demie tasse de tisane après les 3 repas. Par commodité on verse sa ration journalière dans une bouteille isotherme.

Emphysème

Sous emphysème on entend infiltration diffuse d'air dans les tissus. L'origine de cette maladie est souvent en rapport avec un dysfonctionnement du foie.

Lycopode
Verser une tasse d'eau bouillante sur une cuillerée à café rase de lycopode et laisser infuser pendant 30 secondes, filtrer et boire une tasse par jour. On prend cette tisane une demi heure avant et une demi heure après le petit déjeuner.

Enveloppement à la prêle
Mettre pendant la nuit un cataplasme de prêle sur le foie malade.

Mettre 2 bonnes poignées de prêle dans une passoire qu'on accroche au-dessus d'une casserole d'eau en ébullition. Les plantes ne doivent pas être au contact de l'eau, c'est la vapeur montante qui va les réchauffer. Verser le contenu de la passoire dans un linge propre en lin et l'appliquer en cataplasme sur le foie. Entourer et fixer par un linge chaud.

Pommade au souci
Chauffer dans une poêle 250 g de saindoux pur et verser une bonne poignée de soucis (feuilles, fleurs et tiges) dans la graisse chaude. Donner un tour de bouillon en remuant énergiquement et retirer du feu. Laisser refroidir à couvert pendant la nuit. Le lendemain réchauffer légèrement le tout puis passer le contenu de la poêle à travers un linge propre en lin en pressant bien toutes les herbes. Mettre cette pommade ainsi obtenue dans des verres à couvercle.

Compresses à la petite liqueur du Suédois
En usage externe on applique des compresses à la petite liqueur du Suédois sur le foie perturbé.

Enduire d'abord la peau avec de la pommade au souci pour que l'alcool de la liqueur ne dégraisse pas la peau. Puis verser de la liqueur sur une compresse et l'appliquer sur la région du foie. Recouvrir d'un coton sec puis d'un film plastique pour protéger les vêtements, enfin fixer le tout par un linge chaud et laisser pendant 4 heures.

Emphysème pulmonaire

Par emphysème on entend gonflement du poumon par la présence d'un volume d'air excessif dans les alvéoles.

Mauve
Faire infuser pendant 12 heures 2 cuillerées à café bombées de mauve dans ¾ de litre d'eau froide. Puis chauffer cette décoction à froid et filtrer. Boire 3 tasses de tisane réparties sur la journée. Par commodité on verse sa ration journalière dans une bouteille thermos rincée à l'eau chaude.

Le soir on réchauffe les feuilles de mauves ébouillantées dans un peu d'eau puis on les filtre et on les met dans un linge propre qui sera appliqué sur les bronches et les poumons. Fixer l'enveloppement par un linge chaud.

L'emphysème a souvent une origine hépatique de sorte que je conseille la cure suivante :

Lycopode
Verser une tasse d'eau bouillante sur une cuillerée à café rase de lycopode et laisser infuser 30 secondes. Filtrer et boire par gorgées le matin à jeun. Ne pas dépasser une tasse par jour.

Enveloppement à la petite liqueur du Suédois
En usage externe on soigne un dysfonctionnement du foie par des enveloppements à la petite liqueur du Suédois. Dans la journée appliquer pendant 4 heures des compresses à la liqueur du Suédois en ayant étalé auparavant sur la peau de la pommade au souci pour éviter que l'alcool ne la dégraisse. Puis on verse de la liqueur sur un morceau d'ouate suffisamment grand et on l'applique sur le foie. Pour maintenir la chaleur on met un morceau d'ouate sec et un plastique de protection par-dessus. Enfin on fixe le tout par un linge chaud.

Pommade au souci
Chauffer dans une poêle 250 g de saindoux pur et verser une bonne poignée de soucis (feuilles, fleurs et tiges) dans la graisse chaude. Donner un tour de bouillon en remuant énergiquement et retirer du feu. Laisser refroidir pendant la nuit. Le lendemain on réchauffe rapidement la poêle et on verse son contenu dans un linge propre en lin en pressant bien toutes les herbes. Mettre la pommade ainsi obtenue dans des verres à couvercle.

Cataplasme à la prêle
Selon la gravité du mal je conseille de faire en plus des enveloppements à la petite liqueur du Suédois un à trois cataplasmes à la prêle. Le premier sera posé le matin avant le lever, le second dans l'après-midi à chaque fois pendant 2 heures et le dernier pendant la nuit.

Mettre 2 bonnes poignées de prêle dans une passoire accrochée dans une casserole d'eau en ébullition. Par la vapeur ascendante la prêle va se réchauffer. Verser le contenu de la passoire dans un linge propre en lin et l'appliquer sur le foie. Fixer le cataplasme par un linge chaud.

Enfants (de faible constitution)

Bain à l'alchémille
Les bains à l'alchémille ont un effet fortifiant chez les enfants dont le développement est un peu à la traîne.

Faire macérer pendant 12 heures 200 g d'alchémille (encore mieux serait l'alchémille argenté des altitudes) dans un seau de 5 litres d'eau froide. Puis réchauffer la macération, la filtrer et l'ajouter à l'eau du bain. Le cœur de l'enfant doit se trouver hors de l'eau. Durée du bain : 20 minutes. Ne pas sécher l'enfant à la sortie mais l'envelopper dans un peignoir et le faire transpirer encore une heure au lit. Donner un bain par semaine.

Plantain
Verser une tasse d'eau bouillante sur une cuillerée à café bombée de plantain et laisser infuser 30 secondes. Puis filtrer et boire par gorgées 1 à 2 tasses de tisane par jour.

Teinture de thym
Frictionner quotidiennement les enfants avec la teinture de thym pour fortifier leurs membres.

Remplir une bouteille avec des feuilles de thym fraîchement cueillies et verser par-dessus de l'alcool de grains à 38-40% puis laisser reposer au chaud pendant 15 jours au moins. Frictionner l'enfant plusieurs fois par jour avec cette teinture.

Thym
Verser une tasse d'eau bouillante sur une cuillerée à café bombée de thym et laisser infuser 30 secondes. Filtrer et boire par gorgée 2 tasses de tisane par jour.

Bain au thym
En alternance avec le bain à l'alchémille on devrait donner une fois par semaine un bain au thym.

Faire macérer 200 g de thym dans un seau de 5 litres d'eau froide pendant 12 heures. Puis réchauffer la macération, filtrer et l'ajouter à l'eau du bain. Le cœur de l'enfant doit être hors de l'eau. Durée du bain : 20 minutes. Ne pas sécher l'enfant à la sortie mais l'emmitoufler dans un peignoir et le faire transpirer encore une heure dans un lit.

Enfants (handicapés)
Enfants (paralysie spastique)

voir sclérose en plaques

Engelures

Bain à l'acore odorant
On guérit les engelures par des bains à l'acore odorant.

Faire macérer pendant 12 heures 100 g de racines d'acore dans un seau de 5 litres d'eau froide. Puis réchauffer la macération et filtrer. Immerger l'engelure pendant 20 minutes dans la décoction d'acore tiédie.

Feuilles de noyers
Verser ½ l d'eau bouillante sur 2 cuillerées à café bombée de feuilles de noyers hachées menues. Laisser infuser 30 secondes puis filtrer et l'ajouter à l'eau du bain. Avec cette décoction aux feuilles de noyers dans le bain on peut guérir complètement les engelures.

Pommade au souci
Appliquer plusieurs fois par jour de la pommade au souci sur les engelures.

Chauffer dans une poêle 250 g de saindoux pur et verser une bonne poignée de soucis (feuilles, fleurs et tiges) dans la graisse chaude. Donner un tour de bouillon en remuant énergiquement puis retirer du feu. Laisser reposer à couvert pendant la nuit. Le lendemain réchauffer légèrement le tout et verser le contenu de la poêle à travers un linge propre en lin en pressant bien toutes les plantes puis remplir des pots à couvercle avec cette pommade ainsi obtenue.

Entérectasie

Aigremoine
Verser une tasse d'eau bouillante sur une cuillerée à café bombée d'aigremoine et laisser infuser pendant 30 secondes. Filtrer et boire par gorgées 3 tasses par jour.

Epaississement musculaire

On peut guérir ce trouble musculaire qui est souvent une conséquence des rhumatismes, en appliquant des cataplasmes.

Consoude
Mélanger une cuillerée à soupe de farine de consoude avec quelques gouttes d'huile et une tasse d'eau chaude pour obtenir une bouillie qu'on étale sur un linge propre et applique encore chaud sur le muscle.

Épigastre (Douleurs de l')

Acore odorant
Faire infuser pendant 12 heures une cuillerée rase de racines d'acore dans une tasse d'eau froide. Puis réchauffer cette infusion et la filtrer. Avant et après chaque repas on prend une gorgée de cette infusion. Ce qui équivaut à 6 gorgées soit une tasse. Il ne faut pas dépasser cette dose !

Par commodité on verse la ration journalière dans une bouteille thermos rincée préalablement à l'eau chaude.

Camomille
Verser une tasse d'eau bouillante sur une cuillerée à café bombée de camomille et laisser infuser 30 secondes, puis filtrer et boire par gorgées 2 à 3 tasses de tisane par jour.

Petite liqueur du Suédois
Avec l'une des tisanes citées plus haut, on prendra selon l'intensité des douleurs 3 cuillerées à café ou à soupe de petite liqueur du Suédois. On compte une cuillerée par demi-tasse qui sera bue par moitié avant et après les repas.

Epilepsie

Alchémille
Verser une tasse d'eau bouillante sur une cuillerée à café bombée d'alchémille et laisser infuser pendant 30 secondes puis filtrer. Boire par gorgées 2 à 3 tasses de tisane.

Berce
Verser une tasse d'eau bouillante sur une cuillerée à café bombée de feuilles de berce coupées en petits morceaux et laisser infuser 30 secondes. Filtrer et boire 2 à 3 tasses réparties sur la journée.

Gaillet
Verser une tasse d'eau bouillante sur une cuillerée à café bombée de gaillet et laisser infuser 30 secondes. Filtrer et boire par gorgées 2 à 3 tasses de tisane par jour.

Gui
Faire infuser une cuillerée à café bombée de gui dans une tasse d'eau froide pendant 12 heures. Puis réchauffer l'infusion et filtrer. Boire par gorgées 2 à 3 tasses de tisane de gui. Par commodité on prépare sa ration journalière et on la verse dans une bouteille isotherme rincée préalablement à l'eau chaude.

Thym
Verser une tasse d'eau bouillante sur une cuillerée à café bombée de thym et laisser infuser

pendant 30 secondes puis filtrer et boire par gorgées 2 tasses par jour. Il est recommandé de boire de la tisane de thym tout au long de l'année en interrompant cette cure de tisane toutes les 2 à 3 semaines pendant une dizaine de jours.

Petite liqueur du Suédois
Au cours d'une crise d'épilepsie on fait boire au patient une cuillerée à soupe de liqueur diluée dans un peu d'eau tiède ou de tisane.

Il est conseillé en outre de faire des enveloppements à la petite liqueur du Suédois que l'on applique sur l'occiput de l'épileptique. Verser de la liqueur sur un morceau d'ouate et le mettre sur l'arrière de la tête en le fixant par une bande. Laisser pendant 4 heures.

Epilepsie idiopathique

Pétasite
Faire infuser pendant 12 heures une cuillerée rase de racines de pétasite dans une tasse d'eau froide puis chauffer l'infusion, filtrer et boire par gorgées 2 tasses par jour. Par commodité verser la ration journalière dans un thermos rincé à l'eau chaude.

Erysipèle

Feuilles de choux
Laver des feuilles de chou vert ou blanc et les écraser sur une planche avec le rouleau à pâtisserie. Appliquer cette bouillie de feuilles sur la plaie.

Jus de joubarbe
Après avoir extrait le jus des feuilles de joubarbe dans une centrifugeuse, l'appliquer sur la peau enflammée.

Si on ne possède pas de centrifugeuse, on peut couper les feuilles de joubarbe dans le sens de la longueur et on étale le jus qui s'échappe des coupures sur la peau malade.

Ortie
Verser une tasse d'eau bouillante sur une cuillerée à café bombée d'orties et laisser infuser 30 secondes. Filtrer et boire par gorgées jusqu'à 4 tasses de tisane d'ortie par jour.

Tussilage
Laver des feuilles fraîches de tussilage et les écraser sur une planche à l'aide d'un rouleau à pâtisserie. Mettre cette bouillie de feuilles dans un linge propre et le poser en cataplasme sur la peau malade.

On peut également préparer une décoction avec des feuilles de tussilage frais coupées en petits morceaux. On ébouillante les feuilles et laisse infuser pendant 30 secondes puis on filtre la décoction et après y avoir trempé un linge, on le pose en compresse sur la peau touchée par l'érysipèle.

Véronique
En plus de la tisane d'ortie boire quotidiennement une tasse de tisane de véronique le matin à jeun.

Verser une tasse d'eau bouillante sur une cuillerée à café bombée de véronique et laisser infuser pendant 30 secondes. Filtrer et boire par gorgées.

Petite liqueur du Suédois
Pour guérir définitivement l'érysipèle, il faut prendre quotidiennement 3 cuillerées à café de petite liqueur du Suédois dans un peu d'eau ou de tisane.

Estomac (Dilatation de l')

Aigremoine
Grâce à ses vertus astringentes la tisane d'aigremoine est efficace en cas de dilatation de l'estomac.

Verser une tasse d'eau bouillante sur une cuillerée à café bombée d'aigremoine et laisser infuser 30 secondes. Filtrer et boire par gorgées 3 tasses de tisane par jour.

Estomac (Dysfonctionnement de l')

Teinture de noix
Préparer une teinture de noix à partir des noix vertes du noyer. Remplir une bouteille de 25 noix vertes coupées en petits morceaux et recouvrir d'alcool de grains à 38-40%. Laisser reposer au chaud pendant 3 semaines au moins. Prendre selon les besoins une cuillerée à café de teinture de noix par jour.

Ethmoïdite

Camomille
Verser une tasse d'eau bouillante sur une cuillerée à café bombée de camomille et laisser infuser 30 secondes. Filtrer et boire 3 tasses de tisane réparties sur la journée.

Faiblesse cardiaque

voir troubles cardiaques

Faiblesse nerveuse

Millepertuis
Verser une tasse d'eau bouillante sur une cuillerée à café bombée de millepertuis et laisser infuser 30 secondes. Filtrer et boire par gorgées 3 tasses de tisane réparties sur la journée.

Bain de siège à la sauge
Une fois par semaine il est conseillé de prendre un bain de siège à la sauge.

Faire macérer pendant 12 heures 100 g de sauge dans un seau de 5 litres d'eau froide. Puis réchauffer la macération et l'ajouter à l'eau du bain qui ne doit pas dépasser le niveau des reins du patient. Durée du bain : 20 minutes. Ne pas se sécher à la sortie mais enfiler un peignoir et transpirer encore pendant une heure au lit.

Véronique
Verser une tasse d'eau bouillante sur une cuillerée à café bombée de véronique et laisser infuser 30 secondes. Filtrer et boire par gorgées 1 à 2 tasses par jour. Avec cette tisane on boit ¼ de tasse de jus de sellerie frais par jour.

Mélange
Mélanger 5 g de racines de valériane, 15 g de houblon, 10 g de millepertuis, 25 g de fleurs de lavande et 50 g de primevère.

Ebouillanter une cuillerée à café bombée de ce mélange par tasse et laisser infuser 30 secondes. Filtrer et boire par gorgées, aussi chaud que possible avant d'aller se coucher. Les palais délicats pourront sucrer cette tisane avec un peu de miel.

Fausse couche

Alchémille
Pour éviter la fausse couche la femme enceinte devrait à partir du troisième mois boire quotidiennement de la tisane d'alchémille. Verser une tasse d'eau bouillante sur une cuillerée à café bombée d'alchémille et laisser infuser 30 secondes. Filtrer et boire 4 tasses de tisane par jour.

Charme
Les jeunes pousses de charme préviennent les fausses couches si on en prend pendant un certain temps.

Faire bouillir une poignée de pousses fraîches de charme dans ½ l de lait. Filtrer puis préparer une béchamel comme pour une soupe et y ajouter un jaune d'œuf battu. Pendant plusieurs semaines, voire des mois, manger tous les soirs une assiettée de cette soupe.

Thym
Verser une tasse d'eau bouillante sur une cuillerée à café bombée de thym et laisser infuser 30 secondes. Filtrer et boire par gorgées 2 tasses de tisane par jour.

Mélange
Mélanger à part égales de l'alchémille et de l'achillée millefeuille.

Verser une tasse d'eau bouillante sur une cuillerée à café bombée de ce mélange et laisser infuser pendant 30 secondes. Filtrer puis boire par gorgées 2 à 3 tasses par jour.

Fistule

Par fistule on entend un orifice ou conduit anormal reliant un organe à la surface du corps ou à un autre organe.

Ortie
Verser une tasse d'eau bouillante sur une cuillerée à café bombée d'ortie et laisser infuser 30 secondes **puis filtrer et boire par gorgées 3 tasses par jour.**

Pommade au souci
En usage externe on soigne les fistules avec de la pommade au souci.

Chauffer dans une poêle 250 g de saindoux pur et jeter une bonne poignée de soucis (feuilles, fleurs et tiges) dans la graisse chaude. Donner un tour de bouillon en remuant énergiquement puis retirer du feu. Laisser reposer à couvert pendant la nuit. Le lendemain réchauffer légèrement la poêle puis verser son contenu à travers un linge propre en lin en pressant bien toutes les herbes. La pommade ainsi obtenue sera mise en pots à couvercle.

A partir des résidus laissés dans le linge on peut faire un cataplasme qui peut être réchauffé et réutilisé 2 fois.

Bain de siège à la prêle
Des bains de sièges réguliers à la prêle stimulent la guérison des fistules.

Faire macérer pendant 12 heures 100 g de prêle dans un seau de 5 litres d'eau froide. Puis réchauffer cette macération, filtrer et l'ajouter à l'eau du bain qui doit recouvrir les reins de la personne. Durée du bain : 20 minutes. Ne pas se sécher à la sortie mais transpirer encore une heure emmitouflé dans un peignoir au lit.

Cataplasmes à la prêle
Des cataplasmes à la prêle seront laissés pendant la nuit sur l'endroit concerné.

Mettre 2 bonnes poignées de prêle dans une passoire qu'on accroche sur une casserole d'eau en ébullition. Les plantes ne doivent pas toucher l'eau. Par la vapeur montante la prêle va se réchauffer. Verser le contenu de la passoire dans un linge propre et l'appliquer en cataplasme sur l'endroit malade du corps. Fixer le tout à l'aide d'un linge chaud.

Ablutions
Faire tremper du lierre terrestre, des feuilles de lin sauvage et de la prêle dans de l'eau froide pendant 12 heures. Puis chauffer cette macération, filtrer et faire des ablutions quotidiennes. Puis tamponner l'endroit où la fistule s'est formée avec de la petite liqueur du Suédois.

Mélange de tisanes
Mélanger à parts égales, du millepertuis et de la prêle puis préparer une tisane qu'on utilisera si la fistule se trouve dans le larynx ou le palais.

Verser une tasse d'eau chaude sur une cuillerée à café bombée de ce mélange et laisser infuser 30 secondes. Filtrer et gargariser plusieurs fois par jour.

Petite liqueur du Suédois
Avec la tisane d'ortie citée plus haut on prendra 3 fois par jour une cuillerée à café de petite liqueur du Suédois. Prendre une moitié de cuillerée avant et après les repas.

Foie (Dysfonctionnement du)

Achillée
Verser une tasse d'eau bouillante sur une cuillerée à café bombée d'achillée et laisser infuser 30 secondes. Filtrer et boire par gorgées 2 tasses par jour.

Oxalide
En cas de dysfonctionnement du foie on boit quotidiennement 2 tasses de tisane d'oxalide

froides. On n'utilise que des feuilles fraîches pour préparer la tisane.

Verser une tasse d'eau bouillante sur une cuillerée à café bombée de feuilles fraîches d'oxalide et laisser infuser 30 secondes. Filtrer et boire par gorgées 2 tasses par jour.

Mélange
Les plantes suivantes doivent être très bien mélangées :

50 g d'orties, 30 g de véronique, 10 g d'écorce de chêne, 20 g de fumeterre, 30 g de soucis, 20 g d'achillée, 30 g de chélidoine, 20 g de bogues de noix, 30 g d'écorce de saule, 40 g de reine des prés.

Verser une tasse d'eau bouillante sur une cuillerée à café bombée de ce mélange d'herbes médicinales et laisser infuser pendant 30 secondes. Filtrer et boire par gorgées 6 à 8 tasses de tisane réparties sur la journée.

Dans la mesure du possible il faudrait utiliser des plantes fraîches car leurs vertus thérapeutiques sont plus grandes.

Folliculite

Ail des ours
Grâce à ses vertus dépuratives l'ail des ours va agir rapidement dans le traitement des folliculites.

Cueillir au printemps de l'ail des ours frais et le manger cru, coupé en petits morceaux. On le parsème comme le persil sur tous les aliments qui demandent à être améliorés ou décorés d'herbes fraîches. On peut également en faire une salade ou le cuire tels des épinards.

Teinture d'ail des ours
Afin de profiter des vertus de l'ail des ours pendant toute l'année, on prépare une teinture d'ail des ours.

Remplir une bouteille de feuilles et de bulbes d'ail coupés en petits morceaux et recouvrir d'alcool de grains à 38-40% puis laisser reposer au chaud pendant 15 jours au moins. Prendre de cette teinture 4 fois 10 à 15 gouttes par jour, diluées dans un peu d'eau ou de tisane.

Ablutions à la chélidoine
Verser une tasse d'eau bouillante sur une cuillerée à café bombée de chélidoine et laisser infuser 30 secondes. Filtrer et laver les endroits touchés par la folliculite avec cette tisane chaude.

Jus de chélidoine
On peut également extraire du jus de chélidoine à partir de ses feuilles, de ses tiges et de ses fleurs, dans une centrifugeuse. Diluer ce jus avec la même quantité d'eau et laver les endroits touchés par la folliculite.

Chicorée sauvage
Verser une tasse d'eau bouillante sur une cuillerée à café de chicorée sauvage et laisser infuser 30 secondes. Filtrer et boire une tasse de tisane le matin.

Pissenlit
Cueillir des tiges de pissenlits pendant leur floraison et les laver. Puis en enlever la fleur et en croquer 10 par jour.

Plantain
Verser une tasse d'eau bouillante sur une cuillerée à café bombée de feuilles de plantain lancéolé et laisser infuser 30 secondes. Filtrer et boire par gorgées 2 tasses de tisane par jour.

Ablutions à la prêle
Verser une tasse d'eau bouillante sur une cuillerée à café bombée de prêle et laisser infuser 30 secondes. Filtrer et faire des ablutions plusieurs fois avec cette infusion. On peut également mettre ces herbes ébouillantées dans un linge propre et le poser en cataplasme sur la folliculite.

Ablutions au souci
Verser une tasse d'eau bouillante sur une cuillerée à café bombée de soucis et laisser infuser 30 secondes. Filtrer et faire des ablutions avec cette infusion chaude.

Fracture

Alchémille

Verser une tasse d'eau bouillante sur une cuillerée à café bombée d'alchémille et laisser infuser 30 secondes. Filtrer et boire par gorgées 2 tasses par jour.

Bain à la mauve

Des pieds ou des mains enflés suite à une fracture régressent grâce à des bains de mauve.

Pour un bain de pied ou de main il faut faire infuser pendant 12 heures 2 bonnes poignées de mauve dans un seau de 5 litres d'eau froide. Puis chauffer cette décoction et filtrer. Y baigner les pieds ou les mains pendant 20 minutes.

Furoncle

Cataplasme à la berce

Des feuilles de berce fraîchement cueillie sont écrasées sur une planche à l'aide d'un rouleau à pâtisserie. Etaler cette bouillie de feuilles sur la partie malade et entourer d'un linge chaud.

On peut aussi mettre des feuilles fraîches entières préalablement lavées.

Ablutions au gaillet

Ebouillanter une cuillerée à café bombée de gaillet par tasse et laisser infuser pendant 30 secondes. Filtrer et utiliser cette tisane tiédie pour laver le furoncle.

Jus de gaillet

Efficace s'avère aussi le jus frais de gaillet que l'on extrait dans une centrifugeuse et dont on tamponne le furoncle.

Gastrite

Mauve

Faire infuser pendant 12 heures une cuillerée à café bombée de mauve dans une tasse d'eau froide puis réchauffer l'infusion, la filtrer et boire par gorgées jusqu'à 4 tasses de tisane par jour.

Petite liqueur du Suédois

Selon la gravité de la gastrite on prendra 2 à 3 cuillerées à soupe de petite liqueur du Suédois. On compte une cuillerée à soupe pour une demi tasse de tisane que l'on boira si possible de moitié une demi heure avant et après les repas.

Gelures

Acore odorant

Faire macérer pendant 12 heures 100 g de racines d'acore dans un seau d'eau froide de 5 litres. Puis réchauffer la macération et filtrer. Immerger les gelures pendant 20 minutes dans cette décoction.

Gui

Faire macérer pendant 12 heures une poignée de feuilles de gui dans 5 l d'eau froide. Puis réchauffer la macération et filtrer. Immerger pendant 20 minutes les parties gelées dans cette décoction de gui.

On peut aussi écraser sur une planche avec un rouleau à pâtisserie des feuilles fraîchement cueillies de gui et les appliquer sur les parties gelées.

Pommade au gui

En application externe on peut aussi préparer une pommade à base de saindoux et de baies de gui, travaillée à froid et étalée sur les gelures.

Pommade au souci

Chauffer dans une poêle 250 g de saindoux pur et verser une bonne poignée de soucis (feuilles, fleurs et tiges) dans la graisse chaude. Donner un tour de bouillon en remuant énergiquement puis retirer du feu. Laisser refroidir à couvert pendant la nuit. Le lendemain réchauffer légèrement le tout puis passer le contenu de la poêle à travers un linge propre en lin en pressant bien toutes les herbes. Remplir des verres à couvercle avec cette pommade ainsi obtenue.

Compresses à la petite liqueur du Suédois

Les compresses à la petite liqueur du Suédois ont également fait leurs preuves dans le traitement des gelures. Enduire d'abord la gelure de pommade au souci afin que l'alcool de la liqueur ne dégraisse pas la peau. Puis appliquer sur la gelure un morceau d'ouate sur lequel on a versé de la liqueur en le recouvrant d'un coton sec puis d'un film plastique de protection. Fixer avec un linge chaud.

Glomérulonéphrite

Epilobe à petites fleurs
Verser une tasse d'eau bouillante sur une cuillerée à café bombée d'épilobe et laisser infuser 30 secondes puis filtrer. Boire par gorgées 2 tasses par jour. L'une le matin à jeun et l'autre une demi heure avant le dîner.

Maïs
Verser une tasse d'eau bouillante sur une cuillerée à café bombée de barbes de maïs et laisser infuser 30 secondes. Filtrer et prendre toutes les 2 à 3 heures une cuillerée à soupe de tisane. Par commodité on verse sa ration journalière dans une bouteille thermos rincée à l'eau chaude.

Lamier blanc
Verser une tasse d'eau bouillante sur une cuillerée à café bombée d'orties et laisser infuser 30 secondes. Filtrer et boire par gorgées 2 tasses par jour.

Oxalide
Préparer une tisane à partir de feuilles fraîches d'oxalide.

Verser une tasse d'eau bouillante sur une cuillerée à café bombée de feuilles d'oxalide et laisser infuser 30 secondes. Filtrer et boire par gorgées 2 tasses de tisane par jour.

Renouée des oiseaux
En outre on boit également 3 à 4 tasses de lait à la renouée des oiseaux.

Verser une tasse de lait bouillant sur une cuillerée à café bombée de renouée des oiseaux et laisser infuser un court instant. Filtrer et boire par gorgées, aussi chaud que possible.

Bain de siège à la prêle
En cas de néphrite la haute et vigoureuse prêle des champs s'impose également comme remède.

Faire macérer pendant 12 heures 100 g de prêle dans un seau de 5 litres d'eau froide. Puis chauffer la macération, filtrer et l'ajouter à l'eau du bain qui doit recouvrir les reins de la personne. Durée du bain : 20 minutes. Ne pas se sécher en sortant mais enfiler un peignoir et transpirer encore une heure dans un lit.

Goitre

Gaillet
Verser une tasse d'eau bouillante sur une cuillerée à café bombée de gaillet et laisser infuser 30 secondes. Filtrer et gargariser avec la tisane tiède plusieurs fois par jour. De temps en temps on peut en avaler une gorgée.

Plantain
Cueillir des feuilles de plantain lancéolé ou de grand plantain, les laver et les déchirer à la main. Mélanger avec un peu de sel et appliquer ces herbes sur le cou. Entourer le tout d'un linge propre.

Scrofulaire
Ebouillanter une cuillerée à café bombée de feuille de scrofulaire et laisser infuser 30 secondes puis filtrer et gargariser plusieurs fois par jour avec cette tisane. Ne pas avaler !

Hallucination

Les hallucinations, dépressions et crises de délire ont bien souvent une origine rénale.

Achillée
Verser une tasse d'eau bouillante sur une cuillerée à café bombée d'achillée et laisser infuser 30 secondes. Filtrer et boire par gorgées 2 à 3 tasses par jour.

Ortie
Ebouillanter une cuillerée à café bombée d'orties par tasse et laisser infuser 30 secondes, filtrer et boire par gorgées jusqu'à 4 tasses de tisane par jour.

Prêle des champs
Verser une tasse d'eau bouillante sur une cuillerée à café bombée de prêle et laisser infuser 30 secondes. Filtrer et boire par gorgées une tasse le matin et le soir.

Bain de siège à la prêle
Parallèlement aux tisanes citées ci-dessus il faudrait faire 2 à 3 fois par semaine des bains de siège à la prêle.

Faire macérer pendant 12 heures 100 g de prêle dans un seau de 5 l d'eau froide. Puis réchauffer cette macération, filtrer et l'ajouter à l'eau du bain qui doit recouvrir les reins de la patiente. Durée du bain : 20 minutes. Ne pas se sécher à la sortie mais enfiler un peignoir et transpirer encore pendant une heure au lit.

Hématémèse

Prêle des champs
Lorsque le malade vomit du sang, il s'agit en général d'une hémorragie digestive. Une tisane concentrée à la prêle agira efficacement grâce à l'action hémostatique de cette plante médicinale.

Ebouillanter 2 à 3 cuillerées à café bombées de prêle par tasse et laisser infuser 30 secondes. Filtrer et boire par gorgées une à deux tasses par jour selon l'intensité de l'hémorragie.

Hématurie

Souci
Lorsqu'il y a du sang dans les urines une tisane au souci agira de manière efficace.

Verser une tasse d'eau bouillante sur une cuillerée à café bombée de fleurs de soucis et laisser infuser pendant 30 secondes puis filtrer et boire par gorgées jusqu'à 3 tasses par jour.

Hématurie rénale

Mélange
Mélanger à parts égales de la prêle et de la capselle et verser une tasse d'eau bouillante sur une cuillerée à café bombée de ce mélange. Laisser infuser 30 secondes et filtrer. Boire par gorgées 2 tasses de tisane par jour.

Hémophilie

L'hémophilie est heureusement une maladie rare mais pour le malade concerné elle est très dangereuse. Comme un certain facteur de coagulation est absent du sang de l'hémophile, la plus petite blessure peut être mortelle. C'est pourquoi les hémophiles ont besoin dès leur naissance d'une piqûre contenant ce facteur spécifique. Je suis persuadée que le mélange de tisanes suivant pris sur une longue durée et en combinaison avec des bains, peut être efficace en aidant le sang à fabriquer lui-même ce facteur de coagulation manquant.

Mélange de tisanes
Mélanger à part égales de la véronique, de l'alchémille, de la capselle, de l'achillée et de la prêle.

Verser une tasse d'eau bouillante sur une cuillerée à café bombée de ce mélange et laisser infuser pendant 30 secondes. Filtrer et boire par gorgées 4 tasses par jour.

Bains de siège
Faire 2 fois par semaine un bain de siège avec le même mélange que pour la tisane ci-dessus.

Faire macérer 100 g de ce mélange dans un seau de 5 l d'eau froide pendant 12 heures. Puis réchauffer cette macération, filtrer et l'ajouter à l'eau du bain qui doit recouvrir les reins du malade. Durée du bain : 20 minutes. Ne pas se sécher à la sortie du bain mais enfiler un peignoir et transpirer encore pendant 1 heure dans un lit.

Hémorragies

Capselle
Dans n'importe quelle hémorragie la capselle se révèle très efficace.

Verser une tasse d'eau bouillante sur une cuillerée à café bombée de capselle et laisser infuser 30 secondes puis filtrer. Boire par gorgées 2 à 3 tasses de tisane par jour.

Gui
En tant que régulateur circulatoire le gui va normaliser les saignements périodiques très rapidement.

Faire infuser pendant 12 heures une cuillerée à café bombée de gui dans une tasse d'eau froide. Puis réchauffer cette infusion et filtrer. Selon l'intensité de l'hémorragie on boira 1 à 3 tasses de tisane par jour. Par commodité préparer sa ration journalière et la verser dans une bouteille thermos rincée à l'eau chaude.

Prêle des champs
La prêle est un excellent remède hémostatique et se révèlera efficace dans les hémorragies utérines, hémorroïdales, digestives ou pulmonaires.

Verser une tasse d'eau bouillante sur 2 à 3 cuillerées à café bombées de prêle et laisser infuser 30 secondes et filtrer. Boire par gorgées 2 à 3 tasses de tisane par jour selon l'intensité des hémorragies.

Hémorragies digestives

Achillée millefeuille
Verser une tasse d'eau bouillante sur une cuillerée à café bombée d'achillée et laisser infuser 30 secondes. Filtrer et boire par gorgées 2 à 3 tasses par jour.

Capselle
Verser une tasse d'eau bouillante sur une cuillerée à café bombée de capselle et laisser infuser 30 secondes, puis filtrer. Boire par gorgées 2 à 3 tasses de tisane par jour.

Consoude
Faire macérer pendant 12 heures 2 cuillerées à café de racines de consoude dans une tasse d'eau froide. Réchauffer cette décoction à froid et filtrer. Boire par gorgées 2 à 4 tasses de tisane réparties sur la journée. Par commodité on versera sa ration journalière dans une bouteille thermos rincée à l'eau chaude.

Prêle des champs
Selon l'intensité de l'hémorragie on ébouillantera 2 à 3 cuillerées à café bombées par tasse. Laisser infuser 30 secondes et filtrer. Boire par gorgées 1 à 2 tasses de tisane par jour.

Hémorragie pulmonaire

Achillée
Verser une tasse d'eau bouillante sur une cuillerée à café bombée d'achillée et laisser infuser 30 secondes. Filtrer et boire par gorgées une tasse le matin et le soir.

Capselle
Verser une tasse d'eau bouillante sur une cuillerée à café bombée de capselle et laisser infuser 30 secondes puis filtrer et boire par gorgées le matin.

Gui
L'effet hémostatique du gui est efficace dans les hémorragies pulmonaires. Faire macérer pendant 12 heures une cuillerée à café bombée de gui dans une tasse d'eau froide. Puis chauffer cette décoction à froid et filtrer. Selon l'intensité de l'hémorragie boire 2 à 4 tasses de tisane réparties sur la journée.

Prêle des champs
Ebouillanter 2 à 3 cuillerées à café bombées de prêle par tasse selon l'importance de l'hémorragie, et laisser infuser 30 secondes. Filtrer et boire par gorgées 2 à 3 tasses de tisane réparties sur la journée.

Hépatite (inflammation du foie)

Ail des ours
Grâce à son action dépurative l'ail des ours est une aide efficace aux traitements des hépatites.

Cueillir au printemps des feuilles d'ail des ours et après les avoir lavées et coupées en petits morceaux les manger crues. On en parsème sur les aliments qu'on améliore et décore généralement avec du persil. Avec les feuilles d'ail des ours on peut aussi faire une salade ou bien les cuire comme des épinards.

Teinture d'ail des ours
Remplir une bouteille de feuilles ou de bulbes d'ail des ours coupées en petits morceaux puis verser par-dessus de l'alcool de grains à 38-40% et laisser reposer au chaud pendant 15 jours au moins. Prendre de cette teinture 10 à 15 gouttes par jour diluées dans un peu d'eau.

Les végétations du conjonctif hépatique se traitent également à l'ail des ours.

Pissenlit
Cueillir des tiges de pissenlit en période floraison puis après les avoir lavées, enlever les fleurs et manger 5 à 6 tiges crues par jour.

Hernie inguinale

Alchémille
Il faudrait préparer la tisane avec de l'alchémille fraîchement cueillie.

Verser une tasse d'eau bouillante sur une cuillerée à café bombée d'alchémille et laisser infuser 30 secondes. Filtrer et boire par gorgées 4 tasses de tisane réparties sur la journée.

Teinture de capselle
En usage externe on applique de la teinture de capselle sur l'hernie. Pour la préparer on remplit une bouteille de capselle fraîchement cueillie, lavée et coupée en petits morceaux puis on verse par-dessus de l'alcool de grains à 38-40% et on laisse reposer au chaud pendant 15 jours au moins. Appliquer quotidiennement la teinture sur l'hernie inguinale.

Hydropisie

Vin d'ail des ours
Le vin d'ail s'est avéré être un remède efficace dans l'hydropisie.

Porter à ébullition une poignée de feuilles fraîches d'ail des ours coupées en petits morceaux dans ¼ de vin blanc. Sucrer avec un peu de miel et boire ce vin une fois refroidi au cours de la journée.

Acore odorant
Faire macérer pendant 12 heures une cuillerée à café rase de racines d'acore dans une tasse d'eau froide puis réchauffer cette décoction à froid et filtrer. Prendre avant et après chaque repas une gorgée de cette tisane de racines d'acore. Ce qui fait 6 gorgées et correspond à une tasse par jour. Ne pas dépasser cette dose !

Gaillet
Verser une tasse d'eau bouillante sur une cuillerée à café bombée de gaillet et laisser infuser 30 secondes puis filtrer. Boire par gorgées 3 tasses de tisane par jour.

Ortie
Verser une tasse d'eau bouillante sur une cuillerée à café bombée d'orties et laisser infuser 30 secondes puis filtrer et boire par gorgées 4 tasses par jour.

Primevère
Verser une tasse d'eau bouillante sur une cuillerée à café bombée de primevères et laisser infuser 30 secondes. Filtrer et boire par gorgées 1 à 2 tasses par jour.

Souci
Verser une tasse d'eau bouillante sur une cuillerée à café bombée de soucis et laisser infuser pendant 30 secondes puis filtrer. Boire par gorgées 2 tasses par jour.

Petite liqueur du Suédois
Dans son manuscrit le Dr. Samst préconise dans l'hydropisie de prendre pendant 6 semaines ma-

tin et soir une cuillerée à soupe de petite liqueur du Suédois mélangée à du vin blanc sec et pur.

Prêle
L'accumulation d'eau dans le cœur et là plèvre, souvent la conséquence d'un cancer grave, se traite par la tisane de prêle.

Pendant une semaine on élimine toutes les autres tisanes et on boit exclusivement 5 à 6 tasses de tisane de prêle par jour.

Verser une tasse d'eau bouillante sur une cuillerée à café bombée de prêle, laisser infuser 30 secondes et filtrer.

Hydropisie du péricarde

Lamier blanc
Verser une tasse d'eau bouillante sur une cuillerée à café bombée de lamier blanc et laisser infuser pendant 30 secondes. Filtrer et boire par gorgée une tasse de tisane le matin.

Maïs
Verser une tasse d'eau bouillante sur une cuillerée à café bombée de barbes de maïs et laisser infuser 30 secondes. Filtrer et prendre toutes les 2 – 3 heures une cuillerée à soupe de cette tisane.

Hydrothorax

On entend par hydrothorax une accumulation d'eau dans le poumon

Vin d'ail des ours
Le vin d'ail des ours s'est avéré un remède idéal. Porter à ébullition une poignée de feuilles fraîches, lavées et coupées en petits morceaux dans ¼ de vin blanc sec. Filtrer et selon les goûts sucrer avec un peu de miel ou de sirop de sucre. Boire par gorgées au cours de la journée.

Petite liqueur du Suédois
Selon la gravité de la maladie prendre quotidiennement une cuillerée à café ou à soupe de petite liqueur du Suédois diluée dans un peu d'eau.

Hyperviscosité sanguine

Pissenlit
Des racines de pissenlit mangées crues fluidifient le sang humain. La racine séchée a le même effet si elle est traitée en tisane.

Faire macérer pendant 12 heures une cuillerée à café bombée de racines de pissenlit dans une tasse d'eau froide puis réchauffer cette décoction à froid et filtrer. Boire la moitié de la tasse avant et après le petit déjeuner.

Teinture de noix
La teinture de noix est également un très bon remède contre l'hyperviscosité sanguine.

Couper jusqu'à 25 noix vertes en petits morceaux puis mettre dans une bouteille et les recouvrir d'alcool de grains à 38-40%. Laisser reposer au chaud pendant 15 jours au moins. Prendre quotidiennement de cette teinture par cuillerée à café.

Hystérie

Gaillet
Verser une tasse d'eau bouillante sur une cuillerée à café bombée de gaillet et laisser infuser 30 secondes puis filtrer. Boire par gorgées 2 à 3 tasses de tisane au gaillet par jour.

Gui
Faire infuser pendant 12 heures une cuillerée à café bombée de gui dans une tasse d'eau froide puis mettre à chauffer et filtrer. Boire 3 tasses de gui réparties sur la journée. Préparer sa ration journalière dans un thermos rincé à l'eau chaude.

Millepertuis
Verser une tasse d'eau bouillante sur une cuillerée à café bombée de millepertuis et laisser infuser 30 secondes. Filtrer et boire par gorgées 2 tasses de tisane par jour.

Bain de siège au millepertuis
En usage externe on utilise le millepertuis dans des bains de siège.

Mettre à macérer pendant 12 heures 100 g de millepertuis dans un seau de 5 litres d'eau froide. Puis chauffer la macération, filtrer et l'ajouter à l'eau du bain qui doit tout juste couvrir les reins de la personne. Durée du bain : 20 minutes. Ne pas se sécher à la sortie mais enfiler un peignoir et transpirer encore une heure dans un lit.

Induration hépatique

Aigremoine

Verser une tasse d'eau bouillante sur une cuillerée à café bombée d'aigremoine et laisser infuser 30 minutes. Filtrer et boire par gorgées 2 tasses de tisane par jour.

Lycopode

Boire une tasse de lycopode le matin à jeun.

Verser une tasse d'eau bouillante sur une cuillerée à café rase de lycopode et laisser infuser 30 secondes puis filtrer et boire par gorgées.

Ortie

Ebouillanter une cuillerée à café bombée d'orties par tasse et laisser infuser 30 secondes. Filtrer et boire par gorgées jusqu'à 6 tasses par jour.

Infarctus et lésions cardiaques

Mélange de tisanes

L'infarctus n'est plus la maladie réservée aux PDG. Le mélange suivant s'est avéré efficace dans tous les troubles cardiovasculaires.

Mélanger consciencieusement les plantes suivantes : 10 g d'ansérine, 10 g d'arnica, 10 g de racines de pimprenelle, 10 g de varech, 10 g de cosses de haricots, 10 g de fumeterre, 10 g d'écorce de bourdaine, 10 g de rue des jardins, 10 g de bugrane, 10 g d'agripaume, 10 g de capselle, 10 g de galeopsis, 10 g de mousse d'Irlande, 10 g de racines d'acore odorant, 10 g de bardane, 10 g de pissenlit, 20 g de thé maté, 10 g de mélisse, 20 g de gui, 10 g de chiendent, 10 g d'achillée, 10 g de renouée des oiseaux, 30 g d'aubépine, 10 g de prêle.

Faire infuser pendant 12 heures une cuillerée à café bombée de ce mélange dans une tasse d'eau froide. Réchauffer l'infusion puis filtrer. Boire matin et soir une tasse de ce mélange de tisane qu'on peut sucrer avec un peu de miel. Par commodité on verse la ration journalière dans une bouteille isotherme.

Infection purulente de la mâchoire

Petite liqueur du Suédois

Dans les infections purulentes de la mâchoire les compresses à la petite liqueur du Suédois sont efficaces en application externe. Imbiber de liqueur un morceau d'ouate et l'appliquer sur la mâchoire douloureuse. Pour maintenir la chaleur recouvrir d'une couche de coton sec puis d'un plastique et fixer le tout par un linge chaud en laissant agir pendant 4 heures. Avant de poser cette compresse il faut appliquer de la pommade au souci sur la peau, afin que l'alcool de la liqueur ne la dégraisse pas.

Pommade au souci

Chauffer dans une poêle 250 g de saindoux pur et jeter une bonne poignée de soucis (feuilles, fleurs et tiges) dans la graisse chaude. Donner un tour de bouillon en remuant énergiquement puis retirer du feu. Laisser refroidir à couvert pendant la nuit. Le lendemain réchauffer rapidement la poêle et verser son contenu à travers un linge propre en lin en pressant bien toutes les herbes.

Mettre la pommade ainsi obtenue dans des verres à couvercle.

Inflammation de la cavité buccale

Mauve

Mettre à infuser pendant 12 heures une cuillerée à café bombée de mauve dans une tasse d'eau froide. Puis chauffer l'infusion et filtrer. Boire par gorgées 2 à 3 tasses de tisane par jour. Par commodité verser la ration journalière dans un thermos rincé à l'eau chaude.

Sauge
Ebouillanter une cuillerée à café bombée de sauge et laisser infuser 30 secondes. Filtrer et gargariser plusieurs fois par jour avec cette tisane de sauge.

Inflammation du foie

voir hépatite

Inflammation de la muqueuse buccale

Aigremoine
Verser une tasse d'eau bouillante sur une cuillerée à café bombée d'aigremoine et laisser infuser 30 secondes. Filtrer et faire des bains de bouche plusieurs fois par jour.

Mauve
Mettre à infuser pendant 12 heures une cuillerée à café bombée de mauve dans une tasse d'eau froide puis chauffer et filtrer cette infusion. En boire par gorgées 2 à 3 tasses par jour. Par commodité verser sa ration journalière dans une bouteille thermos rincée à l'eau chaude.

Prêle des champs
Verser une tasse d'eau bouillante sur une cuillerée à café bombée de prêle puis laisser infuser 30 secondes et filtrer. Gargariser plusieurs fois par jour avec cette infusion.

Sauge
Ebouillanter une cuillerée à café bombée de sauge avec une tasse d'eau et laisser infuser 30 secondes. Filtrer et gargariser plusieurs fois par jour avec cette infusion à la sauge

Inflammation de la poche synoviale

Mauve
Faire infuser pendant 12 heures une cuillerée à café bombée de mauve dans une tasse d'eau froide puis réchauffer cette décoction à froid et filtrer. Boire jusqu'à 4 tasses de tisane de mauve par jour. Pour des raisons pratiques verser sa ration journalière dans une bouteille thermos rincée à l'eau chaude.

Tussilage
Laver des feuilles fraîchement cueillies de tussilage et les écraser sur une planche à l'aide d'un rouleau à pâtisserie. Etaler cette bouillie de feuilles sur un linge propre en lin et l'appliquer sur l'inflammation.

Petite liqueur du Suédois
En usage externe je recommande de faire des compresses à la petite liqueur du Suédois.
Verser de la liqueur sur un morceau d'ouate plus ou moins grand et l'appliquer sur l'inflammation. Pour maintenir la chaleur on recouvre d'un morceau d'ouate sec et d'un film plastique de protection. Fixer par un linge chaud.

Prêle des champs
En usage interne boire matin et soir une tasse de tisane de prêle. Verser une tasse d'eau bouillante sur une cuillerée à café bombée de prêle et laisser infuser 30 minutes. Filtrer et boire par gorgée.

Cataplasme à la prêle
Verser dans une passoire 2 bonnes poignées de prêle dans une passoire accrochée au-dessus d'une casserole d'eau en ébullition. Par la chaleur ascendant la prêle va se réchauffer. Verser alors le contenu de la passoire dans un linge propre en lin et poser en cataplasme sur l'inflammation. Laisser agir pendant 2 heures.

Bain de siège à la prêle
Faire tremper pendant 12 heures 100 g de prêle dans un seau de 5 l d'eau froide. Puis réchauffer cette macération, filtrer et l'ajouter à l'eau du bain qui doit recouvrir les reins de la personne. Durée du bain : 20 minutes. Ne pas se sécher en sortant mais enfiler un peignoir et transpirer encore pendant une heure dans un lit.

I

Inflammation de la vessie

Maïs

Verser une tasse d'eau bouillante sur une cuillerée à café bombée de barbes de maïs et laisser infuser 30 secondes. Filtrer et prendre toutes les 2 à 3 heures une cuillerée à soupe de cette tisane. Par commodité on verse sa ration journalière dans une bouteille thermos rincée à l'eau chaude.

Bain de siège au lamier blanc

Mettre à macérer pendant 12 heures 100 g de lamier blanc dans un seau de 5 litres d'eau froide. Puis chauffer la macération, filtrer et l'ajouter à l'eau du bain qui doit tout juste recouvrir les reins de la personne. Durée du bain : 20 minutes. Ne pas se sécher à la sortie mais enfiler un peignoir et transpirer encore pendant une heure dans un lit.

Outre les bains de siège il est conseillé de prendre quotidiennement une tasse de tisane de lamier blanc. Ebouillanter une cuillerée à café bombée de lamier par tasse et laisser infuser pendant 30 secondes. Filtrer et boire par gorgée.

Bain de vapeurs de prêle

Ebouillanter 4 cuillerées à café de prêle avec un litre d'eau bouillante. Revêtu d'un peignoir s'asseoir au-dessus du récipient de la décoction et laisser agir la vapeur qui se dégage et qui agit sur la vessie. On peut aussi mettre les herbes ébouillantées dans un linge propre et le poser en cataplasme sur la vessie.

Insuffisance respiratoire

Vin d'ail des ours

Le vin d'ail des ours dissout les mucosités bronchiques et guérit de ce fait les troubles respiratoires qui peuvent aller jusqu'à provoquer une insuffisance respiratoire.

Faire cuire une poignée de feuilles fraîches d'ail des ours dans un quart de vin blanc, sucrer légèrement au miel et boire par gorgées ce vin refroidi, tout au long de la journée.

Gui

Si l'insuffisance respiratoire est due à une conséquence de la ménopause, la patiente devrait prendre pendant un certain temps 1 à 2 tasses de tisane de gui par jour.

Faire infuser pendant 12 heures une cuillerée à café bombée de gui dans une tasse d'eau froide. Puis réchauffer l'infusion, filtrer et boire par gorgées. Par commodité on verse sa ration journalière dans une bouteille thermos rincée à l'eau chaude.

Lycopode

Un durcissement du foie (cirrhose) est souvent à l'origine d'une insuffisance respiratoire qui empêche fréquemment les patients de dormir. Dans ces cas le lycopode fait de vrais miracles.

Ebouillanter une cuillerée à café rase de lycopode par tasse. Laisser infuser 30 secondes, filtrer et boire par gorgées le matin à jeun. Ce n'est qu'en cas de cirrhose avancée que l'on peut boire une seconde tasse. Dans tous les autres cas se limiter à une seule tasse !

Pétasite

Faire infuser pendant 12 heures une cuillerée à café rase de racines de pétasite dans une tasse d'eau froide. Puis réchauffer l'infusion, filtrer et boire par gorgées. Selon la gravité de l'insuffisance prendre 1 à 2 tasses de tisane.

Cataplasme à la prêle

Pendant la nuit il est conseillé de faire des cataplasmes à la prêle

Verser une bonne poignée de prêle dans une passoire accrochée au-dessus d'une casserole d'eau en ébullition. Par la chaleur ascendante la prêle va se réchauffer. Verser les plantes chaudes dans un linge propre en lin et l'appliquer en cataplasme sur le foie malade. Fixer le cataplasme avec un linge propre et laisser pendant toute la nuit en place.

Tussilage

En cas d'insuffisance respiratoire avec crises d'étouffement on respire plusieurs fois par jour des vapeurs de tussilage.

Ebouillanter une cuillerée à soupe bombée de feuilles et de fleurs de tussilage et respirer ses vapeurs sous un linge. Ces inhalations seront renouvelées plusieurs fois par jour.

Pommade au souci

La pommade au souci qui doit être appliquée avant l'enveloppement à la petite liqueur du Suédois est préparée de la façon suivante :

Chauffer dans une poêle 250 g de saindoux pur puis verser 2 bonnes poignées de soucis (feuilles, fleurs et tiges) dans la graisse chaude. Donner un tour de bouillon en remuant énergiquement puis retirer du feu. Laisser reposer la nuit puis le lendemain réchauffer légèrement la poêle, verser son contenu à travers un linge propre en lin en pressant bien toutes les plantes. Mettre la pommade ainsi obtenue dans des pots à couvercle.

Compresses à la petite liqueur du Suédois

Comme mentionné précédemment l'insuffisance respiratoire est souvent à mettre en rapport avec un dysfonctionnement du foie. Afin de supprimer la pression du foie sur des organes comme les bronches, le poumon ou le cœur, on applique pendant 4 heures une compresse de petite liqueur du Suédois sur le foie malade. La partie droite du corps doit d'abord être enduite de pommade au souci pour éviter que l'alcool contenu dans la liqueur ne dégraisse la peau. Su le morceau d'ouate imbibé de liqueur on en pose un second sec pour garder la chaleur, puis un film plastique protecteur et enfin un linge pour fixer le tout. Après avoir retirer l'enveloppement poudrer la peau avec du talc pour éviter des démangeaisons.

Intolérance au gluten

Acore odorant

Faire infuser une cuillerée à café rase de racines d'acore dans une tasse d'eau froide pendant 12 heures puis réchauffer et filtrer. Ne boire qu'une seule tasse de tisane par jour, soit une gorgée avant et après les repas.

On verse la tisane dans une bouteille isotherme rincée à l'eau chaude.

Involution rénale

Mélange

Mélanger la même quantité de solidage, de gaillet et de lamier blanc.

Verser une tasse d'eau bouillante sur une cuillerée à café bombée de ce mélange et laisser infuser pendant 30 secondes. Filtrer et boire par gorgées 3 à 4 tasses de tisane par jour sur une période assez longue.

Petite liqueur du Suédois

Prendre avec la tisane ci-dessus 3 cuillerées à café de petite liqueur du Suédois, soit une cuillerée par demi-tasse qui sera bue par moitié avant et après les repas.

Enveloppement à la petite liqueur du Suédois

En usage externe on fait des enveloppements à la petite liqueur du Suédois sur les reins. Appliquer d'abord la pommade au souci sur la peau pour que l'alcool de la liqueur ne la dégraisse pas. Puis mouiller de liqueur un morceau d'ouate suffisamment grand et le mettre sur les reins. Recouvrir d'un coton pour maintenir la chaleur ainsi que d'un film plastifié de protection. Fixer l'enveloppement avec un linge chaud et laisser agir pendant 4 heures.

Pommade au souci

Chauffer dans une poêle 250 g de saindoux pur et verser une bonne poignée de soucis (feuilles, fleurs et tiges) dans la graisse chaude. Donner un tour de bouillon en remuant énergiquement et retirer du feu. Laisser refroidir à couvert pendant la nuit. Le lendemain réchauffer rapidement la poêle et verser son contenu à travers un linge propre en lin en pressant bien toutes les herbes. Mettre la pommade obtenue dans des verres à couvercle.

Cataplasme à la prêle

Outre l'enveloppement à la petite liqueur du Suédois on posera un cataplasme à la prêle pendant la nuit.

Mettre 2 bonnes poignées de prêle dans une passoire accrochée au-dessus d'une casserole avec de l'eau en ébullition. Par la vapeur ascendante la prêle devient brûlante. Verser alors le contenu de la passoire dans un linge propre en lin et le poser en cataplasme sur le rein malade. Fixer le tout par un linge chaud et laisser agir toute la nuit.

Bain de siège à la prêle
Il faudrait en plus prendre une fois par semaine au moins un bain de siège à la prêle.

Faire macérer pendant 12 heures 100 g de prêle dans un seau de 5 litres d'eau froide. Puis chauffer cette macération, filtrer et l'ajouter à l'eau du bain qui doit tout juste recouvrir les reins de la personne. Durée du bain : 20 minutes. Ne pas se sécher en sortant mais enfiler un peignoir et transpirer encore pendant une heure au lit.

Tisane de prêle
En plus du bain à la prêle il est conseillé de boire 2 tasses de tisane de prêle par jour, une le matin et une le soir.

Verser une tasse d'eau bouillante sur une cuillerée à café bombée de prêle et laisser infuser 30 secondes. Filtrer et boire par gorgées.

Irritation de l'appendice

Feuilles de mûres
Verser une tasse d'eau bouillante sur une cuillerée à café bombée de feuilles de mûres fraîchement cueillies et coupées en petits morceaux. Laisser infuser 30 secondes puis filtrer. Boire par gorgées jusqu'à 2 tasses par jour. On prend cette tisane de feuilles de mûres jusqu'à ce que l'irritation se soit apaisée.

Jaunisse

Vin de chélidoine
Faire macérer pendant 2 heures 30 g de chélidoine avec racines, bien lavées dans un demi litre de vin blanc sec. Puis filtrer et prendre une cuillerée à soupe par heure pendant la journée.

Chicorée sauvage
Faire infuser pendant 12 heures une cuillerée à café de chicorée dans une tasse d'eau froide. Puis réchauffer l'infusion et filtrer. Boire 2 tasses de tisane réparties sur la journée. Par commodité on verse sa ration journalière dans une bouteille thermos rincée à l'eau chaude.

Feuilles de noyer
Verser une tasse d'eau bouillante sur une cuillerée à café bombée de feuilles de noyers coupées en petits morceaux et laisser infuser pendant 30 secondes. Filtrer et boire par gorgées 2 à 3 tasses par jour.

Oxalide
Ebouillanter une cuillerée à café bombée de feuilles fraîches d'oxalide et laisser infuser 30 secondes. Filtrer et boire chaud et par gorgées 2 tasses de tisane par jour.

Pissenlit
Grâce à ses vertus dépuratives le pissenlit est une plante efficace dans le traitement de la jaunisse. Rassembler les tiges de pissenlit pendant la floraison puis après les avoir lavées et avoir ôté les têtes, les manger crues, soit une dizaine par jour.

Pommade au souci
Chauffer dans une poêle 250 g de saindoux pur et verser une bonne poignée de soucis (feuilles, fleurs et tiges) dans la graisse chaude. Donner un tour de bouillon en remuant énergiquement puis retirer du feu. Laisser refroidir à couvert pendant la nuit. Le lendemain réchauffer légèrement la poêle puis verser son contenu à travers un linge propre en lin en pressant bien toutes les plantes. Avec cette pommade ainsi obtenue remplir des verres à couvercle.

Mélange
Mélanger bien les plantes suivantes :

50 g de véronique, 50 g de racines de pissenlit, 25 g d'aspérule et 25 g de fleurs de chicorée sauvage.

Verser une tasse d'eau bouillante sur une cuillerée à café bombée de ce mélange et laisser infuser 30 secondes. Filtrer et boire par gorgées 2 tasses de tisane par jour.

Petite liqueur du Suédois
Prendre avec les tisanes citées ci-dessus 3 cuillerées à soupe de petite liqueur du Suédois par jour. A savoir une cuillerée à soupe pour une demi tasse de tisane qu'on boit par moitié avant et après les repas.

Enveloppement à la petite liqueur du Suédois
En usage externe on utilise la petite liqueur du Suédois en enveloppement autour du foie malade. Etaler d'abord de la pommade au souci sur la peau afin que l'alcool contenu dans la liqueur ne la dégraisse pas. Puis imbiber un morceau d'ouate de liqueur et l'appliquer sur la région du foie. Recouvrir d'un coton sec et d'un film plastique pour maintenir la chaleur et entourer le tout d'un linge chaud en laissant agir pendant 4 heures.

Jaunisse infectieuse

Pommade au souci
Verser une tasse d'eau bouillante sur une cuillerée à café bombée de soucis et laisser infuser 30 secondes, filtrer et boire par gorgées 3 à 4 tasses de tisane par jour.

Kératoleucome

Jus de chélidoine
Le jus épais de chélidoine ne doit pas être utilisé pour le traitement des yeux. En revanche on prend les pédicules d'une feuille de chélidoine fraîchement cueillie puis après l'avoir lavée on l'écrase entre les doigts humides et on passe avec le jus frais sur les paupières fermées vers les coins. Pendant la nuit appliquer des feuilles fraîches de chélidoine et fixer avec une bande.

Kyste

Cataplasme à la prêle
Mettre 2 bonnes poignées de prêle dans une passoire accrochée au-dessus d'une casserole remplie d'eau à ébullition. Grâce à la vapeur ascendante la prêle va se réchauffer. Les plantes ne doivent pas toucher l'eau. Verser le contenu de la passoire dans un linge propre en lin et le poser en cataplasme sur l'endroit où s'est formé le kyste.

Faire des cataplasmes 3 fois par jour en réutilisant les herbes à nouveau réchauffées. On applique le premier cataplasme le matin après le petit déjeuner, le patient devant resté couché et on laisse agir pendant 2 heures. En fin d'après-midi on renouvelle le cataplasme en le laissant à nouveau pendant 2 heures. Le dernier sera appliqué avant le coucher en le laissant agir pendant toute la nuit. Il est très important d'entourer le cataplasme d'un linge qui gardera la chaleur afin que les vapeurs de la prêle ne se dégagent pas inutilement.

Enveloppement à la petite liqueur du Suédois
L'après-midi entre les deux cataplasmes à la prêle, on applique une compresse de petite liqueur du Suédois. On enduit d'abord la peau de pommade au souci, afin que l'alcool ne la dégraisse pas puis on imbibe un coton de petite liqueur du Suédois et l'applique sur l'endroit concerné. Pour maintenir la chaleur on recouvre d'un second morceau d'ouate ou d'un linge sec, puis d'un film plastique protecteur en fixant le tout avec un linge propre.

Avec cet enveloppement à la petite liqueur du Suédois le patient peut se déplacer à la maison et n'a pas besoin de garder le lit. Après 4 heures il sera retiré et la peau poudrée de talc pour éviter d'éventuelles démangeaisons.

Prêle
Parallèlement aux cataplasmes on prendra quotidiennement une tasse de tisane de prêle le matin à jeun et le soir avant le dîner.

Verser une tasse d'eau bouillante sur une cuillerée à café bombée de prêle et laisser infuser 30 secondes puis filtrer et boire par gorgées.

Mélange
Parallèlement aux cataplasmes et enveloppements décrits ci-dessus ainsi qu'à la tisane de

prêle on boira pendant la journée 1 à 2 litres du mélange de tisane suivant :

Mélanger bien 100 g d'orties, 300 g de soucis et 100 g d'achillée puis ébouillanter une cuillerée à café bombée de ce mélange par tasse et laisser infuser 30 secondes. Filtrer et boire par gorgées.

Dans la mesure du possible verser 6 fois par jour dans cette tisane 3 à 5 gouttes de jus d'oxalide par tasse. On obtient ce jus en prenant de l'oxalide fraîche qu'on passe dans un presse fruits.

Pommade au souci

Chauffer dans une poêle 250 g de saindoux et verser 2 bonnes poignées de soucis (feuilles, fleurs et tiges) dans la graisse chaude. Donner un tour de bouillon en remuant énergiquement et retirer du feu. Laisser refroidir pendant la nuit à couvert. Le lendemain réchauffer légèrement la poêle et verser son contenu à travers un linge propre en lin en pressant bien toutes la plante. Mettre la pommade obtenue dans des verres à couvercle.

Laryngite

Mauve

Faire infuser pendant 12 heures une cuillerée à café bombée de mauve dans une tasse d'eau froide. Puis réchauffer cette infusion et filtrer. Boire 2 à 3 tasses de tisane de mauve par jour. Par commodité on verse la tisane pour la journée dans une bouteille thermos rincée à l'eau chaude.

En outre il est conseillé de préparer une ration plus importante de tisane afin de pouvoir en utiliser pour des gargarismes plusieurs fois par jour.

Les simples qui ont été utilisés pour préparer la tisane sont mélangés à chaud avec de la farine d'orge puis étalés sur un linge propre puis appliqués sur la gorge comme cataplasme laissé pendant toute la nuit.

Lésions cardiaques

Mélange

Mélanger les plantes suivantes :

10 g d'ansérine, 10 g d'arnica, 10 g de racines de pimprenelle, 10 g de varech, 10 g de cosses de haricots, 10 g de fumeterre, 10 g d'écorce de bourdaine, 10 g de rue des jardins, 10 g de bugrane, 10 g d'agripaume, 10 g de capselle, 10 g de galeopsis, 10 g de mousse d'Irlande, 10 g de racines d'acore odorant, 10 g de bardane, 10 g de pissenlit, 20 g de thé maté, 10 g de mélisse, 20 g de gui, 10 g de chiendent, 10 g d'achillée, 10 g de renouée des oiseaux, 30 g d'aubépine, 10 g de prêle.

Faire infuser pendant 12 heures une cuillerée à café bombée de ce mélange dans une tasse d'eau froide. Réchauffer l'infusion et filtrer. Boire matin et soir une tasse de ce mélange qu'on peut sucrer avec un peu de miel. Par commodité on verse la ration journalière dans une bouteille thermos rincée à l'eau chaude.

Lésion du muscle cardiaque

Alchémille

Verser une tasse d'eau bouillante sur une cuillerée à café bombée d'alchémille et laisser infuser 30 secondes. Filtrer et boire par gorgées 2 à 3 tasses de tisane par jour.

En usage externe on utilise l'alchémille pour faire des ablutions de la région du cœur.

Verser un litre d'eau bouillante sur 4 cuillerées à café bombées d'alchémille et laisser infuser 30 secondes. Filtrer et laver la région du cœur avec la décoction tout en faisant des mouvements de massage.

Lésions nerveuses

Gaillet

Verser une tasse d'eau bouillante sur une cuillerée à café bombée de gaillet et laisser infuser 30 secondes. Filtrer et boire par gorgées 2 à 3 tasses de tisane par jour.

L

Millepertuis
Verser une tasse d'eau bouillante sur une cuillerée à café de millepertuis et laisser infuser 30 secondes. Filtrer et boire par gorgées 3 tasses de tisane réparties sur la journée.

Thym
Verser une tasse d'eau bouillante sur une cuillerée à café bombée de thym et laisser infuser 30 secondes. Filtrer et boire par gorgées 2 à 3 tasses de tisane de thym par jour.

Bain au thym
Prendre une fois par mois un bain complet au thym et n'en prendre deux au total.

Mettre à macérer pendant 12 heures 200 g de thym dans un seau de 5 litres d'eau froide. Puis chauffer la macération, filtrer et l'ajouter à l'eau du bain qui ne doit pas recouvrir le cœur de la personne. Durée du bain : 20 minutes. Ne pas se sécher en sortant mais enfiler un peignoir et transpirer encore une heure dans un lit.

Lésions spinales

Pommade au gaillet
Dans les lésions spinales je conseille des applications de pommade au gaillet. On enduit quotidiennement le malade de bas en haut le long de la colonne vertébrale de pommade au gaillet qui est préparée de la manière suivante :

Chauffer dans une poêle 250 g de saindoux pur et verser une bonne poignée de fleurs de gaillet dans la graisse chaude. Donner un tour de bouillon en remuant énergiquement puis retirer du feu. Laisser refroidir pendant la nuit. Le lendemain réchauffer légèrement la poêle et verser son contenu à travers un linge propre en lin en pressant bien les fleurs. La pommade ainsi obtenue est mise en verre à couvercle.

Teinture d'achillée
En plus de l'application de pommade au gaillet je conseille celle de teinture d'achillée.

Remplir une bouteille de fleurs d'achillée fraîches et verser par-dessus de l'alcool de grains à 38-40%. Laisser la bouteille au chaud pendant 15 jours au moins. Appliquer cette teinture quotidiennement.

Bains
En plus de ces applications on devrait encore prendre des bains de thym et d'achillée en alternance.

Faire macérer pendant 12 heures 200 g de plantes dans un seau de 5 litres d'eau froide. Puis réchauffer cette macération et l'ajouter à l'eau du bain qui ne doit pas dépasser le cœur du patient. Durée du bain : 20 minutes. Ne pas se sécher à la sortie mais enfiler un peignoir et transpirer encore pendant une heure dans un lit.

Leucémie

La leucémie est en général une maladie grave qui est caractérisée par une surproduction de globules blancs.

Avec la cure de simples que je propose ci-dessous j'ai pu venir en aide à de nombreux patients.

Mélange
Préparer 2 litres de tisane par jour avec les plantes suivantes :

30 g d'orties, 20 g de véronique, 30 g de pousses de sureau, 15 g de millepertuis, 25 g de gaillet, 15 g de racines de pissenlit, 30 g de soucis, 25 g d'achillée, 30 g de chélidoine, 20 g d'absinthe et 25 g de reine des prés.

Verser une tasse d'eau bouillante sur une cuillerée à café bombée de ce mélange et laisser infuser 30 secondes. Filtrer et boire par gorgées.

Acore odorant
Boire en outre de la tisane d'acore, parce que l'origine de la leucémie peut être en rapport avec une maladie de la rate.

Faire infuser pendant 12 heures une cuillerée à café rase de racines d'acore dans une tasse d'eau froide, puis réchauffer l'infusion et la filtrer. Boire une gorgée de cette tisane avant et après les repas ce qui équivaut à six gorgées par jour. Cette dose ne doit pas être dépassée.

Petite liqueur du Suédois
Prendre 3 cuillerées à soupe par jour de petite liqueur du Suédois dans le mélange de tisanes cité plus haut. Il faut compter une cuillerée à soupe pour une demi tasse, qu'on boit par moitié avant et après les repas.

Enveloppement à la petite liqueur du Suédois
En usage externe on fait des enveloppements à la petite liqueur du Suédois. Il faut d'abord appliquer de la pommade au souci sur la région du foie et de la rate pour que l'alcool de la liqueur ne dégraisse pas la peau. Puis imbiber un morceau d'ouate suffisamment grand de liqueur et l'appliquer sur la région du foie et de la rate. Poser par-dessus un coton sec pour maintenir la chaleur puis un film plastique protecteur. Entourer le tout d'un linge chaud et laisser agir pendant 4 heures.

Pommade au souci
Chauffer dans une poêle 250 g de saindoux pur et verser une bonne poignée de soucis (feuilles, fleurs et tiges) dans la graisse chaude. Donner un tour de bouillon en remuant énergiquement et retirer du feu. Laisser refroidir pendant la nuit puis le lendemain réchauffer légèrement la poêle et verser son contenu à travers un linge propre en lin en pressant bien toutes les herbes. Mettre la pommade ainsi obtenue dans des verres à couvercle.

Cataplasme à la prêle
En plus des enveloppements à la petite liqueur du Suédois je conseille d'appliquer des cataplasmes à la prêle. Selon la tolérance du patient et selon la gravité de la maladie on fera 3 cataplasmes par jour. Le premier le matin avant de se lever, le second l'après midi et le troisième pour la nuit.

Mettre 2 bonnes poignées de prêle dans une passoire accrochée au-dessus d'une casserole d'eau en ébullition. Grâce à la vapeur ascendante la prêle va se réchauffer. Verser le contenu de la passoire dans un linge propre en lin et le poser en cataplasme sur le foie et la rate. Fixer le tout par un linge propre.

Bain au thym
Une fois par mois au minimum il faudrait prendre un bain au thym.

Faire macérer pendant 12 heures 200 g de thym dans un seau de 5 litres d'eau froide. Puis réchauffer la macération filtrer et ajouter à l'eau du bain qui ne doit pas recouvrir le cœur du patient. Durée du bain : 20 minutes. Ne pas se sécher en sortant mais enfiler un peignoir et transpirer encore pendant une heure dans un lit.

Lithiase biliaire (calculs)

Pissenlit
Cueillir des tiges de pissenlit frais au moment de la floraison, les laver avec les fleurs puis enlever ces dernières et manger quotidiennement 5 à 6 tiges crues. Après une cure de pissenlit les calculs peuvent se dissoudre sans douleurs.

Plantain lancéolé
Verser une tasse d'eau bouillante sur une cuillerée à café bombée de plantain lancéolé et laisser infuser pendant 30 secondes, filtrer et boire par gorgées 2 à 3 tasses de tisane par jour.

Avec cette tisane prendre quotidiennement 8 g de semences de plantain lancéolé qui doit éviter une nouvelle formation de calculs.

Jus de radis
Une cure de jus de radis de 6 semaines est un remède sûr pour dissoudre les calculs.

Laver et peler le radis noir puis en extraire le jus dans une centrifugeuse. Boire à jeun 100 g de jus de radis. Augmenter la dose de semaine en semaine pour arriver à 400 g puis diminuer de semaine en semaine pour atteindre 100 g.

Les personnes ayant des problèmes d'estomac ou d'intestin devraient éviter de faire cette cure.

Mélange
Mélanger 20 g de feuilles de bouleaux, 20 g de bugrane, 20 g de capselle et 20 g d'aigremoine. Verser une tasse d'eau bouillante sur une cuillerée à café bombée de ce mélange et laisser infuser 30 secondes. Filtrer et boire par gorgées 2 tasses par jour.

Vin d'herbes
Mélanger 20 g de pimprenelle, 20 g de lierre, 20 g de houblon, 20 g de menthe, 20 g d'aigremoine et 20 g d'absinthe. Faire infuser pendant 12 heures 3 cuillerées à soupe de ce mélange dans un litre de vin de pomme ou de cidre. Porter cette infusion à ébullition, retirer du feu et laisser infuser à chaud pendant une demie heure. Filtrer et verser chaud dans une bouteille thermos. Prendre 8 fois une cuillerée à soupe par jour, à savoir toutes les heures.

Lithiase rénale

En cas de calculs ou de sable le protocole suivant est à conseiller :

Lycopode
Verser une tasse d'eau bouillante sur une cuillerée à café bombée de lycopode et laisser infuser 30 secondes. Filtrer et boire cette tisane par gorgées le matin à jeun.

Ortie
Verser une tasse d'eau chaude sur une cuillerée à café bombée d'orties et laisser infuser pendant 30 secondes. Filtrer et boire par gorgées jusqu'à 4 tasses de tisane par jour.

Plantain
Verser une tasse d'eau bouillante sur une cuillerée à café bombée de feuilles de plantain lancéolé ou de grand plantain et laisser infuser 30 secondes. Filtrer et boire par gorgées 2 à 3 tasses de tisane par jour.

Prendre en même temps 8 g de semences de plantain destinés à empêcher la formation de calculs.

Bain de siège à la prêle
Les bains de sièges à la prêle agissent rapidement et efficacement, en cas de sable et de calculs rénaux, en buvant en même temps une à deux tasses de tisane de prêle. De cette façon les reins et la diurèse se trouvent stimulés. Il faut se retenir d'uriner le plus longtemps possible, pour pouvoir se vider sous pression. C'est ainsi que le sable et les calculs vont s'éliminer.

Pour un bain de siège on fait macérer pendant 12 heures 100 g de prêle dans un seau de 5 litres d'eau froide. Puis chauffer la macération, filtrer et l'ajouter à l'eau du bain qui doit recouvrir les reins du patient. Durée du bain : 20 minutes. Ne pas se sécher en sortant mais enfiler un peignoir et transpirer encore pendant une heure dans un lit.

Pendant le bain boire 1 à 2 tasses de tisane à la prêle. Verser une tasse d'eau bouillante sur une cuillerée à café bombée de prêle et laisser infuser 30 secondes. Filtrer et boire par gorgées.

Mélange
Mélanger du gaillet, du lamier blanc et de la solidage des forêts à parts égales.

Verser une tasse d'eau bouillante sur une cuillerée à café bombée de ce mélange et laisser infuser pendant 30 secondes. Filtrer et boire 4 tasses de ce mélange de tisanes, dont une demi-tasse le matin à jeun. Le reste sera réparti sur la journée.

Mélange
Un autre mélange est composé de feuilles de bouleaux, de bugrane, de capselle et d'aigremoine, à chaque fois 20 g.

Ebouillanter une cuillerée bombée de ce mélange par tasse et laisser infuser 30 secondes. Filtrer et boire par gorgées 2 à 3 tasses par jour.

Lithiase urinaire

Ortie
Verser une tasse d'eau bouillante sur une cuillerée à café bombée d'orties et laisser infuser 30 secondes. Filtrer et boire 4 tasses de tisane réparties sur la journée.

Prêle des champs
Verser une tasse d'eau bouillante sur une cuillerée à café bombée de prêle et laisser infuser 30 secondes. Filtrer et boire par gorgées 2 tasses de tisane par jour.

Véronique
Verser une tasse d'eau bouillante sur une cuillerée à café bombée de véronique et laisser infuser 30 secondes. Filtrer et boire par gorgée une tasse le soir avant d'aller se coucher.

Bain de siège à la prêle
En usage externe on utilise la prêle pour faire des bains de siège.

Faire macérer 100 g de prêle dans un seau de 5 litres d'eau froide pendant 12 heures. Puis réchauffer la macération, filtrer et l'ajouter à l'eau du bain qui doit recouvrir les reins du patient. Durée du bain : 20 minutes. Ne pas se sécher en sortant mais enfiler un peignoir et transpirer encore pendant une heure au lit.

Lupus

Par lupus on entend tuberculose cutanée touchant principalement le visage.

Achillée
Ebouillanter 2 cuillerées à café bombées d'achillée avec ½ litre d'eau et laisser infuser 30 secondes, puis faire des ablutions avec cette infusion.

Prêle des champs
On peut guérir le lupus avec des ablutions et des bains à la prêle.

Verser ½ litre d'eau bouillante sur 2 cuillerées à café bombées de prêle et laisser infuser 30 secondes. Filtrer et procéder aux ablutions des endroits concernés.

On peut aussi mettre les feuilles ébouillantées dans un linge et en faire un cataplasme chaud sur la peau malade.

Lymphe (Dysfonctionnement des ganglions lymphatiques)

Gaillet
On peut réguler ce dysfonctionnement par de la tisane de gaillet.

Verser une tasse d'eau bouillante sur une cuillerée à café bombée de gaillet et laisser infuser 30 secondes Filtrer et boire par gorgées 2 à 3 tasses par jour.

Lymphe (Maladie des ganglions lymphatiques)

En application externe on traite la maladie par des frictions, des enveloppements et la pommade au souci par exemple. Après une intervention chirurgicale il est recommandé de faire aussi des compresses à la petite liqueur du Suédois ou à la prêle.

Huile de millepertuis
Remplir une bouteille de fleurs et de bourgeons frais de millepertuis puis les recouvrir complètement d'huile. Mettre la bouteille au chaud pendant 3 semaines. Avec le temps l'huile va prendre une couleur rouge.

Appliquer cette huile plusieurs fois par jour sur les ganglions malades.

Huile de marjolaine
Remplir une bouteille de marjolaine et recouvrir d'huile. Laisser la bouteille au chaud pendant 3 semaines. Appliquer cette huile sur les ganglions malades

Application de feuilles fraîches
Laver et écraser au rouleau à pâtisserie des feuilles fraîches de gaillet, de pétasite, de soucis, de plantain lancéolé ou de grand plantain et appliquer cette bouillie sur les ganglions. Il faut essayer chaque plante et le patient doit trouver le simple qui lui convient le mieux.

Mélange
Mélanger 100 g d'orties, 100 g d'achillée, 300 g de soucis et 100 g de prêle. Verser une tasse d'eau bouillante sur une cuillerée à café bombée de ce mélange et laisser infuser 30 secondes. Filtrer et boire par gorgées 6 à 8 tasses de tisane par jour.

Petite liqueur du Suédois
Prendre avec la tisane au mélange ci-dessus 3 cuillerées à soupe de petite liqueur du Suédois par jour. On compte une cuillerée à soupe pour une demi tasse qui sera prise une demi heure avant et après les repas.

Lymphome

En application externe on soigne les ganglions par des frictions et des enveloppements.

Huile de millepertuis
Remplir une bouteille de fleurs et de bourgeons frais de millepertuis puis les recouvrir complètement d'huile. Mettre la bouteille au chaud pendant 3 semaines. Avec le temps l'huile va prendre une couleur rouge.

Appliquer plusieurs fois par jour sur les ganglions malades.

Marjolaine
Remplir une bouteille de marjolaine et recouvrir d'huile. Laisser la bouteille au chaud pendant 3 semaines. Appliquer cette huile sur les ganglions malades.

Pommade au souci
Chauffer 250 g de saindoux pur dans une poêle et verser 2 bonnes poignées de soucis (feuilles, fleurs et tiges) dans la graisse chaude. Donner un tour de bouillon en remuant énergiquement puis retirer du feu. Laisser refroidir pendant la nuit. Le lendemain réchauffer légèrement la poêle puis verser le contenu à travers un linge propre en lin en pressant bien toutes les herbes. Mettre la pommade ainsi obtenue dans des verres à couvercle. Appliquer la pommade sur les ganglions malades.

Cataplasme à la prêle
Mettre 2 bonnes poignées de prêle dans une passoire accrochée au-dessus d'une casserole avec de l'eau en ébullition. La vapeur ascendante va chauffer la prêle. Verser le contenu de la passoire dans un linge propre et l'appliquer sur les ganglions douloureux. Fixer le cataplasme avec un linge chaud et laisser agir pendant quelques heures voire toute la nuit.

Application de feuilles fraîches
Laver et écraser au rouleau à pâtisserie des feuilles fraîches de gaillet, de pétasite, de soucis, de plantain lancéolé ou de grand plantain puis appliquer cette bouillie d'herbes fraîche sur les ganglions lymphatiques malades. Il faut essayer chaque espèce de plantes jusqu'à ce que le malade ait trouvé celle qui lui convient le mieux et qui est la plus efficace.

Enveloppement à la petite liqueur du Suédois
Auparavant il faut appliquer de la pommade au souci afin que l'alcool de la liqueur ne dégraisse pas la peau. Puis imbiber un coton de petite liqueur du Suédois, recouvrir d'un morceau d'ouate sec puis d'un film plastique pour protéger les vêtements et enfin fixer le tout avec un linge chaud. On laisse l'enveloppement en place pendant 2 à 4 heures selon qu'il est plus ou moins bien supporté voire la nuit.

Mal de dos

Bain aux bulbes de pivoine
Laver deux bonnes poignées de bulbes de pivoines, les râper et les mettre à tremper dans 5 litres d'eau froide pendant 12 heures. Puis chauffer cette macération, filtrer et l'ajouter à l'eau du bain. Le cœur de la personne doit rester hors de l'eau. Durée du bain : 20 minutes. Ne pas se sécher en sortant mais enfiler un peignoir et transpirer encore une heure dans un lit.

Teinture de bulbes de pivoines
L'efficacité de ce bain est potentialisée par l'ajout de 3 cuillerées à soupe de teinture de bulbe de pivoine par bain. Laver les bulbes des pivoines, les râper et en remplir une bouteille. Puis recouvrir complètement d'alcool de grains à 38-40%. Laisser la bouteille au chaud pendant 3 semaines minimum.

Bain de siège à la prêle des champs
Les bains de siège à la prêle sont étonnamment efficaces dans le mal de dos.

Faire infuser pendant 12 heures 100 g de prêle dans un seau rempli de 5 l d'eau froide. Puis chauffer cette infusion, filtrer et l'ajouter à l'eau du bain. La baignoire doit contenir suffisamment d'eau pour que les reins du patient soient recouverts. Durée du bain : 20 minutes. Ne pas se sécher en sortant mais enfiler un peignoir et transpirer encore pendant une heure au lit.

Maladies du bas ventre

Achillée
Le pasteur Kneipp recommande la tisane d'achillée dans les maladies du bas ventre et dit qu'on peut en boire autant que l'on veut si elle est bien supportée.

Verser une tasse d'eau bouillante sur une cuillerée à café bombée d'achillée et laisser infuser 30 secondes. Filtrer et boire par gorgées jusqu'à 8 tasses de tisane par jour.

Alchémille
Cette plante appelée aussi manteau de notre-dame porte bien son nom pour indiquer son influence dans les maladies typiquement féminines. En usage interne on utilise l'alchémille comme tisane.

Verser une tasse d'eau bouillante sur une cuillerée à café bombée d'alchémille et laisser infuser 30 secondes. Filtrer et boire par gorgées 4 tasses réparties sur la journée.

L'alchémille guérit les blessures postnatales, les relâchements du bas ventre, la tendance aux fausses couches. Les femmes enceintes devraient en boire à partir du troisième mois pour renforcer les cordons maternels. On guérit également les inflammations du bas ventre par la tisane d'alchémille qui doit être prise régulièrement pendant un certain temps.

Camomille
En cas d'affections gynécologiques non spécifiques il faut boire quotidiennement de la camomille.

Ebouillanter une cuillerée à café de camomille par tasse et laisser infuser 30 secondes. Filtrer et boire par gorgées 2 à 3 tasses de tisane.

Lamier blanc
Parallèlement aux tisanes citées plus haut, on boira aussi 2 tasses de tisane de lamier dans les affections gynécologiques sévères.

Verser une tasse d'eau bouillante sur une cuillerée à café bombée de lamier, laisser infuser rapidement et filtrer.

Bain de siège à la sauge
Les femmes souffrant de troubles du bas ventre devraient prendre une fois par semaine un bain de siège à la sauge.

Faire macérer 100 g de sauge dans un seau de 5 litres d'eau froide pendant 12 heures. Puis réchauffer cette macération, filtrer et l'ajouter à l'eau du bain qui doit recouvrir les reins de la patiente. Durée du bain : 20 minutes. Ne pas se sécher en sortant mais enfiler un peignoir et transpirer encore pendant une heure au lit.

Thym
Dans les affections gynécologiques occasionnant des crampes douloureuses je recommande de boire 2 tasses de tisanes de thym.

Verser une tasse d'eau bouillante sur une cuillerée à café bombée de thym et laisser infuser 30 secondes puis filtrer et boire par gorgées.

Coussin de thym
Ces crampes se traitent en usage externe par un coussin de thym.

Remplir une housse de coussin de la taille qu'il faut de tiges et de fleurs de thym, puis fermer le coussin par une couture et l'appliquer sur la partie douloureuse. Le soir réchauffer le coussin légèrement au four et l'appliquer sur le bas ventre pendant la nuit.

Maladie du foie

Jus de chélidoine
Cueillir la chélidoine fraîche et après l'avoir lavée en extraire le jus dans une centrifugeuse. On boira un quart de tasse de jus de chélidoine pur additionné de la même quantité d'eau.

Chicorée sauvage
Faire macérer une cuillerée à café bombée de racines de chicorée sauvage dans une tasse d'eau froide pendant 12 heures. Puis chauffer la macération et filtrer. On boira 2 tasses de tisane réparties sur la journée. Par commodité on prépare sa ration journalière en la mettant dans une bouteille isotherme rincée à l'eau chaude.

Pissenlit
Cueillir pendant la floraison quelques tiges de pissenlit. Les laver puis enlever les fleurs et manger 5 à 6 tiges crues par jour.

Sauge
Verser une tasse d'eau bouillante sur une cuillerée à café bombée de sauge et laisser infuser 30 secondes. Filtrer et boire par gorgées 1 à 2 tasses par jour.

Souci
Verser une tasse d'eau bouillante sur une cuillerée à café de soucis et laisser infuser 30 secondes. Filtrer et boire par gorgées 3 à 4 tasses de tisane réparties sur la journée.

Pommade au souci
Chauffer dans une poêle 250 g de saindoux pur et verser une bonne poignée de soucis (feuilles, fleurs et tiges) dans la graisse chaude. Donner un tour de bouillon en remuant énergiquement puis retirer et laisser refroidir à couvert pendant la nuit. Le lendemain réchauffer légèrement le tout et verser le contenu de la poêle à travers un linge propre en lin en pressant bien toutes les plantes. Mettre cette pommade ainsi obtenue dans des verres à couvercle.

Cataplasmes à la prêle
Les crises de foie et de vésicule sont atténuées par des cataplasmes à la prêle.

Mettre 2 bonnes poignées de prêle dans une passoire accrochée au-dessus d'une casserole d'eau en ébullition. Grâce à la vapeur montante la prêle va se réchauffer. Verser alors le contenu de la passoire sur un linge propre et poser le tout en cataplasme chaud sur le foie, le laisser agir pendant la nuit.

Petite liqueur du Suédois
Avec les tisanes citées plus haut on prendra 3 cuillerées à soupe de petite liqueur du Suédois. A savoir une cuillerée à soupe pour une demie tasse de tisane prise de moitié avant et après les repas.

Compresses de petite liqueur du Suédois
En outre on applique des compresses de petite liqueur du Suédois sur le foie malade.

Il faut d'abord enduire la peau de pommade au souci, afin que l'alcool de la liqueur ne dégraisse pas la peau. Puis verser un peu de liqueur sur un morceau d'ouate approprié et recouvrir le tout par un coton sec puis un film plastique. Pour fixer le tout et maintenir la chaleur on fera un enveloppement au moyen d'un linge chaud. Laisser agir 4 heures.

Maladies gynécologiques

Alchémille
L'alchémille est un remède connu depuis l'antiquité dans toutes sortes de maladies gynécologiques. On devrait boire de la tisane d'alchémille à titre préventif.

Verser une tasse d'eau bouillante sur une cuillerée à café bombée d'alchémille et laisser infuser 30 secondes. Puis filtrer et boire par gorgées 2 à 4 tasses de tisane réparties sur la journée.

Lamier blanc
Verser une tasse d'eau bouillante sur une cuillerée à café bombée de lamier et laisser infuser 30 secondes. Puis filtrer et boire par gorgées 2 tasses de tisane réparties sur la journée.

Maladie du métabolisme

Acore odorant
Pour stimuler le métabolisme il faut boire quotidiennement une tasse de tisane de racines d'acore. Faire infuser pendant 12 heures une cuillerée à café rase de racines d'acore dans une tasse d'eau froide puis réchauffer l'infusion et filtrer. Prendre une gorgée de tisane avant et après les repas. Ne pas dépasser cette dose ! Par commodité on verse sa ration journalière dans une bouteille thermos.

Chicorée sauvage
Verser une tasse d'eau bouillante sur une cuillerée à café bombée de chicorée et laisser infuser 30 secondes. Filtrer et boire par gorgées une tasse de tisane le matin.

Gui
Faire infuser pendant 12 heures une cuillerée à café bombée de gui dans une tasse d'eau froide puis réchauffer l'infusion et filtrer. Selon la sévérité de la maladie on boira 2 à 3 tasses de tisane réparties sur la journée. Par commodité verser sa ration journalière dans une bouteille thermos rincée à l'eau chaude.

Dans les maladies métaboliques il est recommandé de faire une cure de tisane de gui pendant un certain temps (voir le chapitre « Mieux vaut prévenir que guérir »)

Pissenlit
Cueillir pendant la floraison 10 tiges de pissenlit par jour, les laver avec la fleur puis enlever les fleurs et croquer les tiges crues.

Maladie de la moelle épinière

Achillée millefeuille
Verser une tasse d'eau bouillante sur une cuillerée à café bombée d'achillée et laisser infuser 30 secondes puis filtrer et boire par gorgées 2 à 4 tasses de tisane par jour.

Teinture d'achillée
Remplir une bouteille de fleurs fraîchement cueillies d'achillée et verser par-dessus de l'alcool de grains à 38-40% puis laisser reposer au chaud pendant 15 jours au moins. Appliquer cette teinture sur la colonne vertébrale de bas en haut.

Sauge
Verser une tasse d'eau bouillante sur une cuillerée à café bombée de sauge et laisser infuser 30 secondes puis filtrer et boire par gorgées 2 tasses de tisane réparties sur la journée.

Maladie de la moelle osseuse

Qu'il s'agisse d'une tumeur, d'une inflammation ou bien d'une dégénérescence de la moelle osseuse, les remèdes suivants vont apporter une amélioration certaine.

Achillée millefeuille
Boire 2 tasses de tisane d'achillée réparties sur 4 fois une demi-tasse. Verser une tasse d'eau bouillante sur une cuillerée à café bombée d'achillée et laisser infuser 30 secondes. Filtrer et boire par gorgées.

Trèfle cornu
Avec les 2 demi-tasses de tisane d'achillée on prend à chaque fois une demi cuillerée à café de semences moulues de trèfle cornu.

Bain de siège à l'achillée
Une fois par mois il faudrait prendre un bain de siège à l'achillée.

Faire macérer pendant 12 heures 200 g d'achillée dans un seau de 5 litres d'eau froide. Puis chauffer la macération, filtrer et l'ajouter à l'eau du bain qui doit tout juste recouvrir les reins de la personne. Durée du bain : 20 minutes. Ne pas se sécher en sortant mais enfiler un peignoir et transpirer encore une heure dans un lit.

Teinture d'achillée
En plus des remèdes cités plus haut il faudrait encore frictionner les endroits du corps qui sont

atteints avec de la teinture d'achillée. Remplir une bouteille de fleurs d'achillée fraîchement cueillies et verser par-dessus de l'alcool de grains à 38-40%. Laisser la bouteille au chaud pendant 15 jours au moins.

Maladie musculaire

Teinture de capselle

En usage externe il est conseillé de se frictionner à la teinture de capselle plusieurs fois par jour.

Remplir une bouteille de capselle fraîchement cueillie, lavée et coupée en petits morceaux et verser par-dessus de l'alcool de grains à 38-40% puis laisser reposer au chaud pendant 15 jours au moins avant de l'utiliser en frictions quotidiennes.

Mélange

Un mélange d'alchémille et de capselle à parts égales se révèle efficace dans les maladies musculaires.

Verser une tasse d'eau bouillante sur une cuillerée à café bombée de ce mélange et laisser infuser pendant 30 secondes puis filtrer. Boire par gorgées 3 à 4 tasses de tisane par jour.

Maladie des ovaires

Bain de siège à l'achillée

Selon le degré de tolérance on prend 3 fois par semaine ou bien tous les jours des bains de siège à l'achillée.

Faire macérer pendant 12 heures 100 g d'achillée dans un seau de 5 litres d'eau froide, puis chauffer la macération, filtrer et l'ajouter à l'eau du bain qui doit juste recouvrir les reins de la personne. Durée du bain : 20 minutes. Ne pas se sécher à la sortie mais enfiler un peignoir et transpirer encore pendant une heure au lit.

Cataplasme à la prêle

En cas de très fortes douleurs un cataplasme aux vapeurs de prêle s'impose.

Mettre 2 bonnes poignées de prêle dans une passoire accrochée au-dessus d'une casserole d'eau en ébullition. Les plantes ne doivent pas être dans l'eau. Par la vapeur ascendante la prêle va chauffer. Verser le contenu de la passoire dans un linge propre en lin et le poser en cataplasme sur l'endroit douloureux. Fixer le tout avec un linge chaud. La patiente devrait garder le lit et laisser agir ce cataplasme jusqu'à ce qu'il soit froid.

Mélange de tisanes

Boire 1, 5 à 2 litres de la tisane suivante :

Bien mélanger 300 g de soucis et 300 g d'achillée. Ebouillanter une cuillerée à café bombée de ce mélange par tasse et laisser infuser 30 secondes. Filtrer et boire par gorgées 6 à 8 tasses par jour.

Petite liqueur du Suédois

Avec ce mélange ci-dessus on prend 3 cuillerées à soupe de petite liqueur du Suédois en prenant une demi-cuillerée avant et après les repas.

Compresse de petite liqueur du Suédois

En cas de fortes douleurs il est conseillé de faire des compresses à la petite liqueur du Suédois. Enduire d'abord la peau de pommade au souci pour que l'alcool de la liqueur ne la dégraisse pas. Puis imbiber un morceau d'ouate suffisamment grand et l'appliquer sur la peau. Pour maintenir la chaleur mettre par-dessus un coton sec ainsi qu'un film plastique protecteur. Fixer le tout par un linge chaud. Laisser agir cet enveloppement pendant 4 heures.

Pommade au souci

Chauffer dans une poêle 250 g de saindoux pur et verser une bonne poignée de soucis (feuilles, fleurs et tiges) dans la graisse chaude. Donner un tour de bouillon en remuant énergiquement et retirer du feu. Laisser refroidir pendant la nuit. Le lendemain réchauffer légèrement la poêle et verser son contenu à travers un linge propre en lin en pressant bien toutes les herbes. La pommade ainsi obtenue est mise dans des verres à couvercle.

Maladie de la rate

Acore odorant
Faire infuser pendant 12 heures une cuillerée à café rase de racines d'acore dans un verre d'eau froide. Puis réchauffer l'infusion et filtrer. Prendre une gorgée de tisane avant et après chaque repas, ce qui fait 6 gorgées par jour et équivaut à une tasse. Ne pas dépasser cette dose !

Aigremoine
Verser une tasse d'eau bouillante sur une cuillerée à café bombée d'aigremoine et laisser infuser 30 secondes. Filtrer et boire par gorgées 2 tasses de tisane par jour.

Chicorée sauvage
Faire infuser pendant 12 heures une cuillerée à café bombée de racines de chicorée dans une tasse d'eau froide. Puis réchauffer l'infusion et filtrer. Boire 2 tasses de tisane réparties sur la journée. Par commodité on verse sa ration journalière dans une bouteille thermos rincée à l'eau chaude.

Ortie
L'action dépurative de l'ortie s'impose également dans les maladies de la rate.

Verser une tasse d'eau bouillante sur une cuillerée à café bombée d'orties et laisser infuser 30 secondes. Filtrer et boire par gorgées jusqu'à 4 tasses de tisane par jour.

Pissenlit
Cueillir pendant la floraison des tiges de pissenlit avec leur fleur puis les laver, enlever la fleur et croquer 4 à 6 tiges crues par jour.

Mélange
Mélanger 50 g de véronique, 50 g de racines de pissenlit, 25 g d'aspérule et 25 g de fleurs de chicorée sauvage.

Ebouillanter une cuillerée à café bombée de ce mélange par tasse et laisser infuser pendant 30 secondes. Filtrer et boire par gorgées 2 tasses de tisane par jour.

Maladie virale

Ortie
Verser une tasse d'eau bouillante sur une cuillerée à café bombée d'orties et laisser infuser pendant 30 secondes. Filtrer et boire par gorgée jusqu'à 4 tasses par jour.

Souci
Verser une tasse d'eau bouillante sur une cuillerée à café bombée de soucis et laisser infuser pendant 30 secondes. Filtrer et boire par gorgées 3 tasses de tisane par jour.

Maux de gorge

Aigremoine
Verser une tasse d'eau bouillante sur une cuillerée à café bombée d'aigremoine et laisser infuser 30 secondes. Filtrer et gargariser plusieurs fois par jour avec cette tisane.

Feuilles de noyer
Verser une tasse d'eau bouillante sur une cuillerée à café bombée de feuilles de noyer coupées en petits morceaux et laisser infuser 30 secondes. Puis filtrer et rincer la gorge plusieurs fois par jour avec cette tisane.

Sauge
Verser une tasse d'eau bouillante sur une cuillerée à café bombée de sauge et laisser infuser 30 secondes. Filtrer et gargariser plusieurs fois par jour avec cette tisane.

Mélanome

voir adénome

Mémoire (baisse de)

Prêle des champs
Un mélange à parts égales de véronique et de prêle sont un excellent remède contre les pertes

de mémoires dues à l'âge. Verser une tasse d'eau bouillante sur une cuillerée à café bombée de ce mélange et laisser infuser 30 secondes. Filtrer et boire par gorgées 1 à 2 tasses par jour pendant un certain temps.

Méningite

Compresses de petite liqueur du Suédois
En appliquant régulièrement des compresses de petite liqueur du Suédois on peut venir à bout de cette terrible maladie.

Verser sur une compresse de la liqueur et l'appliquer pendant 4 heures sur l'occiput.

Mucosités gastriques

Camomille
Verser une tasse d'eau bouillante sur une cuillerée à café bombée de camomille et laisser infuser 30 secondes. Filtrer et boire par gorgées 2 à 3 tasses par jour.

Chicorée sauvage
Faire macérer pendant 12 heures une cuillerée à café bombée de racines de chicorée sauvage dans une tasse d'eau froide. Puis réchauffer et filtrer. Boire 2 tasses de tisane réparties sur la journée. Par commodité on prépare sa ration journalière dans une bouteille isotherme rincée à l'eau chaude.

Mauve
Faire infuser pendant 12 heures une cuillerée à café bombée de mauve dans une tasse d'eau froide puis réchauffer l'infusion et filtrer. Boire par gorgées 2 tasses par jour. Par commodité on prépare sa ration journalière dans une bouteille isotherme rincée à l'eau chaude.

Ortie
En cas de mucosités gastriques une cure d'ortie s'impose.

Verser une tasse d'eau bouillante sur une cuillerée à café bombée d'ortie et laisser infuser 30 secondes puis filtrer. Boire par gorgées jusqu'à 4 tasses de tisane d'orties par jour.

Sauge
Ebouillanter une cuillerée à café bombée de sauge par tasse et laisser infuser 30 secondes. Filtrer et boire par gorgées 2 tasses de tisane par jour.

Véronique
Verser une tasse d'eau bouillante sur une cuillerée à café de véronique et laisser infuser pendant 30 secondes. Filtrer et boire par gorgées 2 à 3 tasses par jour.

Mucosités pectorales

Vin d'ail des ours
Le vin d'ail des ours s'avère rapidement efficace dans cette affection. Porter à ébullition une poignée de fleurs coupées menues dans ¼ de vin blanc. Boire ce vin d'ail des ours par gorgées tout au long de la journée. Les palais délicats pourront y ajouter un peu de miel ou de sirop de sucre.

Mucosités pulmonaires

Mauve
Les mucosités pulmonaires se traitent par la mauve.

Faire infuser pendant 12 heures une cuillerée à café bombée de mauve dans une tasse d'eau froide puis chauffer cette infusion et la filtrer. Boire 2 à 3 tasses de tisane de mauve par jour. Par commodité verser la ration journalière dans une bouteille thermos.

Mycose

Bain de siège au souci
Les mycoses de la vulve se guérissent par des bains de siège au souci.

Faire macérer pendant 12 heures 100 g de soucis dans un seau de 5 litres d'eau froide. Puis réchauffer cette macération, filtrer et l'ajouter à l'eau du bain qui doit recouvrir les reins de la patiente. Durée du bain : 20 minutes. Ne pas se sécher en sortant mais enfiler un peignoir et transpirer encore une heure dans un lit.

Myocardite

Primevère

Verser une tasse d'eau bouillante sur une cuillerée à café bombée de primevères et laisser infuser 30 secondes. Filtrer et boire par gorgées 2 à 3 tasses par jour.

Myome

Par myome on entend une tumeur bénigne du tissu musculaire.

Bain de siège à l'achillée

Les bains de siège à l'achillée sont à ma connaissance le seul remède pour guérir un myome.

Faire macérer pendant 12 heures 100 g d'achillée dans un seau de 5 litres d'eau froide puis réchauffer la macération, filtrer et l'ajouter à l'eau du bain. Durée du bain : 20 minutes. Ne pas se sécher en sortant mais enfiler un peignoir et transpirer encore une heure dans un lit.

Nécrose intestinale

Teinture de noix

Remplir une bouteille de 25 noix vertes coupées en petits morceaux et verser par-dessus de l'alcool de grains à 38-40%, puis laisser 15 jours au moins au chaud. Prendre une cuillerée à café de teinture de noix par jour.

Nécrose osseuse

Achillée millefeuille

En application interne l'achillée agit sur l'hématopoïèse de la moelle osseuse.

Verser une tasse d'eau bouillante sur une cuillerée à café bombée d'achillée et laisser infuser 30 secondes. Filtrer et boire par gorgées 2 à 3 tasses de tisane par jour.

Bain de siège à l'achillée

En usage externe l'achillée est également efficace en ajout à un bain de siège.

Faire macérer pendant 12 heures 100 g d'achillée dans un seau de 5 litres d'eau froide. Puis chauffer cette macération, filtrer et l'ajouter à l'eau du bain qui doit tout juste recouvrir les reins du patient. Durée du bain : 20 minutes. Ne pas se sécher à la sortie mais enfiler un peignoir et transpirer encore pendant une heure au lit.

Bain de siège à la prêle

Faire macérer pendant 12 heures 100 g de prêle dans un seau de 5 litres d'eau froide. Puis chauffer la macération, filtrer et l'ajouter à l'eau du bain qui doit tout juste couvrir les reins du patient. Durée du bain : 20 minutes. Ne pas se sécher à la sortie mais enfiler un peignoir et transpirer encore une heure dans un lit.

A la place d'un bain de siège on peut évidemment se limiter à des ablutions. La décoction à froid ci-dessus est alors suffisante. Chauffer et filtrer et l'utiliser telle quelle pour laver plusieurs fois par jour les parties concernées.

Teinture d'achillée

Parallèlement à la tisane et au bain de siège à l'achillée il faudrait appliquer plusieurs fois par jour de la teinture d'achillée sur les endroits du corps qui sont atteints.

Remplir une bouteille de fleurs d'achillée fraîchement cueillies et verser par –dessus de l'alcool de grains à 38-40%. Laisser la bouteille au chaud pendant 15 jours au moins.

Bain complet aux feuilles de noyer

Faire macérer pendant 12 heures 100 g de feuilles de noyer dans un seau de 5 litres d'eau froide. Puis chauffer la macération, filtrer et l'ajouter à l'eau du bain. Le cœur de la personne doit se trouver hors de l'eau. Durée du bain : 20 minu-

N

tes. Ne pas se sécher à la sortie mais enfiler un peignoir et transpirer encore une heure dans un lit.

Cataplasme à la prêle
Pendant la nuit il est recommandé de poser des cataplasmes chauds à la prêle.

Mettre 2 bonnes poignées de prêle dans une passoire accrochée au-dessus d'une casserole d'eau en ébullition. La vapeur ascendante va chauffer la prêle. Verser le contenu de la passoire sur un linge propre en lin et le poser en cataplasme sur les parties malades. Fixer le cataplasme à l'aide d'un linge chaud pour que les vapeurs de prêle puissent agir pendant toute la nuit.

Néphrite suppurative

Maïs
Verser une tasse d'eau bouillante sur une cuillerée à café bombée de barbes de maïs et laisser infuser 30 secondes. Filtrer et prendre toutes les 2 – 3 heures une cuillerée à soupe de cette tisane. Par commodité verser la tisane dans une bouteille thermos.

Mélange
Mélanger à parts égales du lamier, du gaillet et de la solidage.

Ebouillanter une cuillerée à café bombée de ce mélange et laisser infuser pendant 30 secondes. Filtrer et boire par gorgées. On prend une tasse de tisane le matin à jeun et le reste réparti sur la journée ; on peut aller jusqu'à 4 tasses par jour.

Oxalide
Verser une tasse d'eau bouillante sur une cuillerée à café de feuilles fraîches d'oxalide par tasse et laisser infuser puis filtrer. Boire par gorgées 2 tasses par jour.

Renouée des oiseaux
Ebouillanter une cuillerée à café bombée de renouée des oiseaux avec du lait et laisser infuser rapidement. Filtrer et boire aussi chaud que possible 3 à 4 tasses par jour.

Bain de siège à la prêle
Lorsque l'affection rénale est purulente le bain de siège à la prêle peut être très efficace.

Faire macérer pendant 12 heures 100 g de prêle dans un seau de 5 litres d'eau froide. Puis chauffer la macération, filtrer et l'ajouter à l'eau du bain qui doit recouvrir les reins du patient. Durée du bain : 20 minutes. Ne pas se sécher à la sortie mais enfiler un peignoir et transpirer encore pendant une heure au lit.

En outre boire une tasse de tisane de prêle matin et soir. Ebouillanter une cuillerée à café bombée de prêle par tasse et laisser infuser 30 secondes puis filtrer et boire par gorgées.

Cataplasme à la prêle
Pendant la nuit il est conseillé d'appliquer un cataplasme à la vapeur de prêle.

Mettre 2 bonnes poignées de prêle dans une passoire accrochée sur une casserole d'eau en ébullition. Par la chaleur ascendante la prêle va se réchauffer. Verser alors le contenu de la passoire dans un linge propre en lin et l'appliquer en cataplasme chaud sur les reins. Entourer d'un linge chaud pour fixer l'enveloppement. Laisser agir toute la nuit.

Nerf froissé

Millepertuis
Verser une tasse d'eau bouillante sur une cuillerée à café bombée de millepertuis et laisser infuser pendant 30 secondes. Filtrer et boire 3 tasses de tisane réparties sur la journée.

Névralgie

Par névralgie on entend douleur nerveuse qui peut survenir soudainement.

Huile de camomille
Dans les névralgies je conseille des applications d'huile de camomille.

Remplir une bouteille de fleurs de camomille fraîchement cueillies et les recouvrir d'huile.

Laisser reposer pendant 3 semaines au chaud. Appliquer sur les endroits douloureux.

Coussin de marrons d'Inde
Eplucher des marrons d'Inde frais et mixer les parties blanches. Remplir une housse de coussin de cette semoule et refermer par une couture. Poser sur la partie concernée du corps.

Névralgie faciale et du trijumeau

Mélange
Faire un mélange à parts égale de fleurs de millepertuis, de camomille, de molène, de thym et de spores de lycopode.

Verser une tasse d'eau bouillante sur une cuillerée à café bombée de ce mélange et laisser infuser 30 secondes. Filtrer et boire par gorgées 4 tasses de tisane réparties sur la journée.

En usage externe on remplit une housse de coussin avec les plantes ci-dessus et on pose ce coussin sur la partie douloureuse du visage.

Huile de millepertuis
En application externe on met de l'huile de millepertuis sur l'endroit touché par la névralgie.

Remplir une bouteille de fleurs et de bourgeons frais de millepertuis et les recouvrir complètement d'huile. Laisser la bouteille au chaud pendant trois semaines. Faire plusieurs applications par jour avec cette huile de millepertuis.

Ablutions à l'ortie
Si la névralgie faciale est accompagnée de douleurs spasmodiques il faut laver le visage avec une décoction chaude d'orties.

Ebouillanter une poignée d'orties avec un demi-litre d'eau et laisser infuser 30 secondes, filtrer et rincer soigneusement le visage, puis le sécher et appliquer dessus un petit sac de lin rempli de lycopode coupé en petits morceaux.

Petite liqueur du Suédois
Prendre avec le mélange de tisane ci-dessus 3 cuillerées à café de petite liqueur du Suédois, soit une cuillerée à café par demi tasse qui sera bue par moitié avant et après les repas.

Compresses à la petite liqueur du Suédois
En usage externe il est conseillé de faire des compresses à la petite liqueur du Suédois sur le visage. Mettre d'abord de la pommade au souci afin que l'alcool de la liqueur ne dégraisse pas la peau puis imbiber un coton plus ou moins grand de liqueur et l'appliquer sur le visage. Recouvrir d'un coton sec, d'un plastique et d'un linge chaud pour fixer le tout. Laisser agir 2 à 4 heures couché au lit.

Pommade au souci
Chauffer dans une poêle 250 g de saindoux pur et verser une bonne poignée de soucis (fleurs, feuilles et tiges) dans la graisse chaude. Donner un tour de bouillon en remuant énergiquement puis retirer du feu. Laisser refroidir pendant la nuit. Le lendemain réchauffer légèrement la poêle et verser son contenu à travers un linge propre en lin en pressant bien toutes les herbes puis mettre dans des verres à couvercle.

Coussin de marrons d'Inde ou de lycopode
Ce coussin est une autre possibilité d'apaiser les douleurs. Eplucher des marrons frais en enlevant leur peau brune puis mixer la partie blanche de l'intérieur du marron et en remplir une housse de coussin qu'on fermera par une couture. Poser sur la partie douloureuse du visage.

Un autre moyen c'est le coussin rempli de petits morceaux de lycopode où l'on procède de la même manière.

Névrite

Ablutions à l'achillée
En cas de névrite des bras ou des jambes des bains à l'achillée seront efficaces.

Faire macérer pendant 12 heures 100 g d'achillée dans un seau de 5 litres d'eau froide. Puis chauffer cette macération et filtrer puis laver les membres atteints de névrite.

Coussin de marrons d'Inde
Eplucher des marrons frais et passer la partie blanche au mixer. Remplir une housse de coussin de cette semoule obtenue et fermer par une couture. Poser le coussin sur l'endroit atteint de névrite.

Millepertuis
Verser une tasse d'eau bouillante sur une cuillerée à café bombée de millepertuis et laisser infuser 30 secondes. Filtrer et boire par gorgées 3 tasses réparties sur la journée.

Ortie
En cas de névrite des jambes et des bras on passe délicatement une ortie fraîchement cueillie sur les membres.

Névrose

Teinture de millepertuis
A partir de fleurs de millepertuis on prépare une teinture qu'on applique sur le corps mais dont on prend aussi 10 à 15 gouttes diluées dans un peu d'eau une fois par jour.

Remplir une bouteille de fleurs et de bourgeons fraîchement cueillis de millepertuis et verser par-dessus de l'alcool de grains à 38-40%. Laisser la bouteille au chaud pendant 15 jours au moins.

Nodules

Cataplasme à la consoude
Les nodules du visage se traitent par des cataplasmes à la consoude.

Mélanger une cuillerée à soupe de farine de consoude avec quelques gouttes d'huile dans une tasse d'eau chaude. Verser cette bouillie sur un linge propre et appliquer sur le nodule. Fixer à l'aide d'un linge chaud et laisser en place jusqu'à ce que le cataplasme soit refroidi.

Gaillet
Les nodules de la cavité buccale peuvent disparaître avec des gargarismes et des bains de bouche au gaillet. Pour ce faire verser une tasse d'eau bouillante sur une cuillerée à café bombée de gaillet et laisser infuser 30 secondes. Filtrer et gargariser plusieurs fois par jour avec cette tisane chaude.

Jus de plantain
Des nodules durs qui sont la conséquence d'une blessure ancienne peuvent être traités par du jus de plantain lancéolé ou de grand plantain. Prendre une feuille fraîche de plantain, la laver et l'écraser entre les doigts, puis tamponner le nodule avec ce jus qui s'écoule du plantain.

Occlusion

Il s'agit d'un spasme intestinal avec arrêt du transit.

Coussin de lycopode
Remplir une housse de coussin avec 100 à 200 g de lycopode et poser le coussin sur le sphincter.

Œdème

Bugrane
Faire infuser pendant 12 heures 2 cuillerées à café de racines de bugrane coupée en petits morceaux dans une tasse d'eau froide. Puis chauffer cette décoction à froid et filtrer. Boire cette tasse de tisane par moitié avant et après le petit déjeuner.

Reine des prés
Verser une tasse d'eau bouillante sur une cuillerée à café bombée de fleurs de reines des prés et laisser infuser 30 secondes. Filtrer et boire par gorgées 2 à 3 tasses de tisane.

Sureau
Faire tremper pendant 12 heures une cuillerée rase de racines de sureau dans une tasse et demie d'eau froide. Puis chauffer cette décoction à froid et filtrer. Boire une demi-tasse après les 3 repas. Par commodité on prépare sa ration journalière dans une bouteille thermos.

Ostéite

Consoude
Laver des feuilles fraîchement cueillies de consoude et les écraser sur une planche au rouleau à pâtisserie. Mettre cette bouillie de feuilles sur les parties concernées et entourer d'une bande.

Ablutions
Mélanger à parts égales de la prêle et du souci puis ébouillanter une cuillerée à café bombée de ce mélange avec ½ litre d'eau. Laisser infuser 30 secondes, filtrer et faire quotidiennement des ablutions avec cette décoction. On peut aussi mettre les herbes ébouillantées sur un linge et l'appliquer en cataplasme sur les endroits concernés.

Ovarite

Alchémille
Verser une tasse d'eau bouillante sur une cuillerée à café d'alchémille et laisser infuser 30 secondes. Filtrer et boire par gorgées 2 à 4 tasses de tisane par jour.

Bain de siège à l'achillée
Dans une ovarite un seul bain de siège à l'achillée peut suffire à la guérison.

Faire macérer pendant 12 heures 100 g d'achillée dans un seau de 5 litres d'eau froide. Puis chauffer la macération, filtrer et l'ajouter à l'eau du bain qui doit tout juste recouvrir les reins de la personne. Durée du bain : 20 minutes. Ne pas se sécher en sortant mais enfiler un peignoir et transpirer encore une heure dans un lit.

Pâleur

Alchémille
Verser une tasse d'eau bouillante sur une cuillerée à café bombée d'alchémille et laisser infuser 30 secondes puis filtrer et boire par gorgées 2 à 3 tasses par jour.

Plantain
Le plantain lancéolé et le grand plantain ont une action dépurative sur le sang, le poumon et l'estomac et sont de ce fait conseillés chez les personnes pâles.

Verser une tasse d'eau bouillante sur une cuillerée à café bombée de feuilles hachées et laisser infuser 30 secondes. Filtrer et boire par gorgées 1 à 2 tasses par jour.

Palpitations

Aubépine
Verser une tasse d'eau bouillante sur une cuillerée à café bombée d'aubépine et laisser infuser 30 secondes. Filtrer et boire par gorgées 2 tasses de tisane réparties sur la journée.

Teinture d'aubépine
Remplir une bouteille de fleurs et de baies fraîchement cueillies à parts égales et verser par-dessus de l'alcool de grains à 38-40%. Laisser reposer au chaud pendant 15 jours au moins. Prendre 4 à 10 gouttes par jour de cette teinture d'aubépine.

Gui
Faire infuser pendant 12 heures une cuillerée à café bombée de gui dans une tasse d'eau froide. Puis réchauffer cette infusion et filtrer. Boire par gorgées jusqu'à 3 tasses par jour de tisane. Par commodité on remplit une bouteille isotherme avec sa ration journalière.

Panaris

Camomille
Ebouillanter une poignée de fleurs de camomille avec ½ litre d'eau et laisser infuser 30 secondes. Filtrer et baigner le doigt pendant 20 minutes dans cette décoction.

Il faut ensuite enduire le doigt d'une pommade pour les abcès et appliquer un pansement à l'argile.

P

Huile de millepertuis
Remplir une bouteille de fleurs et de bourgeons de millepertuis frais et verser par-dessus de l'huile en recouvrant complètement les plantes. Mettre cette bouteille pendant 3 semaines au chaud. Avec le temps l'huile prendra une couleur rouge.

Tremper une lingette propre dans cette huile et en entourer le doigt.

Lait à l'ail
Ecraser une tête d'ail et la cuire avec une assiettée de lait. Baigner la main dans ce lait à l'ail.

Si le doigt est purulent, il faut mettre une compresse de bouillie aux graines de lin.

Lorsque l'abcès crève on baigne le doigt dans une infusion de camomille puis pour parfaire la guérison on fera des compresses à l'huile de millepertuis.

Bain aux différentes herbes
Mélanger à parts égales de la pimprenelle, de la guimauve, des racines de fougères et des fleurs de sureau. Infuser pendant 12 heures 15 g de ce mélange dans ½ litre de vin blanc. Puis chauffer cette infusion à froid, filtrer et immerger le doigt pendant 2 heures dans ce vin tiède aux simples. Ne pas sécher le doigt en le sortant mais le saupoudrer de farine de lycopode et lui mettre un pansement propre autour.

Papillome

voir adénome

Pancréas (maladies du)

Acore odorant
Faire infuser pendant 12 heures une cuillerée à café rase de racines d'acore dans une tasse d'eau froide. Puis chauffer cette décoction à froid et filtrer. Boire une gorgée de tisane avant et après chaque repas, soit 6 gorgées par jour, c'est à dire une tasse, dose qui ne doit pas être dépassée. Par commodité on verse la tisane dans une bouteille thermos rincée à l'eau chaude.

Gui
Faire infuser pendant 12 heures une cuillerée à café bombée de gui dans une tasse d'eau froide. Puis chauffer cette décoction à froid et filtrer. Boire par gorgées 2 tasses de tisane par jour. Par commodité on verse la tisane dans une bouteille thermos rincée à l'eau chaude.

Pommade au souci
La pommade au souci avec laquelle on enduit la peau avant d'appliquer la compresse de petite liqueur du Suédois se prépare de la façon suivante :

Chauffer dans une poêle 250 g de saindoux pur et verser 2 bonnes poignées de soucis (feuilles, fleurs et tiges) dans la graisse chaude. Donner un tour de bouillon en remuant énergiquement et retirer du feu. Laisser refroidir pendant la nuit à couvert. Le lendemain réchauffer la poêle rapidement et verser son contenu à travers un linge propre en lin en pressant bien toutes les herbes. Remplir des pots à couvercle avec cette pommade ainsi obtenue.

Cataplasme à la prêle
Dans cette pathologie je conseille de faire quotidiennement pendant 2 heures des cataplasmes à la prêle sur le ventre.

Mettre 2 bonnes poignées de prêle dans une passoire accrochée au-dessus d'une casserole d'eau en ébullition. Par la chaleur ascendante la prêle se réchauffe. Verser alors le contenu de la passoire dans un linge propre en lin et le poser en cataplasme sur le ventre. Entourer d'un autre linge chaud pour fixer. Le patient devrait garder le lit bien recouvert pendant deux heures au moins, le temps où la prêle va agir. On peut aussi laisser cet enveloppement pendant toute la nuit.

Mélange de plantes
Mélanger 100 g d'orties, 300 g de soucis et 100 g d'achillée. Pour une tasse de tisane il faut une cuillerée à café bombée de ce mélange. La ration journalière est de 1,5 à 2 litres de tisane. Pour 2 litres on ébouillante 8 cuillerées à café bombées de ce mélange avec 2 litres d'eau et on laisse

infuser 30 secondes puis on filtre et on verse la tisane dans une bouteille thermos rincée à l'eau chaude. Boire une gorgée de tisane toutes les 20 minutes. De cette façon on est sûr que l'estomac va bien accepter cette quantité relativement importante de tisane.

Petite liqueur du Suédois
Dans les tisanes citées plus haut on prend 3 cuillerées à café de petite liqueur du Suédois soit la moitié d'une cuiller avant et après les trois repas.

Compresses à la petite liqueur du Suédois
Dans les maladies du pancréas il est conseillé de faire aussi des compresses à la petite liqueur du Suédois.

Verser un peu de liqueur sur un gros morceau d'ouate et l'étirer le plus possible avant de l'appliquer sur l'abdomen. Auparavant il faut enduire le ventre de pommade au souci pour que l'alcool de la liqueur ne dégraisse pas la peau. Par-dessus le coton humide poser un morceau sec pour maintenir la chaleur puis un plastique de protection et enfin un linge chaud pour fixer le tout. On laisse agir pendant 4 heures. Puis poudrer la peau avec du talc pour éviter d'éventuelles démangeaisons.

Paralysie des cordes vocales

Gaillet
Verser une tasse d'eau bouillante sur une cuillerée à café bombée de gaillet et laisser infuser 30 secondes. Filtrer et gargariser avec la tisane chaude plusieurs fois par jour.

Paralysie des membres

Consoude
Mélanger une cuillerée à soupe de farine de consoude dans une tasse d'eau chaude additionnée de quelques gouttes d'huile alimentaire. Etaler cette bouillie sur un linge propre et l'appliquer en cataplasme sur le membre paralysé en l'enveloppant d'un linge chaud.

Huile de camomille
L'huile de camomille apporte également une amélioration en cas de membres paralysés. Mettre des fleurs fraîches de camomille dans une bouteille et verser de l'huile par-dessus. Laisser reposer au chaud pendant 3 semaines. Appliquer cette huile de camomille sur les membres paralysés.

Paralysie de la vessie

Bain de siège au lamier blanc
Mettre à macérer pendant 12 heures 100 g de lamier blanc dans un seau de 5 litres d'eau froide. Puis chauffer la macération, filtrer et l'ajouter à l'eau du bain qui doit juste recouvrir les reins de la personne. Durée du bain : 20 minutes. Ne pas se sécher à la sortie mais enfiler un peignoir et transpirer encore une heure dans un lit.
Outre les bains de siège il est conseillé de boire quotidiennement une tasse de tisane de lamier.

Verser une tasse d'eau bouillante sur une cuillerée à café bombée d'orties et laisser infuser 30 secondes puis filtrer et boire par gorgées.

Paralysies

Sauge
Verser une tasse d'eau bouillante sur une cuillerée à café bombée de sauge et laisser infuser 30 secondes. Filtrer et boire par gorgées 2 tasses réparties sur la journée.

Thym
Verser une tasse d'eau bouillante sur une cuillerée à café bombée de thym et laisser infuser 30 secondes. Filtrer et boire par gorgée le matin à la place du café.

Petite liqueur du Suédois
Dans le traitement des paralysies on prend avec les tisanes ci-dessus 3 cuillerées à soupe de petite liqueur du Suédois. A savoir une cuillerée à soupe pour une demi-tasse de tisane, dont on boit la moitié avant et après le repas.

Paratyphoïde

Acore odorant
Faire infuser pendant 12 heures une cuillerée à café rase de racines d'acore dans une tasse d'eau froide. Puis chauffer cette décoction à froid et filtrer. Prendre une gorgée de tisane avant et après chaque repas, soit 6 gorgées par jour ce qui équivaut à une tasse. Ne pas dépasser cette dose ! Par commodité on verse sa ration journalière dans une bouteille thermos rincée à l'eau chaude.

Souci
Verser une tasse d'eau bouillante sur une cuillerée à café bombée de soucis et laisser infuser 30 secondes. Filtrer et boire par gorgées 3 à 4 tasses réparties sur la journée.

Parkinson

Achillée millefeuille
Verser une tasse d'eau bouillante sur une cuillerée à café bombée d'achillée et laisser infuser 30 secondes. Filtrer et boire par gorgées 4 à 5 tasses de tisane réparties sur la journée

Jus d'oxalide
Toutes les heures avec la tisane d'oxalide prendre 3 à 5 gouttes de jus d'oxalide.

Laver des feuilles d'oxalides fraîchement cueillies dans une centrifugeuse. Les gouttes d'oxalide doivent être mélangées à 3 fois leur quantité de tisane. En usage externe on applique du jus d'oxalide sur la colonne vertébrale.

Teinture d'achillée
Remplir une bouteille de feuilles d'achillée fraîchement cueillies puis recouvrir d'alcool de grains à 38-40% et laisser reposer au chaud pendant 15 jours au moins. Frictionner quotidiennement la colonne vertébrale en alternance avec le jus d'oxalide.

Bain au thym
Si en plus des tremblements on constate des raideurs des membres, je conseille des bains au thym.

Faire macérer pendant 12 heures 200 g de thym dans un seau de 5 litres d'eau froide. Puis chauffer la macération, filtrer et l'ajouter à l'eau du bain. Le cœur de la personne doit rester hors de l'eau. Durée du bain : 20 minutes. Ne pas se sécher en sortant mais enfiler un peignoir et transpirer encore pendant une heure dans un lit. Ne pas prendre plus d'un bain au thym.

Petite liqueur du Suédois
Mettre un peu de petite liqueur du Suédois sur une compresse sur l'occiput et laisser l'enveloppement pendant 4 heures.

Pieds écorchés

Bains de pieds à la mauve
Faire macérer pendant 12 heures 2 bonnes poignées de mauve dans un seau de 5 litres d'eau froide. Puis chauffer la macération et filtrer et baigner les pieds dans ce bain pendant 20 minutes.

Pommade au souci
Après le bain de pieds on applique de la pommade au souci sur les bords des plaies.

Chauffer dans une poêle 250 g de saindoux pur et verser une bonne poignée de soucis (feuilles, fleurs et tiges) dans la graisse chaude. Donner un tour de bouillon en remuant énergiquement et retirer du feu. Laisser refroidir pendant la nuit. Le lendemain réchauffer rapidement la poêle et verser son contenu à travers un linge propre en lin en pressant bien toutes les herbes. Mettre cette pommade obtenue dans des verres à couvercle.

Ablutions au souci
Mélanger à part égales des soucis et de la prêle et préparer une décoction avec laquelle on lavera les pieds écorchés.

Ebouillanter 2 cuillerées à soupe bombées de ce mélange avec ½ l d'eau et laisser infuser 30 secondes. Filtrer et faire les ablutions.

Application de feuilles de plantain
Après le bain de pieds appliquer des feuilles fraîches et lavées de plantain lancéolé sur les plaies à

nu. Il ne faut pas sécher les feuilles mais celles-ci doivent rester humides.

Laver des feuilles fraîches de plantain lancéolé ou de grand plantain puis les écraser sur une planche à l'aide du rouleau à pâtisserie. Appliquer cette bouillie de simples sur les plaies.

Bain de pieds à la prêle

Des bains de pieds avec une décoction de prêle sont une aide efficace lorsqu'on a des pieds écorchés.

Ebouillanter 2 cuillerées à soupe bombées de prêle avec ½ l d'eau, laisser infuser 30 secondes puis filtrer et baigner pendant 20 minutes le pied dans cette décoction.

Plaies suintantes et gangrenées

voir soins des plaies

Pleurésie

Tussilage

Verser une tasse d'eau bouillante sur une cuillerée à café bombée de tussilage (fleurs et feuilles) puis laisser infuser 30 secondes. Filtrer et boire par gorgées 2 à 4 tasses de tisane par jour.

Pleuropéricardite

Consoude

Faire infuser pendant 12 heures 2 cuillerées à café bombées de racines de consoude coupées en petits morceaux dans une tasse d'eau froide. Chauffer la décoction à froid et filtrer. Boire par gorgés 2 à 4 tasses de tisane réparties sur la journée.

Pneumonie

Mélange

Mélanger du thym et du plantain à parts égales et préparer la tisane de la manière suivante :

Porter à ébullition une tasse d'eau avec une tranche de citron et une cuillerée à café de sucre candi roux. Retirer du feu et y verser une cuillerée à café bombée du mélange ci-dessus. Laisser infuser pendant 30 secondes. Cette tisane doit être bue très chaude et par gorgées. En cas de suspicion de pneumonie il faut en préparer et en boire toutes les heures.

Compresse à la petite liqueur du Suédois

Les compresses à la petite liqueur du Suédois sont efficaces en cas de pneumonie.

Il faut d'abord enduire la peau de pommade au souci afin que l'alcool de la liqueur ne dégraisse pas la peau. Puis verser un peu de liqueur sur un morceau d'ouate suffisamment grand et l'appliquer sur le thorax. Recouvrir d'un coton sec pour maintenir la chaleur ainsi que d'un plastique de protection puis fixer le tout par un linge chaud et laisser agir pendant 4 heures.

Pommade au souci

La pommade dont on enduit préalablement la peau se prépare de la manière suivante :

Chauffer dans une poêle 250 g de saindoux pur et verser une bonne poignée de soucis (feuilles, fleurs et tiges) dans la graisse chaude. Donner un tour de bouillon en remuant énergiquement puis retirer du feu. Laisser refroidir à couvert pendant la nuit. Le lendemain réchauffer rapidement la poêle et verser son contenu à travers un linge. Mettre la pommade ainsi obtenue dans des verres à couvercle.

Poumons, Pathologie pulmonaire

Achillée millefeuille

Verser une tasse d'eau bouillante sur une cuillerée à café bombée d'achillée et laisser infuser 30 secondes puis filtrer. Boire par gorgées 4 tasses de tisane par jour.

Acore odorant

Pendant la journée on mâche des racines d'acore. Avaler le jus légèrement amer avec un peu de tisane d'achillée et recracher les résidus de racines.

Ortie
Les vertus dépuratives de l'ortie sont mises à profit dans les maladies pulmonaires.

Verser une tasse d'eau bouillante sur une cuillerée à café bombée d'orties et laisser infuser pendant 30 secondes. Filtrer et boire par gorgées 2 à 4 tasses.

Prêle des champs
En plus des autres tisanes boire une tasse de prêle matin et soir avant les repas.

Verser une tasse d'eau bouillante sur une cuillerée à café bombée de prêle et laisser infuser 30 secondes puis filtrer et boire par gorgées.

Renouée des oiseaux
Verser une tasse d'eau bouillante sur une cuillerée à café bombée de renouée des oiseaux et laisser infuser 30 secondes. Filtrer et boire par gorgées 2 tasses réparties sur la journée.

Sirop de tussilage
Mettre dans un récipient en terre cuite ou en verre une couche de tussilage frais puis recouvrir d'une couche de sucre roux et alterner les couches jusqu'à ce que le récipient soit rempli. Attendre que les couches se tassent et compléter. Recouvrir le pot de plusieurs films étirables pour obtenir une fermeture sous vide et enterrer le pot dans un endroit abrité du jardin. Avant de refermer le trou recouvrir le pot d'une planche en bois. Grâce à une chaleur constante le tussilage va se mettre à fermenter. Après 8 semaines déterrer le pot, porter à ébullition le sirop obtenu et en remplir des bouteilles. Prendre une cuillerée à café par jour soit pur soit pour sucrer une tisane.

Enveloppements à la petite liqueur du Suédois
Pendant la journée il faudrait faire pendant 4 heures des compresses à la petite liqueur du Suédois sur la poitrine. S'ils apportent de l'amélioration, faire en même temps des compresses sur le dos. Il faut d'abord appliquer sur la peau de la pommade au souci afin que l'alcool ne la dégraisse pas. Puis mouiller un morceau d'ouate suffisamment grand de petite liqueur du Suédois et le poser sur le thorax. Pour maintenir la chaleur recouvrir d'un autre coton sec et d'un film plastique de protection. Fixer le tout par un linge chaud.

Pommade au souci
Chauffer dans une poêle 250 g de saindoux pur et verser une bonne poignée de soucis (fleurs, feuilles et tiges) dans la graisse chaude. Donner un tour de bouillon en remuant énergiquement puis retirer du feu. Laisser refroidir à couvert pendant la nuit. Le lendemain réchauffer rapidement la poêle et verser son contenu à travers un linge propre en lin en pressant bien toutes les herbes.

Mettre cette pommade obtenue dans des verres à couvercle.

Cataplasmes à la prêle
Pendant la nuit je conseille de poser un cataplasme à la prêle sur le thorax ;

Mettre 2 bonnes poignées de prêle dans une passoire accrochée sur une casserole avec de l'eau en ébullition. La vapeur ascendante va chauffer la prêle. Verser le contenu de la passoire dans un linge propre en lin et le poser en cataplasme sur les poumons. Fixer l'enveloppement avec un linge chaud et le garder toute la nuit.

Prolapsus

Alchémille
Verser une tasse d'eau bouillante sur une cuillerée à café bombée d'alchémille et laisser infuser 30 secondes. Filtrer et boire par gorgées 4 tasses par jour.

Teinture de capselle
Laver de la capselle fraîche (on utilise toute la plante sauf les racines) la couper en petits morceaux et en remplir une bouteille. Verser pardessus de l'alcool de grains à 38-40% puis laisser au chaud pendant 15 jours au moins. Appliquer plusieurs fois par jour cette teinture autour de l'anus.

En application interne prendre 3 fois par jour 10 gouttes de teinture de capselle dans de la tisane d'alchémille.

Psoriasis

Le psoriasis fait partie des maladies incurables ; pourtant mon expérience m'a montré que les plantes médicinales du jardin de Dieu ont là aussi été efficaces.

Régime des hépatiques

Le psoriasis incurable est à l'origine un dysfonctionnement du foie de sorte que pour obtenir un résultat positif il faut commencer par suivre un régime hépatique strict.

Mélange de tisanes

Mélanger 50 g d'orties, 30 g de véronique, 10 g d'écorce de chêne, 20 g de fumeterre, 30 g de soucis 20 g d'achillée, 30 g de chélidoine, 20 g d'écorce de noix, 30 g d'écorce de saule et 40 g de reine des prés.

Verser une tasse d'eau bouillante sur une cuillerée à café bombée de ce mélange, laisser infuser pendant 30 secondes puis filtrer. Boire par gorgées 6 à 8 tasses réparties sur la journée. Dans la mesure du possible il vaudrait mieux utiliser des plantes fraîches car leurs vertus thérapeutiques sont plus grandes.

Applications externes

Appliquer quotidiennement sur la peau de la graisse d'intestin de porc.

Si le psoriasis a formé des croûtes ou est à nu, et s'il est disséminé sur tout le corps on prépare une pommade contenant de la graisse d'intestin de porc et de jus frais de chélidoine.

Pour 50 g de graisse on compte 5 g de chélidoine. Extraire dans une centrifugeuse du jus de chélidoine fraîchement cueillie et lavée, puis mélanger la graisse et ce jus en conservant cette pommade au réfrigérateur. A la place de la chélidoine on peut prendre aussi de la mauve.

Bain aux plantes

Trois fois par semaines le patient devrait prendre un bain aux plantes. Pour ce faire on utilise soit du géranium ou bien un mélange à parts égales de mauve et de prêle.

Pour un bain compter 200 g de plantes qu'on fait macérer pendant 12 heures dans un seau de 5 litres d'eau froide. Puis chauffer la macération, filtrer et l'ajouter à l'eau du bain. Le cœur du patient doit être hors de l'eau. Durée du bain : 20 minutes. Ne pas se sécher en sortant mais enfiler un peignoir et transpirer encore pendant une heure dans un lit.

Par un régime et une cure identique on guérit également la névrodermite.

Pyélite infectieuse du bassinet

Bain de siège à la prêle

De préférence utiliser la prêle haute et vigoureuse qui pousse sur les alpages et dans les prés marécageux.

Faire macérer pendant 12 heures 100 g de prêle dans un seau de 5 litres d'eau froide. Puis chauffer la macération et l'ajouter à l'eau du bain qui doit recouvrir les reins de la personne. Durée du bain : 20 minutes. Ne pas se sécher à la sortie mais enfiler un peignoir et transpirer encore pendant une heure au lit. Il suffit parfois d'un seul bain de siège pour guérir l'affection. Il en va de même pour les pyélites inflammatoires.

Rachitisme

Bain aux feuilles de noyer

Faire macérer pendant 12 heures 100 g de feuilles de noyer dans un seau de 5 litres d'eau froide. Puis chauffer la macération, filtrer et l'ajouter à l'eau du bain qui doit recouvrir le cœur de la personne. Durée du bain : 20 minutes. Ne pas se sécher mais enfiler un peignoir et transpirer encore une heure dans un lit.

R-S

Rein (Lésions rénales)

Acore odorant
Boire une tasse de tisane d'acore par jour en prenant une gorgée avant et après chaque repas.

Faire infuser pendant 12 heures une cuillerée rase de racines d'acore dans une tasse d'eau froide. Chauffer la décoction à froid et filtrer. Par commodité verser la ration journalière dans une bouteille rincée à l'eau chaude.

Aigremoine
Verser une tasse d'eau bouillante sur une cuillerée à café bombée d'aigremoine et laisser infuser pendant 30 secondes. Filtrer et boire par gorgées 2 tasses réparties sur la journée.

Renouée des oiseaux
Verser une tasse d'eau bouillante sur une cuillerée à café bombée de renouée des oiseaux et laisser infuser 30 secondes. Filtrer et boire par gorgées 2 tasses réparties sur la journée.

Mélange
Mélanger de la solidage, du gaillet et du lamier blanc à parts égales.

Ebouillanter une cuillerée à café bombée de ce mélange par tasse et laisser infuser 30 secondes puis filtrer. Boire par gorgées 3 à 4 tasses par jour sur une période assez longue.

Rétine (décollement)

Chélidoine
Pour soigner les yeux le jus épais qui s'écoule des tiges de chélidoine ne doit pas être utilisé.

Prendre à la place une feuille fraîche de chélidoine dont on écrase le pédoncule entre les doigts humides puis étaler ce jus frais sur les paupières fermées. Pendant la nuit il est recommandé d'appliquer sur les yeux une feuille fraîche et lavée de chélidoine, puis de la fixer par une bande.

Petite liqueur du Suédois
Mettre quelques gouttes de liqueur sur deux cotons et les appliquer sur les paupières fermées en laissant agir une heure. En outre tamponner légèrement les paupières de liqueur matin et soir, en allant vers le coin des yeux. Pendant cette application il ne faut pas être couché mais assis.

Le même traitement vaut pour les saignements de la rétine ou en cas de rétine poreuse.

Rythme cardiaque (troubles du rythme cardiaque)

Gui
Faire infuser pendant 12 heures une cuillerée à café bombée de gui dans une tasse d'eau froide. Puis chauffer l'infusion et filtrer. Boire 3 tasses de tisane au gui par jour. Par commodité on remplit une bouteille isotherme avec la ration journalière.

Sable dans la vessie

Bain de siège à la prêle
Les bains de siège accompagnés de la prise d'une ou de deux tasses de tisane de prêle se montrent rapidement efficaces lors de sable dans la vessie. C'est ainsi que l'activité de la vessie va être stimulée. Il faut se retenir d'uriner le plus longtemps possible afin de pouvoir lâcher sous une grande pression, ce qui éliminera le sable.

Pour un bain de siège à la prêle on utilise 100 g de prêle qu'on fait macérer pendant 12 heures dans un seau de 5 litres d'eau froide. Puis chauffer la macération, filtrer et l'ajouter à l'eau du bain qui doit recouvrir les reins de la personne. Durée du bain : 20 minutes. Ne pas se sécher à la sortie mais enfiler un peignoir et transpirer encore pendant une heure dans un lit.

Pendant le bain il est conseillé de boire une à deux tasses de tisane de prêle. Verser une tasse d'eau bouillante sur une cuillerée à café bombée de prêle et laisser infuser 30 secondes. Filtrer et boire par gorgées.

Mélange
Mélanger des feuilles de bouleaux, de la bugrane, de la capselle et de l'aigremoine, 20 g de chaque,

puis ébouillanter une cuillerée à café bombée de ce mélange et laisser infuser 30 secondes. Filtrer et boire par gorgées 1 à 2 tasses par jour.

Schizophrénie

Ortie

Verser une tasse d'eau bouillante sur une cuillerée à café bombée d'ortie et laisser infuser 30 secondes. Filtrer et boire par gorgées jusqu'à 6 tasses réparties sur la journée.

Mélange

Mélanger à parts égales de l'ortie, de l'achillée, de la prêle et de la renouée des oiseaux. Ebouillanter une cuillerée à café bombée de ce mélange par tasse et laisser infuser 30 secondes. Filtrer et boire par gorgées 8 tasses par jour soit 2 litres environ.

Petite liqueur du Suédois

Deux à trois fois par semaine on fait des compresses à la petite liqueur du Suédois sur le front et sur l'occiput.

Dans des crises graves je recommande de faire également un enveloppement sur les reins.

Imbiber un morceau d'ouate de liqueur et l'appliquer sur la région des reins, en ayant eu soin d'enduire auparavant la peau de pommade au souci afin que l'alcool ne la dégraisse pas. Pour maintenir la chaleur on recouvre d'un coton sec et d'un film plastique de protection. Fixer le tout avec un linge chaud.

Selon qu'il est toléré laisser agir pendant 4 heures voire pendant la nuit.

Pommade au souci

La pommade dont il est question ci-dessus se prépare de la façon suivante :

Chauffer dans une poêle 250 g de saindoux pur et verser une bonne poignée soucis (feuilles, fleurs et tiges) dans la graisse chaude. Donner un tour de bouillon en remuant énergiquement et retirer du feu. Laisser refroidir la nuit à ouvert. Le lendemain réchauffer légèrement la poêle et verser son contenu à travers un linge propre en lin en pressant bien toutes les herbes. Mettre la pommade obtenue dans des verres à couvercle.

Bain de siège à la prêle

Il faudrait prendre 2 bains de siège à la prêle par semaine.

Faire macérer pendant 12 heures 100 g de prêle dans un seau de 5 litres d'eau froide. Le lendemain réchauffer cette macération, filtrer et l'ajouter à l'eau du bain qui doit recouvrir les reins de la personne. Durée du bain : 20 minutes. Ne pas se sécher en sortant mais transpirer encore pendant une heure dans un lit.

Sciatique

Fougère

Débarrasser les tiges principales de leurs feuilles puis les mettre sur une serviette dont on s'enveloppe pendant la nuit.

Huile de millepertuis

Les frictions à l'huile de millepertuis sont très efficaces dans les sciatiques.

Remplir une bouteille de fleurs et de bourgeons de millepertuis frais et les recouvrir complètement d'huile. Laisser reposer au chaud pendant 3 semaines au moins. L'huile prendra peu à peu une couleur rouge.

Ortie

Les bains à l'ortie sont un remède avéré dans le traitement des sciatiques.

Mettre à macérer pendant 12 heures 200 g d'orties dans un seau de 5 litres d'eau froide. Puis chauffer la macération, filtrer et l'ajouter à l'eau du bain. Le cœur de la personne doit se trouver hors de l'eau. Durée du bain : 20 minutes. Ne pas se sécher à la sortie mais enfiler un peignoir et transpirer encore une heure dans un lit.

En cas de douleurs dans les jambes et les bras, passer avec une ortie fraîche 4 fois de bas en haut sur la partie douloureuse puis la poudrer de talc. Peu de temps après on constatera une amélioration.

Reine des prés
Verser une tasse d'eau bouillante sur une cuillerée à café bombée de fleurs de reines des prés coupées en petits morceaux et laisser infuser 30 secondes. Filtrer et boire par gorgées 2 ou 3 tasses de tisane par jour.

Sclérose en plaques

Les simples du jardin de Dieu ont une influence certaine sur cette maladie dite incurable. Il suffit d'avoir de la patience, de croire à leurs vertus thérapeutiques et de consacrer suffisamment de temps au traitement.

Dans la mesure du possible il faudrait utiliser des herbes fraîches dont l'effet curatif est plus important que celui des herbes séchées. Lorsqu'on cueille les simples il faudrait toujours prévoir des provisions pour l'hiver et les sécher en conséquence. Les plantes médicinales suivantes ne peuvent pas être utilisées toutes en même temps. Mais il est important de savoir que toutes les tisanes et teintures ainsi que tous les bains sont efficaces. Libre à votre imagination et à la mise à disposition des simples de décider l'ordre d'application des différents remèdes.

Achillée millefeuille
Le matin et le soir prendre une tasse de tisane d'achillée.

Ebouillante une cuillerée à café bombée d'achillée par tasse et laisser infuser 30 secondes. Filtrer et boire par gorgées.

Teinture d'achillée
Remplir une bouteille de fleurs fraîches d'achillée et recouvrir d'alcool de grains à 38-40%. Laisser la bouteille au chaud pendant 15 jours au moins. Frictionner les articulations, les hanches et la colonne vertébrale du patient avec cette teinture.

Alchémille
Verser une tasse d'eau bouillante sur une cuillerée à café bombée d'alchémille et laisser infuser 30 minutes. Filtrer et boire par gorgées 4 tasses de tisane réparties sur la journée.

Teinture de camomille
Remplir une bouteille de fleurs de camomille fraîchement cueillies et verser par-dessus de l'alcool de grains à 38-40% en recouvrant complètement les plantes. Laisser la bouteille au chaud pendant 15 jours au moins. Frictionner les articulations, les hanches et la colonne vertébrale du patient avec cette teinture de camomille.

Huile de camomille
Remplir une bouteille de fleurs de camomille fraîchement cueillies et recouvrir complètement d'huile. Laisser reposer pendant 3 semaines au moins. Frictionner tout le corps avec cette huile.

Capselle
On utilise toute la plante qui est lavée et coupée menue et mise dans une bouteille puis recouverte d'alcool de grains à 38-40%. Il faut que les plantes soient complètement immergées dans l'alcool. Puis laisser reposer la bouteille pendant 15 jours au moins au chaud. Frictionner le patient plusieurs fois par jour avec cette teinture en se concentrant sur les muscles concernés.

Enveloppement à la chicorée sauvage
Des applications de feuilles fraîches de chicorée sauvage se révèlent aussi très efficaces.

Ecraser les feuilles de chicorée fraîchement cueillies sur une planche en bois à l'aide d'un rouleau à pâtisserie. Puis étaler cette bouillie d'herbe sur un drap propre en lin et envelopper le patient dedans. Emmitoufler le malade dans un peignoir ou dans différentes serviettes et le laisser toute la nuit au contact des herbes.

Si le patient ne supporte pas bien cet enveloppement, le retirer immédiatement. Mais je vous en prie ne renoncer pas trop vite. Faites différents essais, jusqu'à ce que le malade éprouve une nette amélioration.

Teinture de consoude
Laver à la brosse des racines de consoude puis les couper en petits morceaux et remplir une

bouteille jusqu'au goulot. Ajouter de l'alcool de grains à 38-40% et recouvrir complètement les plantes. Mettre cette bouteille au chaud pendant 15 jours au moins. Frictionner les parties malades avec cette teinture de consoude.

Cataplasme à la consoude

Lorsque le handicap est lié à une raideur de la colonne vertébrale les cataplasmes à la consoude sont à conseiller.

Faire une bouillie en mettant une cuillerée à soupe de consoude dans une tasse d'eau chaude puis ajouter quelques gouttes d'huile pour pouvoir étaler plus facilement la bouillie sur le linge. Ce cataplasme est posé chaud sur la partie de la colonne vertébrale qui est touchée.

Teinture de millepertuis

Remplir une bouteille de fleurs et de bougeons frais de millepertuis et verser par-dessus de l'alcool de grains à 38-40%. Laisser au chaud pendant 15 jours au moins. Frictionner les articulations, hanches et colonne vertébrale avec cette teinture de millepertuis. Si dans votre armoire à pharmacie les trois teintures mentionnées sont présentes, il faudrait alterner chaque semaine entre achillée – camomille et millepertuis.

Huile de millepertuis

Remplir une bouteille de fleurs et de bourgeons de millepertuis fraîchement cueillis puis recouvrir d'huile et laisser la bouteille au chaud pendant 3 semaines au moins. Appliquer cette huile sur tout le corps du patient, principalement avant de le frictionner avec les teintures mentionnées ci-dessus.

Jus d'oxalide

Extraire du jus d'oxalide dans une centrifugeuse à partir de fleurs fraîches d'oxalide lavées et encore humides. Prendre 3 à 5 gouttes par heure de jus, sur 6 heures par jour, dans une des tisanes mentionnées ci-dessus.

Sauge

En plus de la tisane d'alchémille administrer 2 tasses de tisane de sauge par jour.

Ebouillanter une cuillerée à café bombée de sauge par tasse et laisser infuser 30 secondes. Filtrer et boire par gorgées.

Petite liqueur du Suédois

Prendre 3 cuillerées à soupe de petite liqueur du Suédois dans un peu d'eau ou de tisane. On compte une cuillerée à soupe par demi-tasse qu'on prendra par moitié avant et après chaque repas.

Compresse à la petite liqueur du Suédois

Faire des compresses à la liqueur du Suédois quotidiennement pendant 4 heures sur l'occiput.

Verser un peu de liqueur sur un coton et appliquer sur l'arrière de la tête.

Bains de siège

Des bains de siège aux aiguilles de pin, au millepertuis, à la camomille, à la sauge, à l'achillée, au thym et à la prêle sont efficaces dans le traitement des paralysies. Comme déjà dit précédemment, il ne faut pas exagérer avec l'application des plantes et on ne devrait pas prendre plus d'une sorte de plantes par semaine. La préparation reste la même pour chaque espèce :

Faire macérer pendant 12 heures 100 g de plantes médicinales dans un seau de 5 litres d'eau froide, puis réchauffer la macération, filtrer et l'ajouter à l'eau du bain qui doit recouvrir tout juste les reins de la personne. Durée du bain : 20 minutes. Ne pas se sécher à la sortie mais enfiler un peignoir et transpirer encore une heure dans un lit.

Bains complets

Une fois par semaine prendre un bain complet en alternant l'ortie et le thym.

Pour un bain complet il faut 200 g de plantes qui vont macérer pendant 12 heures dans un seau de 5 litres d'eau froide. Puis chauffer la macération, filtrer et l'ajouter à l'eau du bain qui ne doit pas atteindre le niveau du cœur de la personne. Durée du bain : 20 minutes. Ne pas se sécher en sortant mais enfiler un peignoir et transpirer encore une heure dans un lit.

S

Scrofulose

On entend par scrofulose une affection tuberculeuse de la peau et des ganglions chez les enfants.

Aigremoine
Prendre un bain quotidien à l'aigremoine.

Mettre à macérer pendant 12 heures 200 g d'aigremoine dans un seau de 5 litres d'eau froide. Puis chauffer la macération, filtrer et l'ajouter à l'eau du bain qui ne doit pas dépasser le cœur de l'enfant. Durée du bain : 20 minutes. Ne pas se sécher à la sortie mais transpirer encore une heure emmitouflé dans un peignoir.

Ail des ours
En avril ou mai avant la floraison de l'ail des ours, cueillir ses feuilles vertes et les manger crues.

On les parsème aussi, après les avoir ciselées, tel le persil ou la ciboulette, sur les aliments pour les améliorer et les décorer. L'ail des ours peut également se déguster en salade ou cuit comme des épinards.

Teinture d'ail des ours
Afin de profiter des vertus thérapeutiques de l'ail des ours pendant toute l'année on prépare de la teinture.

Remplir une bouteille de feuilles coupées en petits morceaux puis recouvrir d'alcool de grains à 38-40%. Laisser reposer la bouteille au chaud pendant 15 jours au moins. Prendre quotidiennement 10 à 15 gouttes de cette teinture dans un peu d'eau.

Feuilles de noyer
Ebouillanter 4 cuillerées à café bombées de feuilles de noyer coupées en petits morceaux avec ½ litre d'eau. Laisser infuser 30 secondes, filtrer et laver de temps en temps les zones concernées avec cette infusion.

Lamier blanc
Verser une tasse d'eau bouillante sur une cuillerée à café bombée d'orties et laisser infuser 30 secondes. Filtrer et boire par gorgées une tasse de tisane le matin.

Tussilage
Les écrouelles se traitent par des enveloppements à la décoction concentrée de tussilage.

Ebouillanter 2 bonnes poignées de tussilage avec un litre d'eau et laisser infuser 30 secondes. Filtrer et y tremper un linge propre qui servira à réaliser l'enveloppement chaud sur la partie malade.

Sinusite purulente

Compresses à la petite liqueur du Suédois
Dans les sinusites inflammatoires ou purulentes je recommande de faire des compresses à la petite liqueur du Suédois. Appliquer d'abord de la pommade au souci sur le front afin que l'alcool contenu dans la liqueur ne dégraisse pas la peau. Puis imbiber un morceau d'ouate de petite liqueur du Suédois et l'appliquer sur le front, recouvrir d'un coton sec ainsi que d'un plastique de protection et fixer le tout par un linge chaud. Laisser agir toute la nuit.

Pommade au souci
La pommade au souci destinée à protéger la peau se prépare de la manière suivante :

Chauffer dans une poêle 250 g de saindoux et verser une bonne poignée de soucis (feuilles, fleurs et tiges) dans la graisse chaude. Donner un tour de bouillon en remuant énergiquement puis retirer du feu. Laisser refroidir à couvert pendant la nuit. Le lendemain réchauffer rapidement la poêle et verser son contenu à travers un linge propre en lin en pressant bien toutes les herbes. Mettre la pommade obtenue dans des verres à couvercle.

Spasme vasculaire

Achillée millefeuille
Verser une tasse d'eau bouillante sur une cuillerée à café bombée d'achillée et laisser infuser 30 secondes. Filtrer et boire par gorgées jusqu'à 3 tasses par jour.

Coussin de lycopode

Remplir une housse de coussin de 100 à 250 g de lycopode séché puis fermer par une couture et poser le coussin sur l'endroit concerné.

Spasme de la vessie

Coussin de lycopode

Un coussin aux lycopodes séchés soulage rapidement toute crampe de la vessie.

Remplir une housse de coussin de 100 à 300 g de lycopode séché, selon la taille voulue, puis chauffer le coussin légèrement au four afin de le sécher complètement et l'appliquer sur la vessie pendant la nuit.

Sphincter (relâchement ou atonie du)

Acore odorant

Faire macérer pendant 12 heures une cuillerée à café rase de racines d'acore dans une tasse d'eau froide. Puis réchauffer le tout et filtrer. Boire avant et après chaque repas une gorgée de tisane d'acore, ce qui équivaut à une tasse. Mais surtout ne pas dépasser cette dose ! Par commodité on verse la tisane dans une bouteille thermos rincée à l'eau chaude.

Alchémille

Verser une tasse d'eau bouillante sur une cuillerée à café bombée d'alchémille et laisser infuser 30 secondes. Filtrer et boire par gorgées jusqu'à 4 tasses réparties sur la journée.

Teinture de capselle

En usage externe on utilise la teinture de capselle qu'on applique plusieurs fois par jour sur l'anus.

Remplir une bouteille de capselle fraîchement cueillie et verser par-dessus de l'alcool de grains à 38-40%. Laisser reposer au chaud pendant 15 jours au moins.

Faire des applications quotidiennes et prendre 10 gouttes par jour dans de la tisane d'alchémille.

Petite liqueur du Suédois

Si la teinture de capselle n'est pas encore prête on fait des compresses de petite liqueur du Suédois sur l'anus en versant quelques gouttes sur un coton.

Soins des plaies (plaies suintantes et gangrenées)

Ablutions

Les simples du jardin de Dieu peuvent même guérir les plaies gangrenées aux sérosités malodorantes.

Il faut d'abord laver la plaie avec des décoctions tièdes de mauve et de prêle.

Faire infuser 2 cuillerées à café bombées de prêle dans un ½ litre d'eau froide puis chauffer légèrement l'infusion, filtrer et l'utiliser pour laver la plaie à plusieurs reprises.

Pour la décoction de mauve faire infuser pendant 12 heures 2 cuillerées à café bombées d'herbes dans ½ litre d'eau froide, puis réchauffer cette infusion et filtrer. Laver la plaie à plusieurs reprises avec cette décoction.

Jus de chélidoine

Les bords de la plaie sont d'abord traités avec du jus frais de chélidoine.

Extraire ce jus dans une centrifugeuse en y mettant les feuilles, tiges et fleurs fraîches de chélidoine, lavées et encore humides. Etaler le jus sur les bords de la plaie et lorsqu'il a bien pénétré appliquer de la pommade de souci.

Pommade au souci

Cette pommade est composée de simples et de saindoux.

Couper 4 poignées de feuilles, fleurs et tiges fraîches en petits morceaux. Chauffer 250 g de bon saindoux et verser les herbes coupées dans la graisse en laissant écumer. Mélanger bien graisse et plantes puis retirer du feu. Laisser reposer à couvert pendant toute une journée puis réchauffer le tout et le passer à travers un linge en lin et verser dans de petits pots à couvercle.

Plantain
Sur la plaie elle-même appliquer une bouillie de feuilles de plantain lancéolé ou de grand plantain.

Laver les feuilles fraîchement cueillies puis les écraser sur une planche avec le rouleau à pâtisserie. Si le patient ne supporte pas cette bouillie de feuilles il faut rincer. Laver à nouveau la plaie à la décoction de mauve et de prêle puis remettre la bouillie jusqu'à ce qu'elle apporte une amélioration. On peut également faire une compresse avec cette décoction de mauve et de prêle et la laisser agir pendant toute la nuit. Pour ce faire on trempe un linge dans la décoction et on l'applique sur la plaie. Entourer le tout d'un linge chaud.

Mélange
Parallèlement aux applications externes on prendra en usage interne 4 tasses de tisane dépuratives par jour. Mélanger à parts égales de l'ortie, de la véronique, du souci et de l'achillée. Verser une tasse d'eau bouillante sur une cuillerée à café bombée de ce mélange et laisser infuser pendant 30 secondes. Filtrer et boire par gorgées 4 tasses par jour.

Bains complets
Lorsque les plaies sont importantes on remplace les ablutions par des bains complets à la mauve et à la prêle.

Pour un bain à la prêle faire macérer 200 g de prêle dans un seau de 5 litres d'eau froide pendant 12 heures. Puis chauffer la macération et l'ajouter à l'eau du bain. Le cœur du patient doit être hors de l'eau. Durée du bain : 20 minutes. Ne pas se sécher en sortant mais transpirer encore pendant une heure dans un lit.

Quant au bain à la mauve on utilise également 200 g de mauve séchée et la préparation reste la même.

Plantain
Lorsque la surface des plaies ou des escarres est importante on enroule le malade dans un drap où on a préalablement étalé une bouillie fraîche de feuilles de plantain lancéolé ou de grand plantain et on laisse agir pendant toute la nuit.

Bain au thym
Le bain au thym favorise lui aussi la guérison des plaies.

Faire macérer pendant 12 heures 200 g de thym dans un seau de 5 litres d'eau froide. Puis chauffer la macération et l'ajouter à l'eau du bain. Le cœur du patient doit se trouver hors de l'eau. Durée du bain : 20 minutes. Ne pas se sécher à la sortie mais transpirer encore une heure dans un lit.

Mélange
En usage interne on stimule la cicatrisation des plaies avec le mélange de tisanes suivant : 100 g d'ortie, 300 g de soucis, et 100 g d'achillée. Ebouillanter une cuillerée à café bombée de ce mélange par tasse et laisser infuser 30 secondes. Filtrer et boire par gorgées 4 tasses de tisane réparties sur la journée.

Renouée des oiseaux
Ebouillanter 2 bonnes poignées de renouée des oiseaux avec ½ litre d'eau et laisser infuser 30 secondes. Filtrer et laver la plaie avec cette décoction.

Berce
Laver des feuilles fraîches de berce et les écraser avec un rouleau à pâtisserie sur une planche en bois. Etaler cette bouillie de feuilles fraîches sur la plaie et fixer un linge chaud autour.

On peut aussi appliquer les feuilles de berce lavées et entières.

Stérilité

Gui
Les femmes dont le désir d'enfant ne se réalise pas devraient prendre quotidiennement 25 gouttes de gui le matin à jeun et le soir avant d'aller se coucher. Les gouttes de gui sont disponibles en pharmacie, dans les maisons de régime et dans les herboristeries. Si on veut les préparer soi-même il faut laver soigneusement du gui frais et le mettre encore humide dans une centrifugeuse pour en extraire le jus.

Sycosis de la barbe

Ablutions à la prêle

Les ablutions et les bains à la prêle guérissent le sycosis de la barbe.

Verser un litre d'eau bouillante sur 4 cuillerées à café bombées de prêle et laisser infuser 30 secondes, filtrer et laver plusieurs fois par jour le visage avec cette décoction.

Cataplasme à la prêle

On peut aussi mettre les herbes encore chaudes restées dans la passoire sur un linge propre et l'appliquer sur le sycosis en cataplasme. Lorsque ce dernier sera refroidi, réchauffer la décoction et laver le visage.

Testicules enflés

voir cancer des testicules

Thrombophlébite

Mauve

Faire macérer 2 bonnes poignées de mauve dans un seau de 5 litres d'eau froide. Puis chauffer la macération et la filtrer. Laver les bras et les jambes dans cette décoction pendant 20 minutes.

Tussilage

Laver des feuilles fraîches de tussilage et les écraser sur une planche à l'aide d'un rouleau à pâtisserie. Mélanger cette bouillie d'herbes avec de la crème chantilly et étaler sur les veines enflammées. Entourer d'un linge propre et fixer l'enveloppement.

Pommade au souci

En cas de thrombophlébite la pommade au souci s'avère efficace.

Chauffer dans une poêle 250 g de saindoux pur et verser une bonne poignée de soucis (feuilles, fleurs et tiges) dans la graisse chaude. Donner un tour de bouillon en remuant énergiquement puis retirer du feu. Laisser refroidir pendant la nuit. Le lendemain réchauffer légèrement le poêle et verser son contenu à travers un linge propre en lin en pressant bien toutes les herbes. La pommade ainsi obtenue sera mise dans des verres à couvercle.

Enveloppement à la petite liqueur du Suédois

Après avoir appliqué de la pommade au souci sur les veines faire des enveloppements à la petite liqueur du Suédois.

Imbiber un morceau d'ouate de la taille voulue de liqueur et l'appliquer sur la partie enflammée. Poser par-dessus une couche d'ouate pour maintenir la chaleur ainsi qu'un film plastique. Enfin entourer le tout d'un linge propre pour fixer.

Thrombose

Plantain

Les thromboses se traitent par des applications de plantain frais.

Laver des feuilles de plantain lancéolé ou de grand plantain fraîchement cueillies puis les écraser au rouleau à pâtisserie sur une planche en bois. Etaler cette bouillie de feuilles sur les parties concernées.

Enveloppement à la petite liqueur du Suédois

Appliquer d'abord de la pommade au souci sur la peau afin que l'alcool de la liqueur ne la dégraisse pas. Puis imbiber de liqueur un morceau d'ouate de la taille voulue et l'appliquer sur le membre. Recouvrir d'une couche de coton sec puis d'un fil plastique pour maintenir la chaleur et mettre autour un linge chaud pour fixer l'enveloppement.

Pommade au souci

Cette pommade protectrice se prépare de la manière suivante :

Chauffer dans une poêle 250 g de saindoux pur puis verser une bonne poignée de soucis (feuilles, fleurs et tiges) dans la graisse chaude. Donner un tour de bouillon en remuant énergiquement, puis retirer du feu. Laisser refroidir à couvert pendant la nuit. Le lendemain réchauffer légèrement la poêle et verser son contenu à travers un linge propre en lin en pressant bien toutes les herbes. La pommade ainsi obtenue est mise dans des verres à couvercle.

Bain de pieds à l'ortie
Lorsque la thrombose est guérie, ce qui doit être confirmé par un médecin, je propose de prendre des bains de pieds à l'ortie pour stimuler la circulation sanguine.

Faire macérer pendant 12 heures 2 bonnes poignées d'orties, fraîches si possible, ou bien 100 g d'orties séchées dans un seau de 5 litres d'eau froide. Chauffer la macération, et y baigner les pieds pendant 20 minutes, les herbes restant dans l'eau.

Tremblement des membres

Mélange
Mélanger 20 g de feuilles de frêne, 20 g de fleurs de millepertuis, 20 g d'achillée, 20 g de sauge et 20 g de prêle.

Verser une tasse d'eau bouillante sur une cuillerée à café bombée de ce mélange et laisser infuser pendant 30 secondes. Filtrer et boire par gorgées 3 tasses par jour.

Teinture de simples
Remplir un grand récipient en verre de 50 g de millepertuis, 20 g d'orchis, 20 g de primevère et 10 g de baies de genièvre. Verser par-dessus de l'alcool de grains à 38-40% et recouvrir complètement les plantes. Laisser reposer pendant 15 jours au moins au chaud. Prendre 10 à 15 gouttes de cette teinture par heure avec la tisane ci-dessus.

Bains de siège
Prendre 3 bains de siège par semaine puis faire une pose de 15 jours et à nouveau 3 bains de siège. Il ne faut utiliser qu'une seule espèce de plantes par semaine et si possible fraîche, parce que leur efficacité est supérieure aux herbes séchées. Celles qui conviennent le mieux sont les aiguilles de pins, le millepertuis, l'achillée et le thym.

Pour un bain on compte 100 g de plantes séchées qu'on fait macérer pendant 12 heures dans un seau de 5 litres d'eau froide (pour les plantes fraîches il suffit d'un demi seau). Puis chauffer la macération, filtrer et l'ajouter à l'eau du bain. Les reins de la personne doivent se trouver dans l'eau. Durée du bain : 20 minutes. Ne pas se sécher à la sortie mais enfiler un peignoir et transpirer encore une heure dans un lit.

Troubles cardiaques

Vin des cardiaques
Verser dans une casserole un litre de vin naturel (rouge ou blanc selon le goût de chacun) puis ajouter 2 cuillerées à soupe de vinaigre de vin et 10 branches de persil. Faire mijoter pendant 10 minutes, le vin ne doit ni bouillir ni mousser. Filtrer et ajouter 300 g de miel en remuant le tout. Remplir des bouteilles de ce vin des cardiaques et en prendre 2 à 3 cuillerées à soupe par jour.

Aubépine
Verser une tasse d'eau bouillante sur une cuillerée à café bombée d'aubépine (on utilise les feuilles et les fleurs) puis laisser infuser 30 secondes et filtrer. Boire par gorgées 2 tasses de tisanes réparties sur la journée.

Teinture d'aubépine
Remplir une bouteille de fleurs et de baies d'aubépine à parts égales, puis recouvrir d'alcool de grains à 38-40%. Laisser la bouteille au chaud pendant 15 jours au moins. Prendre 4 à 10 gouttes de cette teinture par jour.

Pommade à l'aubépine
Faire chauffer dans une poêle 250 g de saindoux pur et verser 250 g de fleurs d'aubépine dans la graisse chaude. Donner un tour de bouillon en remuant énergiquement puis retirer la poêle du feu. Laisser refroidir pendant la nuit. Le lendemain réchauffer légèrement la poêle et passer

son contenu au travers d'un linge propre en lin ; presser les feuilles et les fleurs puis remplir des verres à couvercle avec la pommade ainsi obtenue. Faire pénétrer la pommade en massant la région du cœur dans le sens des aiguilles d'une montre.

Primevère
La primevère est reconnue comme un tonicardiaque. En usage interne on l'utilise comme tisane. Verser une tasse d'eau bouillante sur une cuillerée à café bombée de primevères et laisser infuser 30 secondes. Filtrer et boire par gorgées 1 à 2 tasses par jour.

Vin de primevères
Le vin de primevère est un très bon remède pour toutes sortes de troubles cardiaques.

Remplir une bouteille de fleurs de primevères fraîches et verser par-dessus un vin blanc sec. Il faut que les fleurs soient complètement immergées. Laisser la bouteille pendant 3 semaines au soleil et dès les premiers troubles cardiaques en prendre une gorgée.

Troubles circulatoires

Achillée millefeuille
Verser une tasse d'eau bouillante sur une cuillerée à café bombée d'achillée et laisser infuser 30 secondes puis filtrer. Boire par gorgées jusqu'à 2 tasses de tisane par jour.

Gui
Le gui a un effet calmant sur la circulation sanguine.

Faire infuser pendant 12 heures une cuillerée à café bombée de gui dans une tasse d'eau froide puis chauffer cette décoction à froid et filtrer. Boire 3 tasses de tisane réparties sur la journée. Par commodité verser la ration journalière dans une bouteille thermos.

Petite liqueur du Suédois
Avec l'une des tisanes mentionnées ci-dessus prendre 3 cuillerées à café de petite liqueur du Suédois, soit une cuillerée pour une demi-tasse qui sera bue par moitié avant et après chaque repas.

Troubles hépatiques

Acore odorant
En cas de troubles hépatiques il faudrait boire quotidiennement une tasse de tisane de racines d'acore. Faire infuser pendant 12 heures une cuillerée à café rase de racines d'acore dans une tasse d'eau. Puis chauffer cette infusion et filtrer. Avant et après chaque repas on boit une gorgée de tisane mais il ne faut pas dépasser une tasse. Par commodité on prépare sa ration journalière et on la verse dans une bouteille isotherme rincée à l'eau chaude.

Aigremoine
En plus des autres tisanes pour le foie il faudrait boire quotidiennement 2 tasses de tisane d'aigremoine.

Verser une tasse d'eau bouillante sur une cuillerée à café bombée d'aigremoine et laisser infuser pendant 30 secondes. Filtrer et boire par gorgées.

Jus de chélidoine
Dans une centrifugeuse extraire le jus de chélidoine fraîchement cueillie et lavée. Boire quotidiennement un quart de tasse de jus avec la même quantité d'eau.

Ortie
En cas de trouble hépatique il est recommandé de faire une cure de tisane d'orties répartie sur plusieurs semaines en buvant jusqu'à 4 tasses par jour.

Verser une tasse d'eau bouillante sur une cuillerée à café bombée d'orties et laisser infuser 30 minutes. Filtrer et boire par gorgées.

Plantain
Verser une tasse d'eau bouillante sur une cuillerée à café bombée de plantain lancéolé et laisser infuser 30 secondes. Filtrer et boire par gorgées 2 à 3 tasses.

T

Mélange
Mélanger 50 g de véronique, 50 g de racines de pissenlit, 25 g d'aspérule, et 25 g de fleurs de chicorée sauvage. Boire 2 tasses de ce mélange par jour.

Verser une tasse d'eau bouillante sur une cuillerée à café bombée de ce mélange et laisser infuser 30 secondes. Filtrer et boire par gorgée.

Mélange
Mélanger 100 g de gaillet, 100 g d'aigremoine et 100 g d'aspérule.

Ebouillanter une cuillerée à café bombée de ce mélange par tasse et laisser infuser 30 secondes. Filtrer et boire par gorgées 3 tasses par jour. La première tasse se boit le matin à jeu.

Trouble hormonal

Gui
Faire infuser pendant 12 heures une cuillerée à café bombée de gui dans une tasse d'eau froide. Puis chauffer cette décoction à froid et filtrer. Boire par gorgées 2 tasses par jour, l'une le matin et l'autre le soir. Par commodité verser la ration journalière dans une bouteille thermos rincée à l'eau chaude.

Troubles du langage

Millepertuis
Verser une tasse d'eau bouillante sur une cuillerée à café bombée de millepertuis et laisser infuser 30 secondes puis filtrer. Boire par gorgées 2 à 3 tasses par jour.

Bain de siège au millepertuis
En plus de la tisane en usage interne je conseille de prendre une fois par semaine un bain de siège au millepertuis.

Faire macérer 100 g de millepertuis dans un seau de 5 litres d'eau froide pendant 12 heures. Puis chauffer cette macération, filtrer et l'ajouter à l'eau du bain qui doit tout juste recouvrir les reins du patient. Durée du bain : 20 minutes. Ne pas se sécher à la sortie mais enfiler un peignoir et transpirer encore pendant une heure au lit. Entre deux bains de siège il serait bon de faire un bain de pieds par jour. Pour ce faire il suffit la moitié de la quantité d'herbes mais la préparation reste la même.

Petite liqueur du Suédois
Les troubles du langage ainsi que le bégaiement se soignent en appliquant une compresse de petite liqueur du Suédois sur l'occiput. Imbiber de liqueur un morceau d'ouate de la taille voulue et l'appliquer quotidiennement pendant 4 heures sur l'arrière de la tête.

Troubles de la prostate

Epilobe à petites fleurs
Dans tous les cas de troubles de la prostate, qu'il s'agisse d'une inflammation ou d'un cancer, l'épilobe à petites fleurs s'est montré efficace.

Verser une tasse d'eau bouillante sur une cuillerée à café bombée d'épilobe et laisser infuser 30 secondes. Filtrer et boire 2 tasses par jour, l'une le matin à jeun et l'autre le soir avant de dîner.

Troubles rénaux

Chicorée sauvage
Infuser pendant 12 heures une cuillerée à café bombée de racines de chicorée sauvage dans une tasse d'eau froide puis chauffer l'infusion et filtrer. Boire 2 tasses de tisane au cours de la journée. Par commodité on verse la ration journalière dans une bouteille thermos rincée à l'eau chaude.

Petite liqueur du Suédois
Selon la sévérité des troubles prendre 3 cuillerées à café ou à soupe de petite liqueur du Suédois avec un peu d'eau ou de tisane.

Bain de siège à la prêle

De préférence utiliser la prêle haute et vigoureuse qui pousse sur les alpages et dans les prés marécageux.

Faire macérer pendant 12 heures 100 g de prêle dans un seau de 5 litres d'eau froide. Puis chauffer la macération et l'ajouter à l'eau du bain qui doit recouvrir les reins de la personne. Durée du bain : 20 minutes. Ne pas se sécher à la sortie mais enfiler un peignoir et transpirer encore une heure dans un lit.

Troubles de la vessie

Aigremoine

Verser une tasse d'eau bouillante sur une cuillerée à café bombée d'aigremoine et laisser infuser pendant 30 secondes. Filtrer et boire par gorgées 3 tasses de tisane par jour.

Solidage

Grâce à son action diurétique la solidage s'impose dans les troubles de la vessie.

Verser une tasse d'eau bouillante sur une cuillerée à café bombée de solidage et laisser infuser 30 secondes. Filtrer et boire par gorgées jusqu'à 4 tasses par jour.

Mélange thym/plantain

Mélanger à parts égales du thym et du plantain lancéolé. Ebouillanter une cuillerée à café bombée de ce mélange avec une tasse d'eau puis laisser infuser 30 secondes. Filtrer et boire par gorgées 1 à 2 tasses par jour.

Tubercule intestinal

Acore odorant

Faire infuser pendant 12 heures une cuillerée à café rase de racines d'acore dans une tasse d'eau froide puis réchauffer le tout et filtrer. Avant et après chaque repas prendre une cuillerée à café de cette tisane, à savoir 6 gorgées par jour ce qui équivaut à une tasse. Il ne faut pas dépasser cette dose. Verser la tisane dans une bouteille thermos rincée à l'eau chaude.

Tuberculose

Achillée millefeuille

Verser une tasse d'eau bouillante sur une cuillerée à café bombée d'achillée et laisser infuser 30 secondes. Filtrer et boire par gorgées 2 tasses par jour.

Acore odorant

Faire infuser pendant 12 heures une cuillerée à café rase d'acore dans une tasse d'eau froide puis réchauffer cette infusion et filtrer. Boire une gorgée de cette tisane avant et après chaque repas, ce qui fait 6 gorgées par jour soit une tasse. Ne pas dépasser cette dose !

Plantain

Verser une tasse d'eau bouillante sur une cuillerée à café bombée de plantain lancéolé ou de grand plantain puis laisser infuser 30 secondes. Filtrer et boire 2 à 3 tasses réparties sur la journée.

Prêle des champs

Verser une tasse d'eau bouillante sur une cuillerée à café bombée de prêle et laisser infuser 30 secondes puis filtrer. Boire une tasse de tisane matin et soir.

Cataplasme à la prêle

Mettre 2 bonnes poignées de prêle dans une passoire accrochée sur une casserole avec de l'eau en ébullition. La chaleur ascendante va réchauffer la prêle. Verser alors le contenu de la passoire dans un linge propre en lin et l'appliquer en cataplasme. Fixer l'enveloppement par un linge chaud.

Renouée des oiseaux

Verser une tasse d'eau chaude sur une cuillerée à café bombée de renouée des oiseaux et laisser infuser 30 secondes. Filtrer et boire 2 tasses de tisane réparties sur la journée.

Tussilage

Verser une tasse d'eau bouillante sur une cuillerée à café bombée de tussilage et laisser infuser

30 secondes. Filtrer et boire par gorgées 3 tasses de tisane par jour.

Tuberculose pulmonaire

Plantain
Verser une tasse d'eau bouillante sur une cuillerée à café bombée de plantain et laisser infuser 30 secondes. Filtrer et boire 2 à 3 tasses de tisane par jour.

Prêle des champs
Verser une tasse d'eau bouillante sur une cuillerée à café bombée de prêle et laisser infuser 30 secondes. Filtrer et boire 2 à 3 tasses par jour.

Tussilage
Verser une tasse d'eau bouillante sur une cuillerée à café bombée de tussilage et laisser infuser 30 secondes. Boire aussi chaud que possible 2 à 3 tasses réparties sur la journée. Les palais délicats pourront sucrer la tisane avec un peu de miel.

Tuméfaction des ganglions lymphatiques

Huile de millepertuis
Les ganglions désenflent grâce à des applications quotidiennes d'huile de millepertuis.

Remplir une bouteille de fleurs et de bourgeons de millepertuis et verser par-dessus de l'huile de façon à couvrir complètement les plantes. Laisser au chaud pendant 3 semaines. L'huile va peu à peu prendre une teinte rouge.

Tumeur

Consoude
Mélanger une cuillerée à soupe de farine de consoude avec une tasse d'eau chaude et quelques gouttes d'huile. Etaler cette bouillie sur un linge propre en lin et l'appliquer sur la partie malade. Fixer l'enveloppement par un linge chaud.

Teinture de calendula
Remplir une bouteille de fleurs de soucis et verser par-dessus de l'alcool de grains à 38-40% puis laisser la bouteille au chaud pendant 15 jours minimum. Diluer cette teinture de moitié avec de l'eau bouillie. Imbiber un linge de ce mélange et l'appliquer en compresse sur la partie malade.

Cataplasme à la prêle
Les cataplasmes à la vapeur de prêle sont également un remède efficace contre les tumeurs.

Mettre 2 poignées de prêle dans une passoire accrochée au-dessus d'une casserole avec de l'eau en ébullition. La chaleur montante va réchauffer la prêle. Puis verser le contenu de la passoire dans un linge propre en lin et appliquer ce cataplasme sur l'endroit concerné. Fixer l'enveloppement par un linge chaud.

Coussin de thym
Remplir une housse de coussin de la taille voulue de thym séché et poser le coussin pendant la nuit sur la région du corps atteinte.

Pommade au souci
La pommade au souci dont on enduit la peau avant d'appliquer la petite liqueur du Suédois se prépare de la façon suivante :

Chauffer dans ne poêle 250 g de saindoux pur et verser une bonne poignée de soucis (feuilles, fleurs et fruits) dans la graisse chaude. Donner un tour de bouillon en remuant énergiquement puis retirer du feu. Laisser refroidir à couvert pendant la nuit. Le lendemain réchauffer rapidement la poêle et verser son contenu à travers un linge propre en lin en pressant bien toute les herbes. Mettre cette pommade ainsi obtenue dans des verres à couvercle.

Compresses à la petite liqueur du Suédois
Les compresses à la petite liqueur du Suédois se sont montrées efficaces dans la guérison des tumeurs. Appliquer d'abord sur l'endroit concerné de la pommade au souci afin que l'alcool de la liqueur ne dégraisse pas la peau. Puis imbiber un morceau d'ouate de la taille voulue et l'appliquer sur l'endroit où se trouve la tumeur. Recouvrir

d'une couche d'ouate et d'un film plastique pour garder la chaleur et enfin fixer l'enveloppement par un linge chaud en laissant agir pendant 4 heures.

Tumeur du sein

Pommade au souci

En usage externe on utilise de la pommade au souci. En appliquer plusieurs fois par jour sur le sein. S'il y a eu intervention chirurgicale en enduire généreusement les grandes cicatrices. Afin de rendre la peau plus lisse, on utilise les résidus de la plante restés dans le linge et on en fait des cataplasmes chauds 4 à 5 fois par jour en les réutilisant.

Faire chauffer dans une poêle 250 g de saindoux pur et verser 2 bonnes poignées de soucis (fleurs, feuilles et tiges) dans la graisse chaude. Donner un tour de bouillon en remuant énergiquement puis retirer du feu. Laisser reposer à couvert pendant la nuit. Le lendemain réchauffer la poêle légèrement et verser son contenu à travers un linge en pressant bien toutes les plantes. Remplir des pots à couvercle de la pommade ainsi obtenue.

Typhus

Gui

Faire infuser pendant 12 heures une cuillerée à café bombée de gui dans une tasse d'eau froide. Puis chauffer cette infusion, filtrer et boire 3 tasses de tisane par jour. Préparer sa ration journalière et le verser dans une bouteille isotherme rincée à l'eau chaude.

Souci

Verser une tasse d'eau bouillante sur une cuillerée à café bombée de soucis et laisser infuser 30 secondes. Filtrer et boire par gorgées 3 à 4 tasses de tisane par jour.

Bain au thym

Il faudrait prendre un bain au thym mensuel et cela pendant 6 mois.

Faire macérer pendant 12 heures 200 g de thym dans un seau de 5 litres d'eau froide. Puis chauffer la macération, la filtrer et l'ajouter à l'eau du bain. Le cœur du patient doit se trouver hors de l'eau. Durée du bain : 20 minutes. Ne pas se sécher à la sortie mais enfiler un peignoir et transpirer encore une heure au lit.

Petite liqueur du Suédois

Avec la tisane de souci on prendra tous les jours, selon la sévérité de la maladie, 3 cuillerées à café ou à soupe de petite liqueur du Suédois. Soit une cuillerée par demi-tasse de tisane que l'on boira par moitié avant et après les trois repas.

Ulcère

Alchémille

Verser une tasse d'eau bouillante sur une cuillerée à café bombée d'alchémille et laisser infuser 30 secondes. Filtrer et boire par gorgées 2 à 3 tasses par jour.

Teinture de calendula

En usage externe il est conseillé d'appliquer de la teinture de calendula sur les ulcères.

Remplir une bouteille de fleurs de soucis et verser par-dessus de l'alcool de grains à 38-40%. Laisser reposer au chaud pendant 15 jours au moins. Diluer cette essence de calendula de moitié avec de l'eau bouillie et y tremper un linge qu'on appliquera sur l'ulcère.

Jus de chélidoine

Laver des feuilles, fleurs et tiges de chélidoine fraîchement cueillies et les mettre encore humides dans une centrifugeuse pour en extraire le jus. Tamponner 5 à 6 fois par jour la partie concernée.

Lamier blanc

Ebouillanter 3 cuillerées à café bombées de lamier avec un demi-litre d'eau et laisser infuser pendant 30 secondes puis filtrer. Tremper dans cette décoction un linge propre et appliquer un enveloppement sur l'ulcère. Fixer par un autre linge chaud.

Ablution à la mauve

Dans les ulcères on utilise la mauve sous forme d'ablutions. Faire macérer pendant 12 heures 2 poignées de mauve dans un seau de 5 litres d'eau froide. Puis chauffer la macération, filtrer et procéder à des bains de 20 minutes ou bien à des ablutions répétées avec cette décoction.

Pétasite

Ecraser des feuilles fraîches et lavées de pétasite à l'aide d'un rouleau à pâtisserie sur une planche. Etaler cette bouillie de feuilles sur l'ulcère en renouvelant l'application plusieurs fois par jour.

Prêle des champs

Verser une tasse d'eau bouillante sur une cuillerée à café bombée de prêle et laisser infuser 30 secondes. Filtrer et boire par gorgées 2 à 3 tasses de tisane par jour.

Cataplasme à la prêle

En usage externe on fait des cataplasmes à la prêle.

Mettre 2 poignées de prêle dans une passoire accrochée au-dessus d'une casserole avec de l'eau en ébullition. Par la vapeur montante la prêle va se réchauffer. Verser le contenu de la passoire dans un linge propre en lin et l'appliquer sur l'endroit de l'ulcère. Mettre un linge chaud autour du cataplasme et laisser agir pendant quelques heures.

Jus d'oxalide

Dans les ulcères internes et externes je conseille de prendre du jus d'oxalide frais.

Laver des feuilles fraîches et en extraire le jus dans une centrifugeuse. Prendre toutes les heures 3 à 5 gouttes d'oxalide avec un peu d'eau ou de tisane.

Quant aux ulcères externes on étale généreusement plusieurs fois par jour du jus d'oxalide fraîchement pressé sur l'endroit concerné.

Enveloppement à la petite liqueur du Suédois

En plus des cataplasmes à la prêle, je recommande dans tous les ulcères, de faire aussi des enveloppements à la petite liqueur du Suédois.

Il faut d'abord appliquer de la pommade au souci pour que l'alcool contenu dans la liqueur ne dégraisse pas la peau. Puis imbiber un coton de la taille voulue et l'appliquer. Recouvrir d'une couche d'ouate et d'un film plastique pour maintenir la chaleur, enfin entourer le tout d'un linge chaud et laisser agir pendant 4 heures.

Pommade au souci

La pommade étalée avant l'enveloppement à la petite liqueur du Suédois se prépare de la manière suivante :

Chauffer 250 g de saindoux pur dans une poêle et verser une bonne poignée de soucis (feuilles, fleurs et tiges) dans la graisse chaude. Donner un tour de bouillon en remuant énergiquement puis retirer du feu. Laisser refroidir pendant la nuit à couvert. Le lendemain réchauffer la poêle rapidement et verser son contenu à travers un linge propre en lin en pressant bien toutes les herbes. Mettre la pommade ainsi obtenue dans des verres à couvercle.

Gaillet

Les ulcères dans la bouche se soignent au gaillet chaud. Verser une tasse d'eau bouillante sur une cuillerée à café bombée de gaillet et laisser infuser pendant 30 secondes. Filtrer et gargariser avec la tisane chaude plusieurs fois par jour.

Un autre moyen efficace est de gargariser avec 30 à 40 gouttes de teinture de myrrhe diluée dans de l'eau tiède.

Enveloppement au tussilage

Les ulcères scrofuleux se soignent par des enveloppements de tussilage. Ebouillanter 2 cuillerées à café bombées de tussilage par tasse et laisser infuser 30 secondes. Filtrer puis imbiber un linge avec cette décoction et l'appliquer chaud sur l'endroit concerné. Fixer l'enveloppement par un linge chaud.

Ulcère d'estomac

Mauve

En cas d'ulcères de l'estomac il est recommandé de manger une soupe à base de feuilles de mauve et d'orge.

On commence par cuire l'orge puis une fois tiédie on ajoute des feuilles de mauve fraîches coupées en petits morceaux.

Ortie

Verser une tasse d'eau bouillante sur une cuillerée à café bombée d'orties et laisser infuser 30 secondes. Filtrer et boire par gorgées jusqu'à 4 tasses par jour de tisane.

Renouée des oiseaux

Verser une tasse d'eau bouillante sur une cuillerée à café bombée de renouée des oiseaux et laisser infuser 30 secondes puis filtrer et boire par gorgées 2 tasses de tisane réparties sur la journée.

Souci

Verser une tasse d'eau bouillante sur une cuillerée à café bombée de soucis et laisser infuser 30 secondes. Filtrer et boire par gorgées 2 à 3 tasses par jour de tisane.

Mélange

Mélanger 100 g de consoude, 50 g de soucis et 50 g de renouée des oiseaux.

Ebouillanter une cuillerée à café bombée de ce mélange par tasse et laisser infuser 30 secondes. Filtrer et boire par gorgées 3 à 4 tasses par jour.

Ulcère de l'intestin

Mauve

Cuire une soupe d'orge et parsemer de feuilles de mauve fraîchement cueillies, lavées et coupées en petits morceaux. En aucun cas les plantes ne doivent être cuites avec la soupe car elles perdraient une partie de leurs substances mucilagineuses.

Ortie

Verser une tasse d'eau bouillante sur une cuillerée à café bombée d'orties et laisser infuser pendant 30 secondes. Filtrer et boire par gorgées 3 à 4 tasses de tisane par jour.

Renouée des oiseaux

Verser une tasse d'eau bouillante sur une cuillerée à café bombée de renouée des oiseaux et laisser infuser 30 secondes. Filtrer et boire par gorgées 2 tasses de tisane réparties sur la journée.

Souci

Verser une tasse d'eau bouillante sur une cuillerée à café bombée de soucis et laisser infuser 30 secondes, puis filtrer et boire par gorgées 2 tasses de tisanes réparties sur la journée.

Ulcère malin

Gaillet

En cas d'ulcère malin je recommande la tisane de gaillet.

Verser une tasse d'eau bouillante sur une cuillerée à café bombée de gaillet et laisser infuser pendant 30 secondes puis filtrer et boire par gorgées 2 tasses de tisane par jour.

Pommade au gaillet

En usage externe il est conseillé d'appliquer de la pommade au gaillet. Laver du gaillet fraîchement cueilli et en extraire le jus dans une centrifugeuse. Mélanger ce jus avec du beurre pour obtenir une pommade qui doit être conservée au réfrigérateur.

Cataplasme à la prêle

D'après ma propre expérience ce sont les cataplasmes à la vapeur de prêle qui sont les plus efficaces. Mettre 2 bonnes poignées de prêle dans une passoire accrochée au-dessus d'une casserole avec de l'eau en ébullition. Grâce à la vapeur montante la prêle va se réchauffer. On verse alors le contenu de la passoire dans un linge propre en lin et on l'applique sur l'endroit où l'ulcère s'est formé. Renouveler 3 fois par jour le cataplasme en réutilisant les mêmes herbes.

U

Appliquer le premier cataplasme le matin après le petit déjeuner en le laissant agir pendant 2 heures, le patient devant resté couché. On renouvelle le cataplasme en fin d'après midi et le patient doit à nouveau se coucher pendant 2 heures pour potentialiser l'action de la prêle. Quant au dernier cataplasme il sera posé pour la nuit en l'entourant d'un linge chaud et en emmitouflant le malade afin que les vapeurs de prêle ne s'échappent pas.

Enveloppement à la petite liqueur du Suédois

L'après-midi entre le premier et le deuxième cataplasme à la prêle on applique un enveloppement à la petite liqueur du Suédois pendant 4 heures.

Il faut d'abord appliquer de la pommade au souci sur l'endroit concerné, afin que l'alcool contenu dans la liqueur ne dégraisse pas la peau. Puis imbiber un morceau de cellulose ou d'ouate d'une taille adaptée et l'appliquer à l'endroit de l'ulcère. Recouvrir d'une couche d'ouate ou d'un linge sec, puis d'un film plastique de protection et enfin entourer d'un linge propre pour fixer le tout. Avec cet enveloppement le patient n'a pas besoin de garder le lit et peut se déplacer chez lui. Après 4 heures l'enveloppement est retiré et la peau poudrée de talc pour éviter d'éventuelles démangeaisons.

Prêle des champs

Parallèlement aux cataplasmes à la prêle on boit quotidiennement le matin à jeun et le soir au coucher une tasse de tisane de prêle. Ebouillanter une cuillerée à café bombée de prêle par tasse et laisser infuser 30 secondes. Filtrer et boire par gorgées.

Mélange

En plus des enveloppements cités plus haut et de la tisane de prêle il faut boire quotidiennement 1,5 à 2 litres de ce mélange anticancéreux :

100 g d'orties, 300 g de soucis, 100 g d'achillée. Après avoir bien mélangé les simples, ébouillanter une cuillerée à café bombée de ce mélange par tasse et laisser infuser 30 secondes. Filtrer et boire par gorgées.

Dans la mesure du possible y ajouter 6 fois par jour 3 à 5 gouttes de jus d'oxalide qu'on a extrait à partir de la plante fraîche dans une centrifugeuse.

Pommade au souci

La pommade destinée à être appliquée sur la peau se prépare de la manière suivante :

Chauffer 250 g de saindoux pur dans une poêle et verser 2 bonnes poignées de soucis (feuilles, fleurs et tiges) dans la graisse chaude. Donner un tour de bouillon en remuant énergiquement puis laisser refroidir à couvert pendant la nuit. Le lendemain réchauffer rapidement la poêle et verser son contenu à travers un linge propre en lin en pressant bien toutes les herbes. Mettre cette pommade dans des pots à couvercle.

Ablutions au souci

En outre en cas d'ulcère malin il est recommandé de faire souvent des ablutions à base de souci et de prêle à part égales.

Ebouillanter une bonne cuillerée à soupe de ce mélange avec un demi litre d'eau et laisser infuser 30 secondes. Filtrer et laver l'ulcère avec cette décoction.

Application de feuilles fraîches

En cas d'ulcères externes on remplace les cataplasmes à la prêle et les enveloppements à la petite liqueur du Suédois par des applications de feuilles fraîches.

Cueillir des feuilles fraîches de plantain lancéolé ou de grand plantain ainsi que de berce, puis les laver et encore humides les écraser au rouleau à pâtisserie sur une planche. Etaler régulièrement cette bouillie de feuilles sur la plaie, plusieurs fois par jour, puis entourer d'un linge propre. Lors du renouvellement de l'application rincer la peau à l'eau claire.

En outre on peut également étaler sur la plaie du jus frais d'oxalide après avoir lavé les feuilles et en avoir extrait le jus dans une centrifugeuse.

Jus d'oxalide

En cas d'ulcère malin cancéreux prendre 3 à 5 gouttes de jus frais diluées dans de l'eau ou de la tisane.

Laver les feuilles d'oxalide et extraire leur jus dans une centrifugeuse. Sur les ulcères externes on étale directement le jus frais dessus.

Applications de feuilles de plantain
Laver des feuilles de plantain lancéolé ou de grand plantain fraîchement cueilli et les écraser sur une planche à l'aide du rouleau à pâtisserie. Appliquer cette bouillie de feuilles sur l'ulcère malin.

Renouée des oiseaux
Ebouillanter 2 bonnes poignées de renouée des oiseaux avec ½ litre d'eau chaude et laisser infuser 30 secondes. Laver l'endroit malade avec cette décoction.

Usure des cartilages (début d')

Application de feuilles fraîches
Repasser au fer des feuilles de choux blancs ou verts et appliquer sur les articulations douloureuses. Entourer d'un linge chaud.

Encore plus efficace est l'application de feuilles fraîches de lycopode qu'on lave puis écrase avec un rouleau à pâtisserie sur une planche. Appliquer sur l'endroit douloureux et entourer d'un linge chaud. Laisser agir pendant toute la nuit.

Teinture de consoude
Des frictions régulières à la teinture de consoude calment la douleur. Laver à la brosse des racines de consoude, les couper en petits morceaux puis remplir une bouteille et verser par-dessus de l'alcool de grains à 38-40%. Laisser reposer à la chaleur pendant 15 jours au moins. Frictionner quotidiennement les articulations avec cette teinture.

Ortie
Au cours de la journée entre 2 tasses de tisane de prêle il faut boire 4 tasses de tisane d'ortie.

Verser une tasse d'eau bouillante sur une cuillerée à café bombée d'orties et laisser infuser 30 secondes. Filtrer et boire par gorgées.

Prêle des champs
Boire quotidiennement le matin une demi-heure avant le petit déjeuner et le soir une demi-heure avant le dîner une tasse de tisane de prêle.

Ebouillanter une cuillerée à café bombée de prêle par tasse et laisser infuser pendant 30 secondes. Filtrer et boire par gorgées.

Reine des prés
Ebouillanter par tasse une cuillerée à café bombée de fleurs de reine des prés coupées en petits morceaux. Laisser infuser 30 secondes, filtrer et boire par gorgées 2 à 3 tasses.

Bain de siège à la prêle
Une fois par mois il faudrait prendre un bain de siège à la prêle.

Faire macérer 100 g de prêle dans 5 litres d'eau froide pendant 12 heures puis chauffer la macération, filtrer et l'ajouter à l'eau du bain qui doit juste recouvrir les reins du patient. Durée du bain : 20 minutes. Ne pas se sécher à la sortie mais enfiler un peignoir et transpirer encore une heure dans un lit.

Petite liqueur du Suédois
Avec les 4 tasses de tisane d'ortie boire trois fois une demi-tasse où on aura versé une cuillerée à soupe de petite liqueur du Suédois. Cette demi-tasse sera prise avant et après chaque repas.

Pommade au souci
La pommade au souci qu'on applique sur la peau avant de faire les enveloppements à la petite liqueur du Suédois se prépare de la façon suivante :

Chauffer dans une poêle 250 g de saindoux pur et verser 2 bonnes poignées de soucis feuilles, fleurs et tiges) dans la graisse chaude. Donner un tour de bouillon en remuant énergiquement puis retirer du feu. Laisser refroidir pendant la nuit. Le lendemain réchauffer légèrement la poêle et verser son contenu à travers un linge propre en lin en pressant bien toutes les herbes. Mettre la pommade ainsi obtenue dans des pots à couvercle.

Enveloppement à la petite liqueur du Suédois
Faire quotidiennement un enveloppement à la petite liqueur du Suédois sur les articulations douloureuses et laisser agir pendant 4 heures. Il faut d'abord enduire la peau de pommade au souci pour que l'alcool contenu dans la liqueur ne la dégraisse pas. Puis appliquer un coton de la taille voulue imbibé de liqueur et recouvrir d'une couche d'ouate sèche pour maintenir la chaleur ainsi que d'un plastique de protection. Fixer l'enveloppement par un linge propre autour de l'articulation.

Utérus (Affections)

Achillée millefeuille
Verser une tasse d'eau bouillante sur une cuillerée à café bombée d'achillée et laisser infuser 30 secondes puis filtrer et boire par gorgées 2 à 3 tasses de tisane.

Bain de siège à l'achillée
En cas de maladie de l'utérus un seul bain de siège à l'achillée suffit parfois à la guérir.

Faire macérer pendant 12 heures 100 g d'achillée (on utilise toute la plante) dans 5 litres d'eau froide. Puis réchauffer cette macération, filtrer et l'ajouter à l'eau du bain qui doit recouvrir les reins de la patiente. Durée du bain : 20 minutes. Ne pas se sécher en sortant mais emmitouflée dans un peignoir transpirer encore une heure dans un lit.

Alchémille
Verser une tasse d'eau bouillante sur une cuillerée à café bombée d'alchémille et faire infuser 30 secondes. Filtrer et boire par gorgées jusqu'à 4 tasses par jour.

Capselle
Ebouillanter une cuillerée à café bombée de capselle par tasse et laisser infuser 30 secondes, puis filtrer et boire 2 à 3 tasses de tisane par jour.

Grâce à son action hémostatique la capselle est très efficace en cas d'hémorragies utérines.

Gaillet
Le gaillet est une valeur sûre pour tous les troubles de l'utérus.

Verser une tasse d'eau bouillante sur une cuillerée à café bombée de gaillet et laisser infuser 30 secondes. Filtrer et boire par gorgées 2 à 3 tasses par jour.

Gui
L'effet régulateur du gui sur la circulation du sang, spécialement dans les troubles utérins et menstruels, agit très positivement dans ces cas.

Faire macérer pendant 12 heures une cuillerée à café bombée de gui dans une tasse d'eau froide puis réchauffer la décoction et filtrer. Prendre 2 à 3 tasses de tisane réparties sur la journée. Par commodité on versera sa ration journalière dans une bouteille thermos rincée à l'eau chaude.

Prêle des champs
Il faut mettre à profit l'action hémostatique de la prêle en cas d'hémorragies utérines.

Verser une tasse d'eau bouillante sur 3 cuillerées à café bombées de prêle. Laisser infuser 30 secondes puis filtrer et boire par gorgées jusqu'à 2 tasses par jour.

Végétations

Mélange millepertuis/prêle
Mélanger à parts égales du millepertuis et de la prêle et verser une tasse d'eau bouillante sur une cuillerée à café bombée de ce mélange. Laisser infuser 30 secondes puis filtrer. Gargariser plusieurs fois par jour avec cette décoction.

Vésicule biliaire

voir lithiase biliaire

Vésicule (Troubles de la)

Acore odorant

Faire infuser pendant 12 heures une cuillerée rase de racines d'acore dans une tasse d'eau froide. Puis chauffer l'infusion et filtrer. Cette tasse de tisane sera bue en 6 gorgées avant et après chaque repas. Mettre la tisane dans une bouteille thermos rincée à l'eau chaude.

Jus de chélidoine

Cueillir des feuilles de chélidoine et en extraire le jus dans une centrifugeuse. Boire une demi-tasse de jus de chélidoine par jour, dilué dans la même quantité d'eau.

Chicorée sauvage

Faire infuser pendant 12 heures une cuillerée à café bombée de racines de chicorée dans une tasse d'eau froide, puis chauffer l'infusion et filtrer. Boire 2 tasses de tisanes réparties sur la journée. Par commodité verser la ration journalière dans une bouteille thermos rincée à l'eau froide.

Ortie

Dans les troubles de la vésicule je conseille de faire une cure d'ortie sur plusieurs semaines.

Ebouillanter une cuillerée à café bombée d'orties par tasse et laisser infuser 30 secondes puis filtrer. Boire par gorgées jusqu'à 4 tasses par jour.

Pissenlit

Lorsque le pissenlit est en fleurs on devrait en manger 5 à 6 tiges crues par jour. Cueillir les tiges avec les fleurs, les laver, enlever les fleurs et croquer les tiges telles quelles.

Vessie (Douleurs de la)

Epilobe à petites fleurs

Deux tasses de tisane d'épilobe, l'une le matin à jeun et l'autre une demi-heure avant le dîner, suffisent à calmer n'importe quelles douleurs de la vessie.

Ebouillanter une cuillerée à café bombée d'épilobe par tasse et laisser infuser 30 secondes. Filtrer et boire par gorgées.

Vessie (Maladies de la)

Cataplasme à la camomille

Ebouillanter une poignée de fleurs de camomille, filtrer et les mettre dans un linge propre puis poser en cataplasme sur la vessie ; pour maintenir la chaleur on entoure le cataplasme d'un autre linge pour maintenir la chaleur.

Epilobe à feuilles étroites

Verser une tasse d'eau bouillante sur une cuillerée à café bombée d'épilobes et laisser infuser 30 secondes. Filtrer et boire par gorgées, une tasse le matin à jeun et une autre une demi-heure avant le repas du soir.

Bain de vapeurs de prêle

Ebouillanter 4 cuillerées à café de prêle avec un litre d'eau puis revêtu d'un peignoir s'asseoir au-dessus du récipient de la décoction et laisser agir la vapeur qui se dégage et qui a une action sur la vessie. On peut aussi mettre les herbes ébouillantées dans un linge propre et le poser en cataplasme sur la vessie.

Zona

Jus de joubarbe

Laver des feuilles de joubarbe fraîchement cueillies et en extraire le jus dans une centrifugeuse. Etaler ce jus obtenu plusieurs fois par jour sur la zone touchée.

Mélange de simples

Mélanger 25 g d'écorce de chêne, 10 g d'alchémille, 20 g d'avoine, 10 g de camomille, 25 g de sauge et 10 g de mélilot.

Verser 4 cuillerées à soupe bombées de ce mélange dans un litre d'eau froide et porter à ébullition. Retirer immédiatement du feu et laisser infuser encore 5 minutes puis filtrer. Tamponner délicatement plusieurs fois par jour l'endroit touché par le zona. Avec les herbes ébouillantées on peut faire un cataplasme chaud pendant la nuit. Il suffit de réchauffer légèrement les herbes et de les verser dans un linge propre qu'on applique sur le zona. Fixer à l'aide d'un linge chaud.

V.

Des exemples encourageants

Dans les pages suivantes vous trouverez des messages qui me sont parvenus et qui confirment l'efficacité des simples du Jardin de Dieu. Là aussi les critiques se lèveront en les taxant de preuves venant de la part de profanes. Cela ne m'empêche pas de vivre. Bien sûr les auteurs de ces écrits sont des gens simples, sans connaissances médicales. Mais est-ce si important ? Leurs lettres ne représentent-elles pas une source d'espoir ! Un secours pour tous les délaissés et tous les désespérés ! Pour moi ces preuves ont leur importance. Ma seule requête est de ne pas m'écrire pour me demander conseil pour telle ou telle maladie. Je ne pourrais que répondre que tout ce que je sais est écrit dans ce livre.

En revanche des lettres me relatant des succès dus aux plantes médicinales me réjouiront. Je vous prierais même, cher lecteur, de me raconter vos propres expériences.

Les extraits de lettres suivants proviennent de personnes qui ont été guéries par les plantes médicinales. Je possède leurs coordonnées, mais vous comprendrez que ces personnes désirent garder l'anonymat.

… j'ai assisté à votre conférence à Schwäbisch-Hall et vous admire beaucoup ! J'avais un myome dont j'ai pu guérir grâce à des bains à l'achillée millefeuille. Lorsque je suis retourné voir le médecin, il était très étonné et se rappelait parfaitement l'endroit du myome. Que Dieu vous bénisse !

… un cancer du larynx est sur la bonne voie grâce à des gargarismes de gaillet et du mélange souci/achillée. Cet homme de 50 ans a repris son activité de chauffeur de bus à plein temps. Il a 20 opérations à son actif. Lui et sa femme se sont mis à herboriser avec enthousiasme …

… je ne pouvais plus marcher ni monter les escaliers à cause de mes douleurs des genoux et des articulations J'étais désespérée et j'ai beaucoup pleuré. A l'hôpital on me donna des piqûres contre la douleur. Le médecin diagnostiqua une dermatite des jambes. J'ai préparé alors une teinture de consoude et pendant sa maturation, je me suis fait des cataplasmes à la consoude sur les endroits douloureux. J'ai ressenti une amélioration immédiate. Après une dizaine de jours j'ai fait des frictions avec la teinture de consoude qui était prête en maintenant l'endroit douloureux au chaud. En l'espace de 8 jours je n'avais plus mal, je n'arrive pas à croire à ce miracle …

… j'ai subi deux lourdes opérations, sans succès. Mais les herbes amères du Suédois ont fait disparaître mes troubles de la vésicule. Les médecins ont été surpris. Mais je ne leur ai pas dit ce qui m'avait aidé …

… j'ai pris pendant 15 jours de la tisane de capselle et de racines d'acore odorant, et mes saignements intestinaux ont cessé. Ce que cela représente pour moi est difficile à expliquer. Pendant toute une année les médecins avaient essayé de m'aider, sans succès. Ce fut une année de dépression, sans espoir de guérison. A présent ma vie a de nouveau un sens, grâce à vous ! Que Dieu vous bénisse dans la poursuite de votre travail …

… le beau-frère de mon frère avait une cirrhose du foie et avait été renvoyé de l'hôpital comme incurable. Il a bu de la tisane de lycopode et depuis 4 ans sa santé est florissante …

… après avoir essayé différents traitements pendant 6 mois lors d'une cystite, qui malgré le médecin ne voulait pas guérir, j'ai réussi à m'en débarrasser avec de la tisane d'épilobe à petites fleurs fraîchement cueillie …

… mon frère ne pouvait plus manger. On l'opéra et son état s'améliora. Mais après une grave rechute, il retourna à l'hôpital où l'on constata un cancer du pancréas avec de nombreuses métastases. A la maison on s'attendait au pire. Il se mit à boire plusieurs fois par jour de la tisane de gaillet et l'amélioration fut immédiate. Les métastases disparurent et mon frère se porte bien. Cette guérison n'est pas passée inaperçue. Je vous remercie de votre aide …

… j'ai subi une intervention chirurgicale mais en rentrant chez moi, je devins de plus en plus enroué voire aphone. Deux médecins constatèrent une paralysie de la corde vocale gauche. J'ai fait des gargarismes au gaillet et à la mauve ; pendant la nuit je m'appliquais des enveloppements à la liqueur du Suédois. Je suis ravi de pouvoir à nouveau parler et ne pourrai jamais assez remercier Dieu …

… j'ai eu un cancer du sein. Après deux opérations on me prescrivit une radiothérapie. Ce fut l'enfer sur terre. Un an plus tard on me fit l'ablation de l'autre sein à cause de nodules qu'on n'avait pas vus. Une misère sans fin. Mes résultats d'analyses étaient de plus en plus mauvais et suite aux nombreux rayons je titubais en marchant. Je devins de plus en plus dépressive. C'est alors qu'un jeune chef d'entreprise me parla de la guérison de son cancer de la moelle grâce aux plantes médicinales. De ce jour je bois régulièrement des tisanes d'achillée millefeuille, de soucis et d'ortie entrecoupées de 6 gorgées d'acore odorant. Aujourd'hui je me sens bien et mes résultats sanguins sont parfaits. Je ne peux que vous dire merci …

… depuis de nombreuses années j'avais un rétrécissement des voies biliaires et prenais de nombreux médicaments. Après avoir pris les herbes du Suédois, mon état de santé s'est tellement amélioré que cela tient du miracle …

… depuis quelques années je souffrais d'une bronchite spastique sévère. Différentes sortes de piqûres outre la cortisone ne provoquèrent qu'une amélioration passagère. J'étais vraiment désespéré. D'ailleurs ma mère était morte d'une maladie analogue, l'asthme, qu'elle avait traînée pendant une dizaine d'années. Je suis très réaliste et au début étais très sceptique lorsque je me mis à boire quotidiennement de la tisane de plantain et de thym ainsi qu'une tasse de lycopode. Mais après 8 jours je ressentais déjà un mieux prometteur. A présent, après 7 semaines, je peux à nouveau travailler, faire du sport, des randonnées etc…La vie est belle et ma famille comme tous mes amis s'en réjouissent ! Nous savons que la nature tient à notre disposition beaucoup de bienfaits encore que nous ne minimisions pas, comme vous l'avez d'ailleurs fait remarquer, le diagnostic médical …

… pendant des années j'ai consulté de nombreux gynécologues car j'avais des pertes importantes. Le dernier médecin voulait m'enlever l'utérus, parce que ni les cachets ni les ovules n'étaient efficaces. J'ai donc cueilli de l'achillée millefeuille qui poussait au soleil et j'en ai bu sous forme de tisane pendant 6 semaines à raison d'une tasse par jour. Me voilà enfin guérie de ce désagrément …

… ma petite fille se prit le talon dans les rayons de la roue de son vélo. Son pied n'était pas beau à voir. Je lui ai appliqué de la pommade à la consoude et à présent son talon est guéri. Même la chéloïde a disparu, la petite peut à nouveau gambader …

… lorsque mon mari s'était blessé l'orteil à cause d'une chaussure qui serrait, je lui ai mis du jus de plantain sur la blessure qui guérit rapidement, alors que les orteils de mon mari avaient été gelés pendant la guerre en Russie. J'espère que beaucoup de gens pourront se soigner d'une manière aussi simple sans les effets secondaires que provoquent les produits chimiques …

Notice biographique sur l'auteur

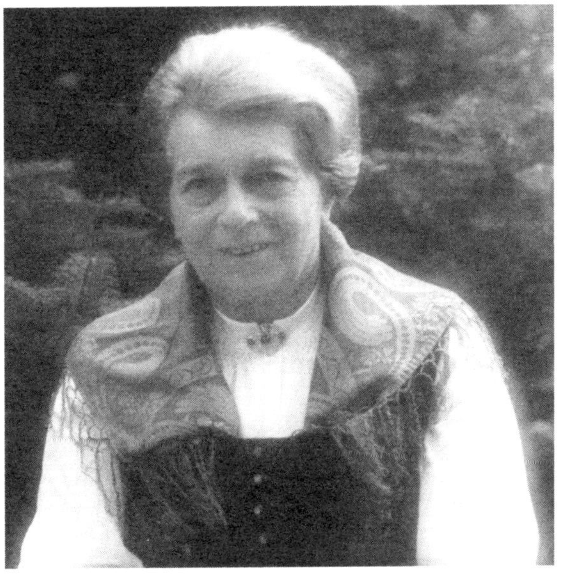

Lors de la parution de son premier livre, Maria Treben laissait derrière elle une vie bien remplie, non dépourvue de vicissitudes mais néanmoins heureuse. Elle s'était montrée très sceptique quant à l'intérêt qu'allait susciter ses conseils et son expérience concernant les plantes médicinales « puisque les librairies regorgeaient de livres sur les plantes, l'un plus beau que l'autre ». Cependant il en fut tout autre. Son livre « La santé à la pharmacie du bon Dieu » dont les ventes étaient de plus en plus prometteuses, accéda très rapidement à la première place sur les listes des meilleures ventes. Un quotidien allemand de renom déclara même que le premier livre de Maria Treben était le best seller du siècle. A l'heure actuelle plus de 12 millions d'exemplaires de ses livres ont été vendus et sont traduits dans plus de 20 langues. Ils ont propulsé leur auteur au rang de spécialiste mondiale des plantes médicinales et Maria Treben a été obligée d'échanger une retraite tranquille contre une vie active faite de rendez-vous. Cette contrainte n'a été possible que grâce à sa vitalité et son hygiène de vie. Elle a accepté ce sacrifice de manière désintéressée pour apporter aux gens un savoir qui était menacé de disparition. Maria Treben était une femme très croyante et une chrétienne convaincue et convaincante. Elle s'était donnée comme raison de vivre de divulguer son savoir sur la toute puissance du créateur qui « fait pousser les plantes pour notre plus grand bien depuis la nuit des temps ».

Une vocation qui arriva sur le tard.

Maria Treben est née à Saaz, une ville houblonnière des Sudettes. Son père était imprimeur et éditeur, sa mère femme au foyer. Elle perdit son père à dix ans à la suite d'un accident de la circulation et deux ans plus tard elle déménagea à Prague avec sa mère et sa sœur cadette. Après avoir terminé sa scolarité au lycée, elle entra comme stagiaire à la rédaction du journal « Praguer Tageblatt ». Après 14 ans d'activité professionnelle - elle était également la secrétaire de l'écrivain connu Max Brod – elle épousa Ernst Treben, qui était ingénieur à la Société d'Electricité de Haute Autriche et de ce jour n'exerça plus d'activité professionnelle. Le jeune couple s'installa à Kaplitz en Bohême ; leur fils unique y vint au monde et en 1946, après la guerre, les Treben furent déplacés. Après une équipée qui dura toute une année dans différents camps d'Allemagne, ils s'installèrent en Autriche et à partir de 1954 vécurent à Grieskirchen, une petite ville de Haute Autriche. La famille s'agrandit avec la naissance de trois petits enfants, construisit une maison, vivant des années heureuses en parfaite harmonie.

Depuis sa prime jeunesse Maria Treben s'était toujours intéressée à la nature et connaissait bien les plantes. Mais ce n'est qu'au contact du biologiste Richard Willfort, qui lui ouvrit les yeux sur l'efficacité des plantes qu'elle connaissait bien, que Maria Treben étudia intensivement les vertus thérapeutiques des plantes médicinales et rassembla connaissances et expériences parmi les vieilles personnes de la campagne. En 1971 elle donna sa première conférence en petit comité. Mais son auditoire ne fit que s'accroître. Jusqu'en 1977 elle voyagea dans toute l'Autriche et tint des conférences devant un public de plus en plus nombreux. Et c'est en 1977 qu'elle fut invitée à venir en RFA pour la première fois. La simple maîtresse de maison qu'elle était entraîna de plus en plus de personnes dans son sillage. Les salles de conférences n'étaient jamais assez grandes. Deux à trois mille personnes assistait déjà à ses conférences lorsque l'éditeur Wilhelm Ennsthaler la persuada de publier ses exposés sous forme de livre. Le résultat nous le connaissons, à savoir le best seller mondial « La santé à la pharmacie du bon Dieu ». Presque dix ans après sa parution Maria Treben termina son second livre, celui que vous avez en mains. Un livre exhaustif, précieux et clair, dont elle dit simplement « Tout ce que je sais, se trouve dans ce livre ! ».

A l'occasion du dixième anniversaire de sa mort, on a érigé à Schlüsslberg, près de Grieskirchen, au lieu-dit Aigendorf, une fontaine du souvenir au nom de Maria Treben, qui est alimentée par une source près de Bad Schallerbach. Tout autour, on a planté un jardin où poussent de nombreuses plantes recommandées par Maria Treben. L'association Maria Treben veille à ce que le nom soit protégé. La redécouverte de la « Liqueur du Suédois » est à mettre au compte des publications de Maria Treben.

Note de l'éditeur

Maria Treben a gagné ses galons de pionnière de la science des simples. Depuis 1977 sa popularité et celle de ses œuvres ne se sont jamais démenties au fil des années. Grâce à l'application d'une médecine alternative qui progresse , ses livres sont plus que jamais d'actualité.

20 ans après la première édition de « Heilkräuter aus dem Garten Gottes » l´éditeur Ennsthaler font paraître cette nouvelle édition légèrement remaniée.

LIVRES DE SANTÉ

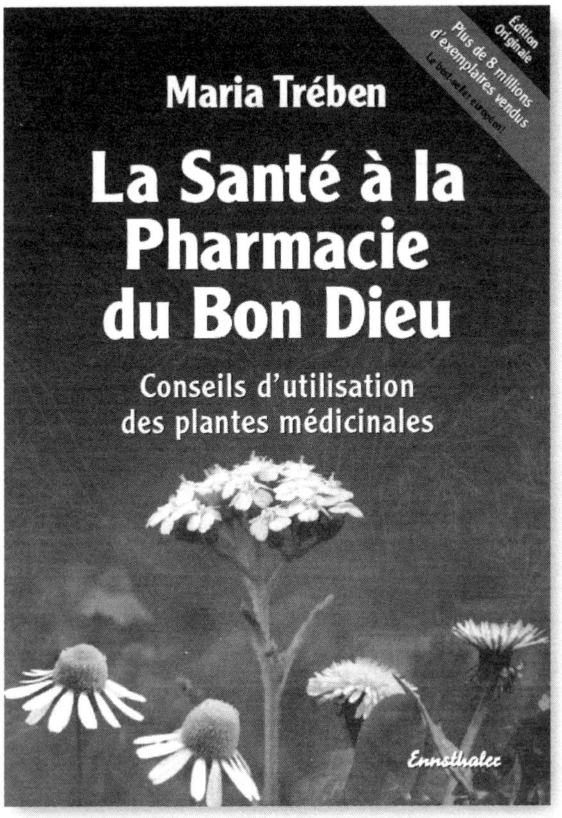

Maria Trében

La Santé à la Pharmacie du Bon Dieu

Conseils d'utilisation des plantes médicinales

Il est prouvé que même des maladies réputées incurables peuvent être guéries par les simples.
Les conseils prodigués dans cet ouvrage ont fait des milliers de fois la démonstration de leur efficacité.

1 vol. broché, 228 pages,
33 ill. et 8 planches couleurs, 16,5 x 23,5 cm
ISBN 978-3-85068-795-9

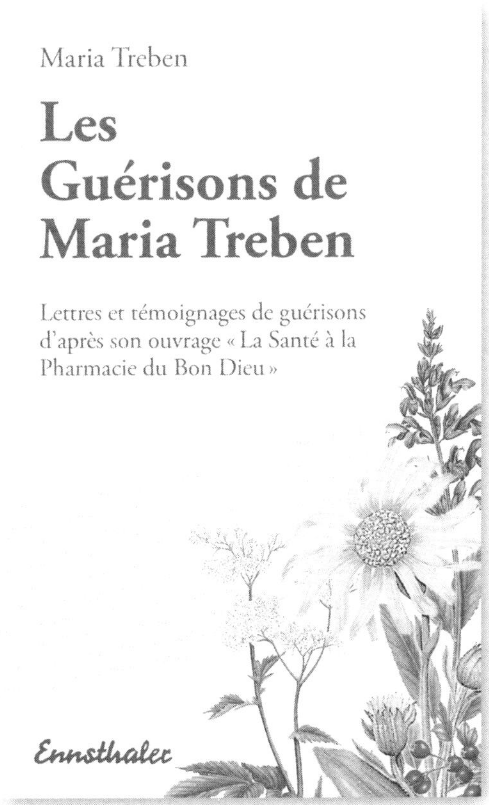

Maria Trében

Les Guérisons de Maria Trében

Lettres et témoignages de guérisons d'après son ouvrage « La Santé à la Pharmacie du Bon Dieu »

Madame Trében a reçu beaucoup de lettres et témoignages de guérisons de personnes qui ont recouvré leur santé grâce aux simples.

1 vol. broché, 364 pages,
31 planches couleurs, 12 x 19,5 cm
ISBN 978-3-85068-236-7

Editeur Ennsthaler • Steyr, Autriche

LIVRES DE SANTÉ

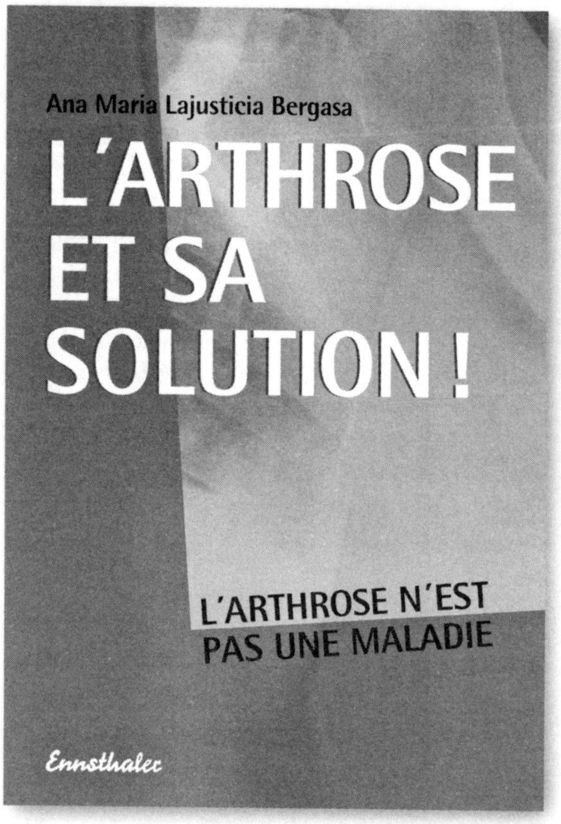

Ana M. Lajusticia Bergasa

L'arthrose et sa solution !

L'arthrose n'est pas une maladie.

Ana Maria Lajusticia Bergasa, connu en Espagne pour ses livres sur la Diététique et l'Alimentation, nous explique les causes de cette affection d'une manière scientifique, mais compréhensible pour tous.

Cette solution s'est révélée efficacechez des milliers de personnes.

1 vol. broché, 88 pages, 14,8 x 21 cm,
ISBN 978-3-85068-358-6

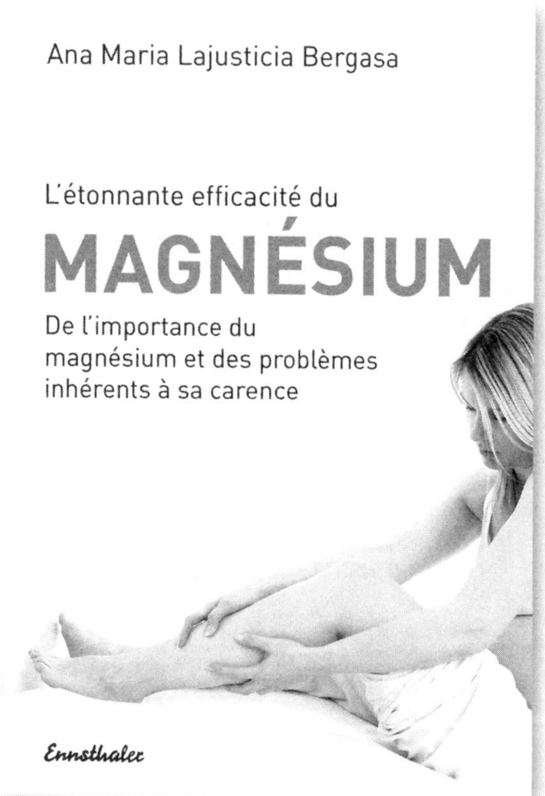

Ana M. Lajusticia Bergasa

L'étonnante efficacité du MAGNESIUM

De l'importance du magnésium et des problèmes inhérents à sa carence.

Puisque le magnésium agit de concert avec les molécules de phosphate dites riches en énergie, il participe à toutes les synthèses biologiques. En outre il joue un rôle dans ce que l'on appelle « le transport actif » à travers les membrances cellulaires.

1 vol. broché, 104 pages, 14,8 x 21 cm
ISBN 978-3-85068-390-6

Editeur Ennsthaler • Steyr, Autriche

LIVRES DE SANTÉ

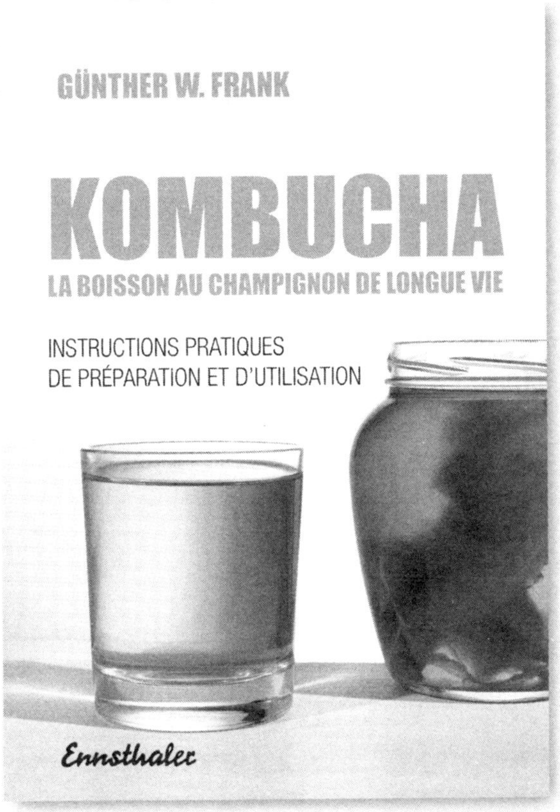

Günther W. Frank

Kombucha

La boisson au champignon de longue vie

L'auteur a écrit cet ouvrage en tant que chercheur et grand connaisseur de la comboucha.Ce livre traite de ce qui intéresse tout adepte de la combouchа, c'est à dire la pratique.

1 vol. broché, 246 pages, 10 ill., 14,8 x 21 cm,
ISBN 978-3-85068-329-6

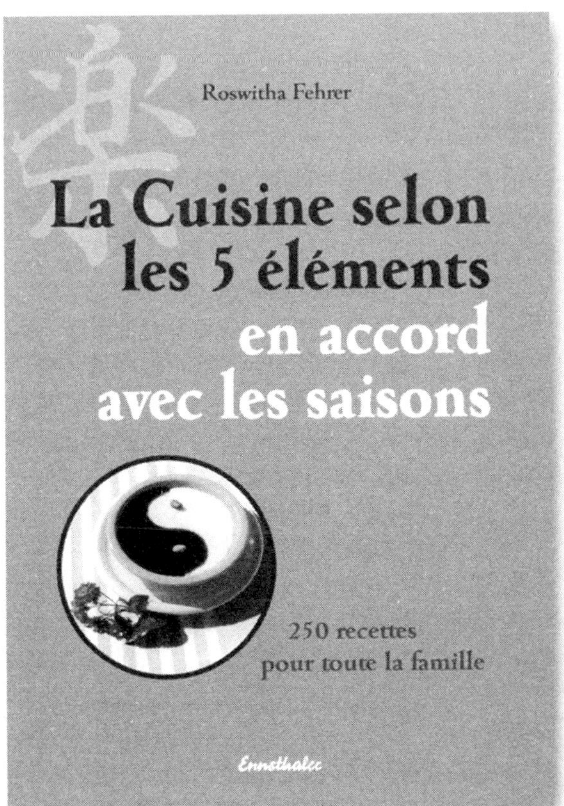

Roswitha Fehrer

La cuisine selon les 5 éléments en accord avec les saisons

250 recettes pour toute la famille

On a peine à croire qu'une nourriture saine puisse être aussi délicieuse !
Les 250 recettes présentées, sont structurées autour des saisons et des produits disponibles à cette époque de l'année, de sorte qu'ils sont toujours frais et faciles à digérer.

1 vol. broché, 301 pages, 16,5 x 24 cm
ISBN 978-3-85068-775-1

Editeur Ennsthaler • Steyr, Autriche

LIVRES DE SANTÉ

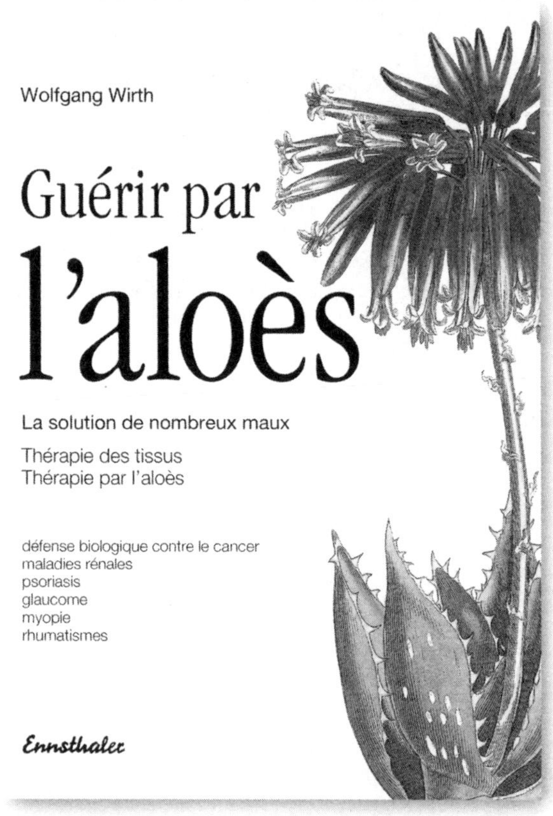

Wolfgang Wirth

Guérir par l'aloès

La solution de nombreux maux
Thérapie des tissus
Thérapie par l'aloès

Cette brochure a pour objectif de présenter trois nouveaux procédés, ou, selon le cas, traitements thérapeutiques qui, bien qu'inconnus dans les Etats occidentaux industrialisés, ont déjà fait leurs preuves dans d'autres pays et ont même été intégrés à la médicine traditionnelle.

1 vol. broché, 142 pages,
6 planches couleurs, 20,5 x 29,7 cm,
ISBN 978-3-85068-214-5

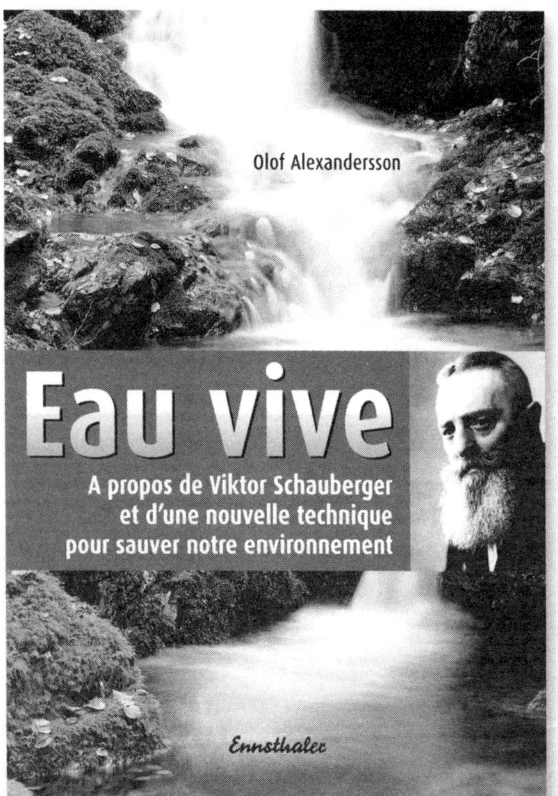

Olof Alexandersson

Eau vive

A propos de Viktor Schauberger et d'une nouvelle technique pour sauver notre environnement

Avec ses installations de flottage du bois et ses connaissances sur l'énergie de l'eau, ce garde forestier, hydraulicien et inventeur, surprit les spécialistes de son temps. L'auteur décrit en détail le fonctionnement des inventions de Schauberger ainsi que les étapes importantes de sa vie.

1 vol. broché, 256 pages, 80 ill., 16,5 x 24 cm
ISBN 978-3-85068-680-9

Editeur Ennsthaler • Steyr, Autriche